中国社会科学院创新工程学术出版资助项目

国家社科基金重大特别委托项目
西藏历史与现状综合研究项目

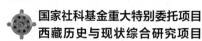中国社会科学院创新工程学术出版资助项目

国家社科基金重大特别委托项目
西藏历史与现状综合研究项目

基层社区医疗卫生政策目标的可行性分析

——以西藏城镇、农区和牧区三类基层社区为例

格桑卓玛　著

社会科学文献出版社
SOCIAL SCIENCES ACADEMIC PRESS (CHINA)

总　序

郝时远

　　中国的西藏自治区，是青藏高原的主体部分，是一个自然地理、人文社会极具特色的地区。雪域高原、藏传佛教彰显了这种特色的基本格调。西藏地区平均海拔 4000 米，是人类生活距离太阳最近的地方；藏传佛教集中体现了西藏地域文化的历史特点，宗教典籍中所包含的历史、语言、天文、数理、哲学、医学、建筑、绘画、工艺等知识体系之丰富，超过了任何其他宗教的知识积累，对社会生活的渗透和影响十分广泛。因此，具有国际性的藏学研究离不开西藏地区的历史和现实，中国理所当然是藏学研究的故乡。

　　藏学研究的历史通常被推溯到 17 世纪西方传教士对西藏地区的记载，其实这是一种误解。事实上，从公元 7 世纪藏文的创制，并以藏文追溯世代口传的历史、翻译佛教典籍、记载社会生活的现实，就是藏学研究的开端。同一时代汉文典籍有关吐蕃的历史、政治、经济、文化、社会生活及其与中原王朝互动关系的记录，就是中国藏学研究的本土基础。现代学术研究体系中的藏学，如同汉学、东方学、蒙古学等国际性的学问一样，曾深受西学理论和方法的影响。但是，西学对中国的研究也只能建立在中国历史资料和学术资源基础之上，因为这些历史资料、学术资源中所蕴含的不仅是史实，而且包括了古代记录者、撰著者所依据的资料、分析、解读和观念。因此，中国现代藏学研究的发展，不仅需要参考、借鉴和吸收西学的成就，而且必须立足本土的传统，光大中国藏学研究的中国特色。

作为一门学问，藏学是一个综合性的学术研究领域，"西藏历史与现状综合研究项目"即是立足藏学研究综合性特点的国家社会科学基金重大特别委托项目。自2009年"西藏历史与现状综合研究项目"启动以来，中国社会科学院建立了项目领导小组，组成了专家委员会，制定了《"西藏历史与现状综合研究项目"管理办法》，采取发布年度课题指南和委托的方式，面向全国进行招标申报。几年来，根据年度发布的项目指南，通过专家初审、专家委员会评审的工作机制，逐年批准了一百多项课题，约占申报量的十分之一。这些项目的成果形式主要为学术专著、档案整理、文献翻译、研究报告、学术论文等类型。

承担这些课题的主持人，既包括长期从事藏学研究的知名学者，也包括致力于从事这方面研究的后生晚辈，他们的学科背景十分多样，包括历史学、政治学、经济学、民族学、人类学、宗教学、社会学、法学、语言学、生态学、心理学、医学、教育学、农学、地理学和国际关系研究等诸多学科，分布于全国23个省、自治区、直辖市的各类科学研究机构、高等院校。专家委员会在坚持以选题、论证等质量入选原则的基础上，对西藏自治区、青海、四川、甘肃、云南这些藏族聚居地区的学者和研究机构，给予了一定程度的支持。这些地区的科学研究机构、高等院校大都具有藏学研究的实体、团队，是研究西藏历史与现实的重要力量。

"西藏历史与现状综合研究项目"具有时空跨度大、内容覆盖广的特点。在历史研究方面，以断代、区域、专题为主，其中包括一些历史档案的整理，突出了古代西藏与中原地区的政治、经济和文化交流关系；在宗教研究方面，以藏传佛教的政教合一制度及其影响、寺规戒律与寺庙管理、僧人行止和社会责任为重

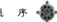

点，突出了藏传佛教与构建和谐社会的关系；在现实研究方面，则涉及政治、经济、文化、社会和生态环境等诸多领域，突出了跨越式发展和长治久安的主题。

在平均海拔 4000 米的雪域高原，实现现代化的发展，是中国改革开放以来推进经济社会发展的重大难题之一，也是没有国际经验可资借鉴的中国实践，其开创性自不待言。同时，以西藏自治区现代化为主题的经济社会发展，不仅面对地理、气候、环境、经济基础、文化特点、社会结构等特殊性，而且面对境外达赖集团和西方一些所谓"援藏"势力制造的"西藏问题"。因此，这一项目的实施也必然包括针对这方面的研究选题。

所谓"西藏问题"是近代大英帝国侵略中国、图谋将西藏地区纳入其殖民统治而制造的一个历史伪案，流毒甚广。虽然在一个世纪之后，英国官方承认以往对中国西藏的政策是"时代错误"，但是西方国家纵容十四世达赖喇嘛四处游说这种"时代错误"的国际环境并未改变。作为"时代错误"的核心内容，即英国殖民势力图谋独占西藏地区，伪造了一个具有"现代国家"特征的"香格里拉"神话，使旧西藏的"人间天堂"印象在西方社会大行其道，并且作为历史参照物来指责 1959 年西藏地区的民主改革、诋毁新西藏日新月异的现实发展。以致从 17 世纪到 20 世纪上半叶，众多西方人（包括英国人）对旧西藏黑暗、愚昧、肮脏、落后、残酷的大量实地记录，在今天的西方社会舆论中变成讳莫如深的话题，进而造成广泛的"集体失忆"现象。

这种外部环境，始终是十四世达赖喇嘛及其集团势力炒作"西藏问题"和分裂中国的动力。自 20 世纪 80 年代末以来，随着苏联国家裂变的进程，达赖集团在西方势力的支持下展开了持续不断、无孔不入的分裂活动。达赖喇嘛以其政教合一的身份，一方面在国际社会中扮演"非暴力"的"和平使者"，另一方面则挑起中国西藏等地区的社会骚乱、街头暴力等分裂活动。2008

年，达赖集团针对中国举办奥运会而组织的大规模破坏活动，在境外形成了抢夺奥运火炬、冲击中国大使馆的恶劣暴行，在境内制造了打、砸、烧、杀的严重罪行，其目的就是要使所谓"西藏问题"弄假成真。而一些西方国家对此视而不见，则大都出于"乐观其成"的"西化""分化"中国的战略意图。其根本原因在于，中国的经济社会发展蒸蒸日上，西藏自治区的现代化进程不断加快，正在彰显中国特色社会主义制度的优越性，而西方世界不能接受中国特色社会主义取得成功，达赖喇嘛不能接受西藏地区彻底铲除政教合一封建农奴制度残存的历史影响。

在美国等西方国家的政治和社会舆论中，有关中国的议题不少，其中所谓"西藏问题"是重点之一。一些西方首脑和政要时不时以会见达赖喇嘛等方式，来表达他们对"西藏问题"的关注，显示其捍卫"人权"的高尚道义。其实，当"西藏问题"成为这些国家政党竞争、舆论炒作的工具性议题后，通过会见达赖喇嘛来向中国施加压力，已经成为西方政治作茧自缚的梦魇。实践证明，只要在事实上固守"时代错误"，所谓"西藏问题"的国际化只能导致搬石砸脚的后果。对中国而言，内因是变化的依据，外因是变化的条件这一哲学原理没有改变，推进"中国特色、西藏特点"现代化建设的时间表是由中国确定的，中国具备抵御任何外部势力破坏国家统一、民族团结、社会稳定的能力。从这个意义上说，本项目的实施不仅关注了国际事务中的涉藏斗争问题，而且尤其重视西藏经济社会跨越式发展和长治久安的议题。

在"西藏历史与现状综合研究项目"的实施进程中，贯彻中央第五次西藏工作座谈会的精神，落实国家和西藏自治区"十二五"规划的发展要求，是课题立项的重要指向。"中国特色、西藏特点"的发展战略，无论在理论上还是在实践中，都是一个现在进行时的过程。如何把西藏地区建设成为中国"重要的国家安全屏障、重要的生态安全屏障、重要的战略资源储备基地、重要的高原特色农产品基地、重要的中华民族特色文化保护地、重要的世界旅游目的地"，不仅需要脚踏实地地践行发展，而且需要科学研究的智力支持。在这方面，本项目设立了一系列相关的研究课题，诸如西藏跨越式发展目标评估，西藏民生改善的目标与政策，西藏基本公共服务及其管理能力，西藏特色经济发展与发展潜力，西藏交通运输业的发展与国内外贸易，西藏小城镇建设与发展，西藏人口较少民族及其跨越式发展等研究方向，分解出诸多的专题性研究课题。

　　注重和鼓励调查研究，是实施"西藏历史与现状综合研究项目"的基本原则。对西藏等地区经济社会发展的研究，涉面甚广，特别是涉及农村、牧区、城镇社区的研究，都需要开展深入的实地调查，课题指南强调实证、课题设计要求具体，也成为这类课题立项的基本条件。在这方面，我们设计了回访性的调查研究项目，即在20世纪五六十年代开展的藏区调查基础上，进行经济社会发展变迁的回访性调查，以展现半个多世纪以来这些微观社区的变化。这些现实性的课题，广泛地关注了经济社会的各个领域，其中包括人口、妇女、教育、就业、医疗、社会保障等民生改善问题，宗教信仰、语言文字、传统技艺、风俗习惯等文化传承问题，基础设施、资源开发、农牧业、旅游业、城镇化等经济发展问题，自然保护、退耕还林、退牧还草、生态移民等生态保护问题，等等。我们期望这些陆续付梓的成果，能够从不同侧面反映西藏等地区经济社会发展的面貌，反映藏族人民生活水平不断提高的现实，体现科学研究服务于实践需求的智力支持。

　　如前所述，藏学研究是中国学术领域的重要组成部分，也是中华民族伟大复兴在学术事业方面的重要支点之一。"西藏历史与现状综合研究项目"的实施涉及的学科众多，它虽然以西藏等藏族聚居地区为主要研究对象，但是从学科视野方面进一步扩展了藏学研究的空间，也扩大了从事藏学研究的学术力量。但是，这一项目的实施及其推出的学术成果，只是当代中国藏学研究发展的一个加油站，它在一定程度上反映了中国藏学研究综合发展的态势，进一步加强了藏学研究服务于"中国特色、西藏特点"的发展要求。但是，我们也必须看到，在全面建成小康社会和全面深化改革的进程中，西藏实现跨越式发展和长治久安，无论是理论预期还是实际过程，都面对着诸多具有长期性、复杂性、艰巨性特点的现实问题，其中包括来自国际层面和境外达赖集团的干扰。继续深化这些问题的研究，可谓任重道远。

在"西藏历史与现状综合研究项目"进入结项和出版阶段之际，我代表"西藏历史与现状综合研究项目"专家委员会，对全国哲学社会科学规划办公室、中国社会科学院及其项目领导小组几年来给予的关心、支持和指导致以崇高的敬意！对"西藏历史与现状综合研究项目"办公室在组织实施、协调联络、监督检查、鉴定验收等方面付出的努力表示衷心的感谢！同时，承担"西藏历史与现状综合研究项目"成果出版事务的社会科学文献出版社，在课题鉴定环节即介入了这项工作，为这套研究成果的出版付出了令人感佩的努力，向他们表示诚挚的谢意！

2013 年 12 月北京

目　录

第一章　绪论

第一节　研究背景与研究意义

一　研究背景

西藏地区的稳定发展涉及国家的核心利益，正如中央第五次西藏工作座谈会所指出的那样，西藏地区民生发展水平"事关全面建设小康社会全局，事关国家安全，事关中华民族根本利益和长远发展"，民生领域中又以医疗卫生政策对居民的生活影响最为立竿见影，最是事关重大。相较我国其他少数民族地区，西藏及其他四省藏区是我国少数民族和民族地区经济社会发展最为艰巨的区域之一，其经济社会发展面临的复杂性更高，难度更大。

中央第五次西藏工作座谈会为西藏的发展明确了战略方向，"十二五"规划就是在这样良好的政策背景下制定的。"十二五"（2011～2015）时期是西藏深入贯彻落实党的十七届五中全会和中央第五次西藏工作座谈会、第二轮西部大开发工作会议精神的关键时期，更是全面建设小康社会的攻坚时期。"十二五"规划纲要以科学发展、跨越式发展和长治久安为主题，科学发展是中国特色社会主义的重要要求，跨越式发展和长治久安是西藏特点的重要体现。西藏"十二五"工作遵循"六个坚持、六个突破"的基本要求，即坚持加快发展，着力在增强自我发展能力上取得突破；坚持共享发展，着力在保障和改善民生上取得突破；坚持可持续发展，着力在生态环境保护与建设上取得突破；坚持和谐发展，着力在长治久安能力建设上取得突破；坚持统筹发展，着力在优化空间发展布局上取得突破；坚持创新发展，着力在体制机制完善上取得突破。这"六个坚持"反映了西藏经济社会发展的六个层次，即加快发展、共享发展、可持续发展、和谐发展、统筹发展和创新发展，充分显示了在科学发展基础上的跨越式发展。

民生思想是以关注民众的生活、生计为理想追求的一种政治思想。民生关乎社会生活的最基本内容，改善民生也是国家和社会组织活动的重要目的。目前，民生问题不仅成为民众日益关注的重要问题，也成为国家高度关注的重要问题。中国共产党的十七大更是把民生问题摆在了新时期社会建设的重要地位。十七大报告强调指出："社会建设与人民幸福安康息息相关。必须在经济发展的基础上，更加注重社会建设，着力保障和改善民生，推进社会体制改革，扩大公共服务，完善社会管理，促进社会公平正义，努力使全体人民学有所教、劳有所得、病有所医、老有所养、住有所居，推动建设和谐社会。"这段论述既明确指出了改善民生的重要意义，同时也指明了改善民生的具体措施和目标，这也是本课题的立意所在。《2010年政府工作报告》有这样的专门陈述："着力改善民生，加快发展社会事业。在应对国际金融危机的困难情况下，我们更加注重保障和改善民生，切实解决人民群众最关心、最直接、最现实的利益问题。"政府最关注的就是民生之基和民生之重，这既体现了中国政府执政理念趋于完善和成熟，也展示了中国政府解决民生问题的信心与能力。

2012年召开的党的十八大以及2013年召开的十八届三中全会对新时期的民主政策目标有了进一步的表述。十八大提出，"紧紧围绕更好保障和改善民生、促进社会公平正义，深化社会体制改革，改革收入分配制度，促进共同富裕，推进社会领域制度创新，推进基本公共服务均等化，加快形成科学有效的社会治理体制，确保社会既充满活力又和谐有序"。在此基础上，会议对进一步保障和改善民生做出全面部署，提出了一系列新思路、新目标、新举措。十八届三中全会更将教育、就业创业、社会保障、医药卫生等民生领域的改革描述为"人民最关心最直接最现实的利益问题"。三个"最"，既表明了对民生问题的持续关注，也体现出改革的创新精神。西藏"十二五"规划的发展目标正是在国家的大战略下布局的。

医疗卫生政策是我国重要的民生政策。医疗民生的发展是百姓心之所向，身体投资是人力资本投资的重要内容，更是提升劳动力质量的需要，人的身体素质是一个社会可持续发展的基础，由此也成为联合国评价人权的重要相关指标。以民为本，身体健康是民之本。在西藏自治区，医疗卫生问题是民生问题明确化后的首要内容，既是人实现健康发展的前提，也是医疗卫生政策目标的着眼点，更是社会发展的应有之义。

进入 21 世纪，西藏民生改善成为党和政府特别关注的问题。2010 年是西藏完成"十一五"规划和衔接"十二五"的关键之年，同年 1 月召开的中央第五次西藏工作座谈会，标志着西藏经济社会发展进入了一个新的历史阶段；在这个阶段上，民生改善更是被史无前例地置于重要位置。西藏完成了"十一五"规划的目标任务，经济保持跨越式发展良好势头，为西藏的民生建设创造了良好的环境。在"十二五"规划中，在推进跨越式发展方面，以项目建设为载体，突出农牧区发展，强化特色优势产业这个重点，抓好保障和改善民生这个关键；在推进长治久安方面，以社区为重点加强和创新社会管理，坚持以人为本、服务优先，解决社会问题，化解社会矛盾，维护社会稳定。在民生领域，西藏继续保持对社会建设的关注，并结合西藏的特点在丰富民生政策内涵和扩大民主的普惠性上进行了新的尝试。

本课题通过考察西藏城乡居民医疗卫生领域的情况，重点对其参与医疗保险的情况、"十二五"规划中政策目标的实现情况以及政策实施对象的主观感受等方面进行调研，力图对西藏城乡医疗卫生领域民生政策的改善目标和可行性进行真实的描述和深入的分析。

二 研究意义

1. 理论意义

本课题通过学习和借鉴西方公共政策理论，以西藏自治区这一特殊区域内的医疗卫生民生政策为研究对象，对西藏医疗卫生民生政策的制定、目标确立以及实践可行性进行分析研究，一方面可以为西藏医疗卫生领域民生政策改善目标及可行性提供理论依据，分析和检验西方公共政策理论在西藏自治区这一特殊区域的可行性；另一方面通过将西方公共政策理论运用于西藏医疗卫生民生政策的制定和实施，总结归纳在西藏医疗卫生民生政策制定和执行过程中面临的特殊问题，探究和总结公共政策理论应用于西藏自治区民生发展这一特殊区域的改善空间和发展空间，为丰富西藏公共政策理论提供有益的尝试。

2. 现实意义

在改革开放前，我们更多地从宏观角度考虑和解决带有共性的民生问题。改革开放以来，随着西藏经济快速增长，人民生活水平也日益提高；但是，在西藏经济快速发展过程中，社会利益格局发生了深刻变化，社会也不断分化，以及与此相关的一系列社会问题也随之产生。西藏经济增长为解决社会问题和社会矛盾，谋求社会经济的协调发展提供了有利的物质条件。与此同时，我们也应该看到，有些社会问题和社会矛盾仅仅依靠经济手段是难以得到有效解决的。解决这些社会领域的问题和矛盾离不开公共政策的完善。公共政策面向公众，防范与解决社会经济发展过程中出现的社会问题，它关乎公众利益，直接影响广大人民群众的生存状况和社会的健康稳定发展。

新世纪新阶段，我国的民生建设已深入微观层面，不仅关注群体的利益，而且日益关注每个个体的利益，改善民生的落脚点更加实在，内容更加丰富，制度更趋完善。党的十七大提出了加快推进以改善民生为重点的社会建设的六大任务，即教育公平、就业公平、分配公平、保障公平、医疗公平、参与公平。民生政策的这六个维度，都涉及制度设计的公平。随着这些民生政策和措施的逐步贯彻落实，人民群众在得到实惠的同时也会增加安全感、信任感、公平感，生活质量与幸福指数将得到极大提升。

保障和改善民生，不仅需要调整与完善经济政策，而且需要制定与中国国情相适应的民生政策。倡导通过投资人力资本，提高受助者能力，扩大经济参与，促进经济发展，完善经济与社会协调发展的公共政策是需要引起我们重视的。本课题研究的立足点就在于西藏自治区各族群众民生中的医疗问题。西藏自治区医疗卫生领域中的民生问题一直是中央政府十分关心的问题。党的十七大提出加快推进以改善民生为重点的社会建设发展战略，这对于中国经济社会的发展而言，具有重要的战略意义；当然，对于西藏自治区而言，改善医疗卫生民生问题是当今乃至很长一段时期中央政府与西藏自治区政府共同的价值追求，不仅具有重要的现实意义，而且具有深远的战略意义。

"十二五"时期西藏自治区在保障和改善民生特别是在医疗卫生方面提出了政策目标。"十二五"规划已经开启，关于西藏"十二五"时期医疗卫生领域民生问题研究的成果发表得还不多。本课题试图以该问题为主题展开研究，在把握西藏社会基本价值和国家的整体发展趋势的基础上，进一步明确西藏医疗卫生公共政策的目标，为西藏公共政策的制定实现从经验型决策向科学化决策的转变提供依据。本课题也通过实地调研，结合政策目标，提出目前政策制定和执行过程中存在的问题以及面临的挑战，以进一步增强西藏医疗卫生公共政策的可行性，这些也是本课题研究的实践价值所在。

第二节　研究文献综述

民生问题领域宽、内容多、涉及面广、牵动点多。改善民生，必须以解决群众最关心、最直接、最现实的问题为重点，提高改善民生的针对性。学术界对民生问题关注已久，近年来随着民众的关切与中国政府执政理念与时俱进、日益成熟，国内的相关研究也更加密集，研究涉猎领域也更多，更加深入。

一　民生和社会政策研究状况

1. 民生与社会政策研究述评

许多学者对中国"十二五"规划制定的政策进行了解读和评价。如郑杭生在展望发展前景时乐观地指出，"十二五"期间"民生为重，百姓至上"[①] 的理念将得到极大普及、深入人心；进而在多方面落实为民生福利的实惠、转化为推进基本公共服务均等化的成果，民生将得到较大幅度的提高。但是，贡森、王雄军和丁宁宁也提出，现行社会政策体系存在制度碎片化、落实难、不公平的现象以及财政投入不足和监督评估不力的问题。保障和改善民生，不仅需要调整与完善经济政策，而且需要建立健全与中国国情相适应的社会政策；并倡导通过投资人力资本，提高受助者能力，扩大经济参与，促进经济发展，而协调社会政策与经济政策的发展型社会政策也是值得我们借鉴的。

就民生一词的概念问题，吴忠民（2008）对狭义概念的民生有三个层

---

① 郑杭生主编《中国人民大学中国社会发展研究报告2011》，中国人民大学出版社，2011。

面的解读：民众的基本生存和生活状态，以及民众的基本发展机会、基本发展能力和基本权益保护的状况等。这样从社会层面上理解的民生问题就呈现出由低到高的递进状态。[①] 金碚（2011）从经济学角度解读民生的理念，提出经济活动归根结底是为了改善民生，物质财富的创造和增长是一切民生成就和民生改善的基础和前提。在国力所及的条件下，优先满足最基本的民生需要和权利，是一国民生成就和民生改善的重要标志之一。[②]

除了对民生的概念和民生政策意义的研究，许多学者还从不同角度具体研究民生政策的内容。从当前公共政策实践和理论的发展来看，公共服务领域的研究成为热点。唐钧（2007）研究认为，在公共服务领域或社会领域中，有六项公民权利是国家必须予以保障或满足的，即生存权、健康权、居住权、受教育权、工作权和资产形成权。这六项需求，对老百姓而言，是不可或缺的。[③] 潘盛洲（2007）认为，实现基本公共服务均等化，确保我国公民都拥有平等享受基本公共服务的权利，可以为保障社会公平正义、促进社会和谐打下牢固基础。[④]

民生问题与一个国家的政府在一定时期的制度安排、政策设计有关。金碚（2011）提出，民生的价值是演化的，民生产品的供需关系以及民生满足（幸福感）的物质成本是显著变化的。梁小萌（2009）也认为解决民生问题要有制度保障，制度对解决民生问题起规范作用、强制作用、可持续作用。公共财政制度和收入分配制度在解决民生问题的具体制度体系中处于重要位置，完善公共财政制度和收入分配制度要突出理念更新、公平正义、改革创新三个基本点。[⑤] 周道华（2008）提出，保障和改善民生对政府管理提出了新要求：一是转变政府管理职能，提高公共服务能力；二是转变政府管理体制，促进民生问题的有效解决；三是转变政府管理方式，强化公共政策的公平性；四是增强管理过程的开放性，确保群众利益的有效诉求和表达。[⑥]

---

① 吴忠民：《民生的基本涵义及特征》，《中国党政干部论坛》2008 年第 5 期。

② 金碚：《论民生的经济学性质》，《中国工业经济》2011 年第 1 期。

③ 唐钧：《"六大民生任务"与"六项社会权利"》，《北京观察》2007 年 12 月 10 日。

④ 潘盛洲：《如何理解"逐步实现基本公共服务均等化"？》，《人民日报》2007 年 1 月 31 日。

⑤ 梁小萌：《改善民生与制度建设》，《探求》2009 年第 6 期。

⑥ 周道华：《改善民生对政府管理的新要求》，《当代经济》2008 年第 1 期。

2. 民生与社会政策研究述评

民生的保障和改善必须通过社会政策体系才能够具体得以体现和实现，而国外对社会政策等理论的研究对我们研究中国的民生政策也很有启发。英国研究社会政策的鼻祖蒂特马斯认为，社会政策的价值取向是社会公正理念的具体体现。因此，社会政策所关注解决的是广大民众的需求满足、经济成果的社会共享以及提高人的素质这样一系列社会发展的目的性问题。① 社会政策是与现实社会紧密相连的，是随着社会发展而不断变化、不断更新的领域。从这个角度出发，近年来也已经有许多学者从政治学、社会学、经济学等不同领域进行了大量和深入的研究。例如，20 世纪 90 年代以来，随着高科技、信息技术的迅速发展以及经济全球化，福利国家面临新的风险和挑战。如以詹姆斯·米奇利（2009）为代表的一些社会福利学者提出了"社会投资"的概念——其目的是寻求一种新的社会政策将社会资源分配于具有生产性和以投资为导向的社会计划，由此提高社会成员的经济参与能力，进而对社会发展做出积极的贡献，美国学者梅志里（2006）称之为"发展型社会政策"。新的研究成果对认识民生政策的效益有新的启发，如发展型社会政策认为社会政策是生产力要素之一，从根本上改变了社会政策是单纯支出的观点。美国经济学教授彼得·H. 林德特（Peter H. Lindert）在专著《不断增长的公共开支：自 18 世纪以来的社会性开支与经济增长》（2005）中提出的研究结论是，社会性转移支付是免费午餐。也就是说，在追求社会公平的同时，效率并没有受到损害。

公共政策评估在国外已经相当成熟，学者们总结出公共政策的评估方法。其中，弗兰克·费希尔在《公共政策评估》（2003）一书中，提出将事实和价值结合起来进行评估的全新方法论框架结构，分析了评估公共政策方法论框架的四种讨论形式：项目验证、情景确认、社会论证和社会选择。② 在民生政策的可行性研究方面近年来也有新的进展，如梁鹤年（Hok Lin Leung）（2009）创建了一套政策分析与评估方法（S - CAD 法），用以分析政策利弊和成败以提高政府（或其他机构）公共治理的水平。

---

① 〔英〕理查德·蒂特马斯：《蒂特马斯社会政策十讲》，江绍康译，吉林出版集团有限公司，2011。

② 〔美〕弗兰克·费希尔：《公共政策评估》，吴爱明等译，中国人民大学出版社，2003。

二 西藏民生和社会、经济发展的研究

1. 市场化与基层公共服务问题研究

市场经济的快速发展对西藏农村的影响非常大，在这种背景下，基层公共服务领域研究兴起。2001年中国社会科学院组织经济学、法学、社会学、宗教学、民族学专家以西藏为例研究了市场化与基层公共服务问题，以西藏普通老百姓的视角，考察在社会经济转型中他们的基本物质和精神需求所发生的变化，分析普通群众满意度不高的公共服务的市场供给问题。其中，朱玲认为（2004、2005），基本公共服务的供给水平由政府可支配的财政资源和政治意愿两个因素决定，并在西藏表现得更加明显。[1]朱玲着重从农牧业支持系统与食品保障、人力资源与社会服务投资、非农牧就业机会的创造等方面，考察农牧民所获得的基本公共服务。路爱国（2005）调查了农区基础教育问题，提出改善教育供给的建议。[2] 扎洛（2005）调查了西藏农区七个村的村级组织及其公共服务供给问题，认为村级组织所提供的公共服务值得肯定，村级组织已经成为公共服务的主体，并获得了民间权威的协助。同时，扎洛还依据七个村的调查资料论述了农村宗教权威及其公共服务供给问题，认为自改革开放以来，西藏农村宗教权威再度成为影响村庄政治的重要力量，宗教活动满足了村民的精神需要，宗教权威的公共服务有利于创造村庄互助和谐的文化气氛。[3]

制约西藏农牧业和农村经济社会发展的深层次矛盾尚没有完全消除，解决这些矛盾和问题的一个极其重要的途径，是政府应进一步加大对"三农"工作的投入，逐步实现公共产品、公共服务由"重城市轻农村"向"城乡并重"转变。李锦（2006）对西藏公共产品供给对于增加农牧民收入的作用进行了分析，指出公共产品供给是改善农牧民增收的社区环境，提出在今后比较长的一段时间内，应继续保持较高的收入水平，以从根本

① 朱玲：《西藏农牧区基层公共服务供给与减少贫困》，《管理世界》2004年第4期；《农牧人口的健康风险和健康服务》，《管理世界》2005年第2期。

② 路爱国：《农区基础教育调查报告》，载王洛林、朱玲主编《市场化与基层公共服务——西藏案例研究》，民族出版社，2005。

③ 扎洛：《西藏农村的宗教权威及其公共服务》，载王洛林、朱玲主编《市场化与基层公共服务——西藏案例研究》，民族出版社，2005。

上缓解西藏农牧区的公共产品供给不足状况，实现农牧民收入的持续增长。① 安七一、杨明洪（2007）认为，改善农村公共产品供给，推动西藏农牧区和谐社会建设，其核心问题是如何建立西藏农牧区公共产品有效供给的长效机制。② 郑洲（2007）以西藏扎囊县郎赛林提灌站为例分析西藏农村公共产品供给的效率问题，以德吉新村为例分析了扶贫综合开发绩效。③ 郑洲（2009）也从系统论的角度分析了西藏农村公共产品供给的时空优先秩序选择问题，提出了农村公共产品供给始终要以满足西藏农牧民基本生存需要为目的。④

2. 社会公共服务专题研究

教育政策研究方面，严庆、白少双（2007）对国家发展西藏的教育政策进行了回顾与评析。⑤ 格珍（2008）针对西藏农牧区女童教育进行了专题研究。⑥ 朱志勇（2008）以达萨乡中心小学为个案，对西藏牧区"三包"政策下的基础教育进行了反思。⑦ 房灵敏等（2009）对西藏民族教育可持续发展进行了理论综述。⑧ 刘天平等（2009）在分析西藏农牧民教育培训过程中存在的基本困境的基础上，探索适合西藏农牧民的教育培训模式，即针对从事农牧业的农牧民主要选择产业开发模式、现场传导模式和能人培育模式，针对从事非农产业的农牧民主要选择由政府埋单的订单输出模式，最后针对上述模式提出了四个方面的实施内容。⑨ 余锦龙（2010）

① 李锦：《公共品供给：西藏农牧民增收的社区环境改善》，《中国藏学》2006 年第 3 期。

② 安七一、杨明洪：《论公共产品供给与西藏农村和谐社会建设》，《财经科学》2007 年第 4 期。

③ 郑洲：《农村公共产品供给效率问题研究——基于西藏德吉新村朗赛林提灌站的调查分析》，《生态经济》2007 年第 12 期。

④ 郑洲：《西藏农村公共产品供给研究：以农牧区"四基"供给为例》，四川大学出版社，2009。

⑤ 严庆、白少双：《国家发展西藏教育政策回顾与评析》，《西藏民族学院学报》（哲学社会科学版）2007 年第 2 期。

⑥ 格珍：《西藏农牧区女童教育刍议》，《西藏研究》2008 年第 6 期。

⑦ 朱志勇：《西藏牧区"三包"政策下的基础教育反思：达萨乡中心小学个案分析》，《教育研究与实验》2008 年第 4 期。

⑧ 房灵敏、江卫华、李银玲：《西藏民族教育可持续发展理论综述》，《中国藏学》2009 年第 3 期。

⑨ 刘天平、孙自保、顿珠罗布：《西藏农牧民教育培训模式的选择与实施内容研究》，《西藏发展论坛》2009 年第 5 期。

探讨了西藏教育民族特色形成的理据、改革开放的历程、存在的问题和解决的方案。[①] 周润年（2009）对西藏教育的发展历程及其经验进行了分析，并提出目前西藏教育存在的问题。[②] 陈文朝（2010）从公共管理视角探讨西藏高等教育发展问题。[③] 多杰（2010）从继续教育的基本特征谈西藏发展继续教育的现实必要性。[④] 琼达、索朗仁青（2010）通过研究西藏妇女高等教育的发展，提出要通过完善基础教育，为更多妇女再教育创造更优的教育环境，增强教育者的社会性别意识，以实现西藏人口素质的大提升。[⑤] 郑洲、张明（2008）分析了需求不足对西藏农牧区基础教育的影响。[⑥]

农牧区劳动力转移与就业方面，相关论述很多。其中有代表性的论述如下：就业方面，如杨一明（2004）对西藏自治区就业和再就业的主要制约因素进行了分析，并提出了解决西藏自治区就业和再就业问题的对策。[⑦] 西藏人口流动与农牧区劳动力转移方面，马戎、旦增伦珠（2006）对拉萨流动人口的基本状况、经济特征做了系统分析，为深入了解西藏的就业问题提供了新的视角和依据。[⑧] 杨晓梅等（2008）从西藏土地资源状况、西藏人口增长状况、农牧区劳动力就业现状等方面探讨了西藏农村剩余劳动力转移的必要性；同时从研究西藏自治区农村剩余劳动力转移的制约因素出发，讨论了提高农村剩余劳动力就业本领的具体措施。[⑨] 刘天平等（2009）提出西藏农牧区剩余劳动力转移存在严重的"瓶颈"制约，农牧民的素质较低，与劳动力转移的要求非常不对称，需要对剩余劳动力进行

[①] 余锦龙：《西藏民族特色教育发展改革实践与反思》，《社会科学家》2010年第6期。

[②] 周润年：《略论西藏教育的发展历程及其经验》，《民族教育研究》2009年第2期。

[③] 陈文朝：《从公共管理视角探讨西藏高等教育发展问题》，《西藏科技》2010年第12期。

[④] 多杰：《从继续教育的基本特征谈西藏发展继续教育的现实必要性》，《继续教育》2010年第1期。

[⑤] 琼达、索朗仁青：《西藏妇女高等教育发展及其对策研究》，《中华女子学院学报》2010年第6期。

[⑥] 郑洲、张明：《需求不足对西藏农牧区基础教育影响的经济学分析——基于农牧民实际需求的视角》，《财经科学》2008年第10期。

[⑦] 杨一明：《关于西藏就业和再就业问题的几点思考》，《西藏发展论坛》2004年第2期。

[⑧] 马戎、旦增伦珠：《拉萨市流动人口调查报告》，《西北民族研究》2006年第4期。

[⑨] 杨晓梅、张敏、刘天平：《如何提高西藏农村剩余劳动力的就业本领》，《西藏农业科技》2008年第3期。

教育培训。① 就业及其与收入的关系方面，李祥妹等（2004）依据入户调查资料，分析了现阶段西藏农牧民的收入结构，包括收入来源、收入性质、现金收入等内容，探索了不同地区（农区、牧区、半农半牧区、一江两河农业开发区、城郊区等）及不同收入段农牧民收入结构和收入来源的差异。② 罗绒战堆（2005）认为与1992年以前相比，西藏农牧民的生活质量有明显改善。西藏农牧民群众的财富欲相对不强、粮食生产与农村经济结构的调整、"两个长期不变"政策边际效益递减，以及缺乏转移农村富余劳动力的市场和机制等问题已经成为制约西藏农牧民增收的几个关键因素。③ 索朗欧珠（2009）从理论层面探讨了农民收入与消费结构的不同研究成果，重点讨论了西藏地区农牧民收入与消费支出结构变动，以及不同区域间表现出的差异。④

有关农牧民安居工程建设的研究，是西藏"十一五"期间最引人注目的亮点之一，也是最具有代表性的民生政策之一。在对安居工程这一民生政策的评估与改进的研究中，杨明洪等（2007）认为农牧区的安居工程作为西藏社会主义新农村建设的突破口和切入点，已经成为农村准公共产品；对西藏"安居工程"建设模式、实施及成效进行分析，提出了"安居工程"建设持续推进的对策建议。⑤《西藏新农村建设绿皮书：中国西藏农村安居工程报告（2006）》（2008）一书以研究西藏的跨越式发展战略为基础，整个框架设计与内容突出西藏新农村建设"安居工程"这一主题；同时，侧重反映西藏人居环境改善的客观现实。

中央援藏政策研究方面，朱玲（2005）认为西藏公共服务供给和经济扩张所需要的资金大部分来自中央和内地省市的援助，这些大规模的外来援助保证了西藏当地政府具有执行公共职能必需的财政资源，从而

---

① 刘天平、张敏、杨晓梅：《关于西藏农牧区剩余劳动力转移与教育培训》，《职业教育研究》2009年第11期。

② 李祥妹、刘键、钟祥浩：《西藏自治区农牧民收入结构分析》，《地理研究》2004年第4期。

③ 罗绒战堆：《西藏农牧民收入问题研究》，《中国藏学》2005年第1期。

④ 索朗欧珠：《西藏农牧民收入——消费结构变动及区域差异研究》，《西藏研究》2009年第6期。

⑤ 杨明洪、安七一、郑洲：《西藏"安居工程"建设：基于公共产品视觉的分析》，《中国藏学》2007年第2期。

向低收入群体提供廉价或免费的基本公共服务，带动了西藏和周边地区的经济增长，而且为西藏区内外农村青壮年劳动力创造了新的就业机会、多样化的收入来源和实现社会流动的可能性。① 靳薇（2010）梳理了自1952 年以来中央在财政上援助西藏的政策演变，首次对"援藏项目"进行了社会和经济评估，对中央援藏项目中存在的问题进行了讨论，并指出中央援藏政策的实施后果是西藏自治区在财政上形成了对中央补贴的高度依赖。②

减少贫困和建设小康西藏研究方面，罗绒战堆（1998，2000，2001）对西藏的贫困与反贫困政策及其效果进行研究，总结了西藏和平解放以后，尤其是开展扶贫攻坚工作以来西藏在消除贫困方面取得的巨大成就，同时还比较全面地总结了西藏的扶贫攻坚经验，特别是对具有鲜明西藏特色的扶贫经验进行了梳理和研究。③ 倪邦贵等（2008）在分析建设小康西藏的制约因素时，也重点提出了农村社会事业和公共服务设施发展滞后，发展县域经济的政策、措施和软环境不够宽松等问题，都涉及西藏相关公共政策尤其是民生政策的制定和落实。④ 杨明洪（2009）也认为，中央政府可通过财政支出的方式援助西藏，从而使西藏居民能够共享市场经济发展的成果。⑤

社会保障研究方面，旦增遵珠等（2004）提出应强化社会救济在西藏社会保障中的作用⑥，并认为（2006）通过构建非缴费型农牧区养老保险模式、构建覆盖所有农牧民的健康保障制度、告别扶贫计划，建立农牧区救助机制，提出了构建新世纪西藏农牧区多层次的保障体系的具体思路。⑦ 郑洲（2007）认为从西藏新农村建设面临的主要问题来看，着力解决好农

① 朱玲：《农牧人口的健康风险和健康服务》，《管理世界》2005 年第 2 期。
② 靳薇：《西藏援助与发展》，西藏人民出版社，2010。
③ 罗绒战堆：《西藏扶贫攻坚调研报告》，《中国藏学》1998 年第 4 期；《南木林县反贫困实践研究》，《中国藏学》2000 年第 4 期；《正视西藏农牧区的相对贫困，深化扶贫攻坚工作》，《西藏研究》2001 年第 1 期。
④ 倪邦贵主编《小康西藏》，西藏人民出版社，2008。
⑤ 杨明洪：《共享型经济发展方式研究——以西藏为例》，《中国藏学》2009 年第 2 期。
⑥ 旦增遵珠、李文武：《社会救济与西藏社会保障制度变迁》，《西藏研究》2004 年第 4 期。
⑦ 旦增遵珠、多庆：《西藏农牧区社会保障制度路径选择》，《西藏大学学报（汉文版）》2006 年第 4 期。

牧民的生产生活条件、增加农牧民的收入是西藏社会主义新农村建设的首要任务。① 刘宝臣（2010）提出西藏进行社会保障制度建设，需要考虑西藏的特殊区情，包括自然环境、财政状况、人口状况以及社会文化等；下一步西藏社会保障制度建设的目标，应该是建立覆盖城乡的社会保障体系，社会保障制度建设的重点应该在农牧区。②

医疗服务研究方面，朱玲（2005）探讨了西藏农牧区基层医疗服务供给问题，认为基层卫生服务的供给还不能满足农牧人口对服务便捷性、及时性和可靠性的要求。具体的出路在于：第一，框架性路径上，可改善卫生机构管理，提高公共卫生机构的业务水平和流动服务能力；第二，辅助性路径上，可在有限开放医疗市场的基础上，通过资格认定和报销规定等制度安排，将个体乡村医生的服务纳入合作医疗体系，并鼓励他们参与服务质量的竞争。③ 邓燕云在其博士学位论文中（2007）通过对西藏自治区农牧区医疗基金的筹集、分配使用及医疗救助制度等实践的阐述，分析了西藏自治区农牧区医疗的现状、问题及对策；此外还根据实地调查所得资料（2009），对西藏农牧区医疗制度与四川省新型农村合作医疗制度实践模式进行了对比研究。④ 撒玛（2009）对现阶段西藏农牧区社会保障的对策进行了研究，认为要建设好现阶段在西藏农牧区社会保障制度体系，就应以政府为主导，多渠道筹措资金，不断完善和普及合作医疗制度，同时，各地市应结合实际情况不断探索新思路、尝试新方法。⑤ 王文令（2009）也对西藏农牧区合作医疗的不断巩固与完善进行了分析与研究。⑥ 郑洲（2009）以提高农村公共产品供给效率为研究切入点，探索西藏农村公共产品供给与西藏农村和谐社会建设的内在联系，他对农牧区基本医疗卫生服务供给现状和所存在的问题有细致的分析。⑦ 朱玲（2010）对青、

① 郑洲：《安居工程与西藏社会主义新农村建设》，《黑龙江民族丛刊》2007 年第 5 期。
② 刘宝臣：《结合特殊区情，完善西藏社会保障制度》，《西藏发展论坛》2010 年第 6 期。
③ 朱玲：《农牧人口的健康风险和健康服务》，《管理世界》2005 年第 2 期。
④ 邓燕云、郑洲：《西藏与四川新型农村合作医疗制度实践模式比较研究》，《中国藏学》2009 年第 4 期。
⑤ 撒玛：《试论现阶段西藏农牧区社会保障对策研究》，《西藏科技》2009 年第 4 期。
⑥ 王文令：《西藏农牧区合作医疗不断巩固与完善的分析与研究》，《生物农业》2009 年第 1 期。
⑦ 郑洲：《西藏农村公共产品供给研究：以农牧区"四基"供给为例》，四川大学出版社，2009。

甘、滇三省藏区农牧妇女这一特殊人群的健康问题进行了调查,予以了深切的关注。①

第三节　研究内容和研究方法及其他

一　研究内容与对象

本书拟从六章,即以下六个方面展开研究。第一章重点介绍课题研究的背景和研究意义,以及学界在相关领域取得的大量研究成果;同时介绍课题研究采用的方法、创新性与不足。第二章阐述对本书具有启发意义的公共政策理论和以此理论为基础的研究框架。第三章切入课题主题,提出对"十二五"时期医疗卫生领域民生改善政策的政策目标的认识,分析其中目标的落实情况和现实差距。第四章是对西藏"十二五"时期医疗卫生民生改善政策的可行性研究。第五章通过对西藏城镇、农区、牧区三种类型地区的案例研究,分析政策目标的实施情况和不同地域政策的可行性。第六章通过实地调查和理论分析,对西藏"十二五"时期医疗卫生民生改善政策的路径进行优化,并提出相应的对策建议。

为了深入了解西藏城乡居民对现行医疗政策的看法和政策落实的情况,笔者将西藏分为城区、农区和牧区三类,分别开展调研。在西藏当地的调研主要采取入户访谈和问卷调查的形式,以期获得西藏较为完整和清晰的政策实施的状态资料。主要从社区医疗机构与人员、医疗保险的参与率、居民的医疗支出水平、办理手续的便利性、居民对医疗政策的看法对三个不同类型地区进行实地调查,从中掌握当地医疗政策的执行情况和变化。

西藏地域辽阔,根据地理环境和生产生活方式的差异来分,主要有城镇、农区和牧区三种不同的地区。(1)城镇地区调研点选择。西藏城镇化水平低,目前形成一定规模的城镇有拉萨城关区、山南地区泽当镇等。根据基础设施、产业结构、人均收入等因素来看,拉萨作为首府城市,城市

---

① 朱玲:《青、甘、滇藏区农牧妇女健康问题的调查》,《管理世界》2010 年第 10 期。

化发展得最好，人口聚集效应强。第六次全国人口普查结果显示，截至2011年11月1日，拉萨七县一区范围内的常住人口达到了55.94万人。10年间，拉萨常住人口增加了约8.5万人。因此，本课题将拉萨市城关区选为城镇调研地点。（2）农区调研点确定。日喀则地区是西藏面积最大的地区，也是西藏重要的种植业基地。其下辖的仁布县位于前后藏交界区域，全县耕地总面积57000亩，主要农作物有青稞、小麦、豌豆、油菜，牧业以养殖牛、羊为主，是西藏典型的半农半牧区，总体发展水平居西藏中位，本课题以此县作为农区的调研点。（3）牧区调研点选取。那曲地区的羌塘草原辽阔宽广，班戈县是那曲地区南部的牧业县。不同于东三县，班戈县没有虫草收入，养殖业是其主要产业，以高海拔的班戈县作为本课题选择的牧区调查点。这三个调查点基础设施、生产水平和当地群众生活质量都处在中等水平。通过对这三个地点的调研来反映西藏普通社区真实状况，是有一定代表性的。

二 研究方法与步骤

本书使用的具体研究方法有以下几种。一是田野调查方法。在西藏三个类型地区开展深入的实地调研，获取实际的第一手资料以保证研究的可靠性、真实性与可行性。二是入户访谈。在田野调查的基础上对政策实施中的利益相关者特别是政策实施的对象进行入户访谈式的个案研究。三是比较分析法。在开展前两种研究的过程中，同时采用比较分析的研究方法，对西藏民生改善在不同阶段的历史情况进行比较，以掌握发展过程中的共同特征及其差异，从而全面认识发展的特点和运行规律。课题开展调研的三个不同类型地区之间存在着政策目标落实和可行性的差异，这是运用比较分析方法的主要部分。对民生政策目标的实施效果的评价属于实证研究；在评估西藏民生政策可行性的基础上提出的改进对策属于规范研究。

研究步骤主要有以下几点。首先，研读相关理论著作与同类研究文献。其次，设计课题研究大纲与调查问卷，并深入所选的三类调研地点开展实地调查研究与一手资料的收集。最后，进行初稿写作和补充调查，完成书稿。

三 研究创新与不足

1. 研究创新点

西藏民生政策是一个复杂的体系，对民生政策实施的可行性研究和目标研究是一个庞大的工程，鉴于此，本课题拟通过理念的创新，实现本课题提出的研究目标。由于相关统计数据的缺失，西藏医疗卫生领域的民生政策的效果难以量化，人们对医疗卫生公共品的需求与供给的目标经常出现较大差异。在研究方法上，本课题运用综合分析和个案分析相结合、实证分析与规范分析相结合等方法，对研究对象进行综合研究。

为了保证调查的科学性，调查所选择的村庄和社区是西藏的普通居民社区，对反映西藏医疗卫生政策的实施、落实情况有代表性。大量第一手实地调查资料，特别是对入户家庭生活、生产状况的全面细致的了解有助于我们深入了解民生政策的实施环境和条件，能够提出有针对性的政策建议。

本课题坚持理论研究和实际应用相结合的原则。在科学发展观的理论指导下，本课题将追踪西藏经济社会发展中不断出现的新问题、新情况，特别是关注社会弱势群体的福利问题，研究为政府决策提供可资借鉴的政策建议，因此研究具有相当的创新性，在推动本学科领域向前发展和为施政部门提供决策咨询方面具有重要意义。

2. 研究的局限和欠缺

首先，本课题缺乏大量的数据样本，故难以进行统计和量化研究。目前，西藏许多统计项目数据不充分，本课题无法获得足以进行量化统计和分析的数据量。其次，本课题只选择了西藏三个地市进行调研，而且每个地市选取一个实地调研地点即三个城镇和农村基层社区，样本量少。不过，在研究中，对已有的调研成果和文献资料、数据的运用在一定程度上弥补了调研对象和第一手数据的不足。最后，鉴于本项目时间和经费有限，也无法开展大规模的田野调查。笔者希望在将来有条件的情况下再通过规模较大的问卷调查和实地访谈，扩大调研的样本数量，加强对民生政策的量化分析。

四 资料来源

本书的资料来源有三个方面。一是，相关的学术著作和期刊文献，这类文献资料能为研究本课题领域问题提供前沿的学术理论、创新性观点和重要学术思考；二是，公共政策部门的相关公报、公文和统计数据，这有助于研究者更清楚地掌握政府部门的决策和实施，也有助于理清西藏卫生事业发展的既往经历和发展脉络；三是，新闻媒体对本课题研究领域的相关报道，能够促使研究者跟踪西藏医疗卫生政策实施的进程和效果，为研究者预测未来政策的走向提供现实参考。

第二章 公共政策理论的
启发与借鉴

公共政策是政府需要提供的重要公共产品，是评价政府绩效的重要变量，而公共政策的质量则是公共政策执行的必要前提和重要基础。公共政策涉及政治、法律、组织、经济、技术、信息等内部和外部多种条件与资源，这些直接影响公共政策执行力的高低。公共政策的可行性高，公共政策本身就容易得到不同群体的认同，既保证了公共政策方案能够连续稳定地得以执行，又有利于维护公共政策的权威性。因此，公共政策作为政府指导、规范全社会或某个领域（如城乡居民医疗卫生）发展的重要工具，需要进行可行性论证。国内外公共政策理论中利己性假定与集体利益理论、基本价值观与政府干预理论、制度对政策的决定性作用等理论是引领笔者思考西藏医疗卫生领域民生政策理论基础和可行性的研究依据。

第一节 利己性假定与集体利益理论

一 利己性假定

政策是各利益群体的一种资源分配方案，因为公众会根据自己的判断对政策有不同的反应。政策制定和分析者应当能够预见或应对利害相关者的反应，并在政策内容、策略上有所应对。为了做到这些，他们需要研究"人"——个人和团体，研究他们的人性、价值观和行动规律，也要研究公共政策的主体。按照戴维·伊斯顿的定义，政策是全社会价值的权威性分配方案。这里需要注意的是分配是在个人和"人群"之间进行的。

1. 经济人理性假设

几乎所有涉及"人"的学科，都有关于人性的假定。而不同的假定将导致不同的学科逻辑。例如政治科学中的性恶论与经济学中的经济人假设，都突出了人的自私特性。政策是在有各自利益需求的人之间调节利益的。大卫·李嘉图认为，社会是由无组织的个人组成的，每个人都尽力按照能得到自我利益的方式行事，他们对得到更多自我利益方式的思考是以理性方式进行的，这就是早期的经济人假设。在这个假设的基础上，学者们构建了古典经济学大厦。但是许多学者对此有不同看法，他们提出，人的理性能力及获取知识的能力是有限的。从大卫·李嘉图开始，经济人假设就包含了理性假设，即个人具有足够的理性能力。理性假设实际上是一种无限理性假设，即假设人的理性能力是无限的。如果理性假设不成立，那么追求自身利益的个人的行为方式由何而来？哈耶克倡导自由主义秩序观，赞同用适应性理性取代建构性理性。实际上这样的讨论还是没有改变经济人以自身利益为目的的假设，人依旧是利己的。公共政策制定者——政府——应当充分认识人的利己性，以此出发去了解政策实施的对象——个人和团体——的需求。

2. 信息成本角度对无限理性的批判

对无限理性假设的批判还可以从信息成本角度进行。理性假设需要一个依据——信息获得是不需要成本的。斯蒂格勒（George J. Stigler）将信息成本定义为"从一无所知到无所不知的成本"[1]。信息成本的存在有力地批驳了无限理性假设的可能。然而，在信息获得方面预期几乎不可能，因此通常人们只能获取特定的部分信息，并保留对其他信息的无知，这便是所谓"理性的无知"[2]。从信息成本角度，也可以论证哪种目的—手段理性是不可能的；另一个重要的推论——合作是必要的。个人在行动中面临着对未来的无知（纵向不确定性）、对现实状况和交易伙伴的无知（横向不确定性）；因此，"要获得绝大多数我们需用来满足我们欲望的事物，我们都必须依赖与他人合作"[3]。可见，利己的个人之间是有合作的必要的。但

---

[1] 参见柯武刚、史漫飞《制度经济学——社会秩序与公共政策》，商务印书馆，2000。

[2] 理性的无知指人们在面对信息搜寻过程中的成本以及结果的不确定性时停止获取信息，保持一定程度的无知状态，但这样做反而是理性的。参见王诗宗《公共政策：理论与方法》，浙江大学出版社，2003。

[3] 参见柯武刚、史漫飞《制度经济学——社会秩序与公共政策》，商务印书馆，2000。

是合作的存在不能否定人的利己性。合作也是有风险的，尤其在现代，最大的风险是来自合作伙伴（他人）的风险。"尽管古代人的生活中也充满了风险，不过与现代生活相比，他们的风险大多是与自然界的不确定性联系着的。而现代生活的风险则主要是与人的行为的不确定性联系着。"① 面对这样的风险而仍然坚持合作，只能说明合作行为的必要性。合作并非因为人不再追求自身利益，而是因为合作能带来更多自身利益。

3. 合作行为理论与经济人假设的耦合

追求自身利益的最大化、对合作的必要性的认可以及合作行为的普遍存在，也触及了早期经济人假设中的另一个要点：社会是由无组织的个人组成的。因此，政策分析者就要面对更复杂的情境——不仅要面对个人，而且要面对组织。合作不仅是必要的，也是必需的，因为合作必须有利他、互惠行为，仅仅修改理性假设是不够的。在解释合作的可能时可以从个人动机入手：第一种是来自小型群体，如朋友、家庭、部落当中爱和团结等因素的动机；第二种是在现代社会各种要素均处于流动中，个人更多的是要面对缺乏相互理解的陌生人，因害怕外部强权的惩罚而利他；第三种动机是自利，做有利于他人的事情不过是增加自身利益的行动的副产品。②

4. 经济人假设的修正

已经有人对早期的经济人假设做了重新表述，新表述同样有三个命题：（1）"自利"；（2）"理性行为"；（3）"只要有良好的法律和制度的保证，经济人追求个人利益最大化的自由行动会无意识地、卓有成效地增进社会的公共利益"。③ 尽管有了比李嘉图"经济人假设"更合适的表述，但在政策分析中，还是应该抓住人的利己特性，将"利己的人"作为政策的制定者和分析者眼中那些个人的基本特性。因为那些各学科相对立的人性假设都包含对人的利己性的肯定或否定，毕竟政策分析不只需要经济学。另外，从行为角度看，自利的个人也可能有意识地增进集体的甚至社会的利益，尽管他仍旧是自利的；从研究方法角度看，经济人假设较容易

① 汪丁丁：《我思考的经济学》，三联书店，1997。
② 王诗宗：《公共政策：理论与方法》，浙江大学出版社，2003。
③ 杨春学：《经济人与社会秩序分析》，上海三联书店、上海人民出版社，1988。

导致一种狭隘的方法论，使分析者将个人（的利害得失）当成一切分析的出发点，利己性假设恰好最能体现经济人假设的理论精髓。

5. 利己性假设特征及对本研究的启示

利己性出现在个体生活的大部分时间和场合，表现出普遍特征；它应该成为分析工作对"人"进行分析的立足点。但合作是必要的，利他行为是客观存在的，因此不能将利己性理解成"孤立的个人"的利己性，要注意利己行为的多样性。尤其是要注意，利己的个人不一定以单独行动的方式争取利益，而利益的形式也未必直接体现为个人经济利益。

在当前市场经济环境下，投资主体全球化、产权多元化、服务市场化、医疗机构运作企业化或公司化已成为我国医疗卫生事业发展的常态。追求自身的经济利益，这是作为"经济人"的医疗机构生存、发展的需要和动力，是市场经济制度对市场主体行为的基本要求，也是提高市场效率、推动社会经济不断发展的动力，因而具有一定的合理性。在西藏这样一个社会发育程度较低、集中连片的贫困状态没有彻底改变的地区，定点医疗机构是兼具公益性质和营利性质的社会组织，显然内在地包含着"经济人"和"道德人"两个基本方面。"十二五"乃至今后很长一个时期，定点医疗机构特别是公立医疗机构还是要放缓"经济人"合理追求自身经济利益的步伐，注意协调自身利益与社会利益的关系，自觉履行社会道德义务，这样才能树立自身良好的社会形象，获得社会各界的广泛支持，为自身创造更为广阔的生存、发展空间。例如，新型农村合作医疗制度（简称新农合）作为一项极具公益色彩的公共政策，其定点医疗机构的目标是实现农村群众共同的健康利益，其医疗服务应以实现广大农村居民的公共需求和公共利益为宗旨，而不能以纯商品的形式完全进入市场竞争机制，更不能在企业化的经营中唯利是图，违反行业准则，改变医疗服务的公益性定位。

二　争取利益的行动者

自利的个人除了在市场上获取利益外，还可以在社会利益的分配上做文章。行动是个人及个人的组合争取自身利益的唯一主动方式，更多的利益不能靠等待得到。争取社会利益有利分配方式的行动有时会由个人进行，我们称之为个人行动，更多和更重要的行动是由集体来进行的。

早期的利益集团理论认为，个人愿意结成团体来谋求利益的现象，可以由经济人假设得到解释。但奥尔森（M. Olson）在1965年出版的名著《集体行动的逻辑》中，同样根据经济人假设分析得出结论："实际上除非一个集团中的人数很少，或者除非存在强制或其他某些特殊手段以使个人按照他们的共同利益行事，有理性的、寻求自身利益的个人不会采取行动来实现他们共同的和集团的利益。"① 集团的大小、集团的性质与争取集团利益的能力有显著的关联。

集团利益，也可以称作集体物品。不同的公共物品具有不同的共享范围；可以将集体物品理解成共享范围仅限于集团内部的公共物品，集体物品也具有供给的连带性和使用的非排他性；这就意味着一旦有人提供了集体物品，那么所有集团成员都可以享用，而成本将由行动者承担。提供集体物品的可以是个人，也可以是团体或团体的部分成员。集团越大，行动者占据的份额也必须增大，这样才能有提供集体物品的集体行动出现，这就要求比较多的参与者；同时，参与者占据的份额较大，才能提供较高水平的集体物品供给。显然，较大的集团更难达到集体行动所需份额底线，也更难使供给达到最优水平，因为大集团中"搭便车"现象更加严重。多数情况下，集体物品不可能由单个或部分行动者来提供，因为行动者担心，其他成员的举动会抵消他们的努力，使他们白白支付成本。所以，当部分成员的行动成功与否取决于其他成员的反应时，必须有具有约束力的协议或外部强制，才能保证行动者得利；越大的集团越难形成协议；谈判成本和组织成本都很高，这就加剧了大集团争取利益的困难。②

集体行动和争取利益的能力不仅与集团的规模呈负相关，而且还受到集团类别的影响。奥尔森在这个观点的基础上将集团分为排外集团和相容集团。前者一般指一些"产业市场集团"，这些集团不希望有新的加入者，不希望有更多的人来分享市场，成员之间的关系主要是一种竞争关系；后者一般指非市场集团，这种集团希望更多的参与者，成员之间的关系是非

---

① 〔美〕曼瑟尔·奥尔森：《集体行动的逻辑》，陈郁等译，上海三联书店、上海人民出版社，1995。

② 王诗宗：《公共政策：理论与方法》，浙江大学出版社，2003。

竞争的，成员多了，就有更多的人可能分担成本。造成这种差别的原因是，排外集团追求的是市场条件下的"集体物品"。但在非市场条件下，集体物品带来的收益在供给中并不固定。在任何一个给定市场中只能靠售出一定量的产品才能使价格不致降低，但是，任意数量的人可以加入一个游说组织并不一定会减少其他人的收益。奥尔森还认为在区分一个集团是何种集团时不仅要考虑集团大小、成员构成，还要考虑集团是否相容，归根到底是看集团追求的目标。同等规模情况下通常相容集团行动能力更强，因为它可以有部分成员参加的集体行动；虽然它会尽力说服尽可能多的成员参加，但不一定每个成员都参加才能行动。①

接受人的自利性假设，不意味着分析的基础只有个人，应注重整个利益诉求群体在政策制定的各个环节的诉求表达。正如一些学者所看到的，"在社会学、政治学的意义上，对于国家而言，个人是不存在的。个人只有组织成社会，成为一种建制化的'个人'，'个人'才构成国家的对应物，而这样的'个人'，在现代社会中就是市民社会。换而言之，在集体行动中，个人是通过社会与国家发生关系，参与国家的政治事务。甚至个人之间的互动，也是通过社会实现的"②。

根据该理论，西藏自治区内部不同的利益群体在诉求表达、政策制定和利益争取上还没有形成比较有效的、有序的、有力的和成型的利益表达族群，因此在公共政策制定中，一般是由不同利益表达族群的共同体即政府做出决策。这样，公共政策的有效性、可行性以及可接受性会受到影响，也无法对既往政策进行科学的评估。

动员居民参与集体活动的过程需要正视居民的利益追求并达成利益共识，不能期望用一个大而化之的目标来整合所有居民，需要切实了解居民的利益需求，整合居民利益与体制诉求，以此来构建集体行动的基础，否则拥有退出权的居民将漠视相关动员。这样，建立完善的利益表达机制和整合机制就成了达成集体行动的起点。

---

① 〔美〕曼瑟尔·奥尔森：《集体行动的逻辑》。
② 许纪霖：《从范型的确立转向范例的论证》，载张静主编《国家与社会》，浙江人民出版社，1998。

第二节　基本价值观与政府干预理论

一　公共政策中的基本价值观

人是不可能拥有完全理性的，任何政策能带来的净收益和每个人的净收益都难以事先得到。同样，决策者也不可能是纯粹理性的人，不可能全面了解其他人的偏好，无法完全抑制自身的私欲。因此必须考虑怎样让每个社会成员以某种程序表达偏好，然后对个人的偏好进行加总，形成一种既能增进社会利益，也能增进大部分人的个人利益的政策方案。然而，合成谬误的出现迫使我们重新审视理性的程序。在著名的"囚徒困境"中，两个嫌疑犯各自做了"对"的选择，结果是总的利益最小。他们有各自的理性，却似乎没有整体的（集体的）理性。这种没有集体的理性，在"阿罗悖论"（Arrow Paradox）中得到了较好的揭示。

虽然作为个人偏好显示方式的投票规则有严重局限性，但是作为决策方式的投票规则是有重要作用的，因为它能让社会成员共同同意的基本价值观（意识形态）在决策中起作用，进而让共同价值观体现在公共政策方面。每个人自己特有的目标都不同于别人的目标，并随时间而发生变化。但当个人追求自己的特有目标时，他的行为一般仍要服从并依赖大体相似的基本价值。

客观环境的改变会引起价值观的调整；不分时空的普适是不可能的。诺思的看法是符合实际的："意识形态与个人所理解的关于世界公平的道德伦理判断不可分割地交织着。这一情况显然意味着有几种可供选择的方案——几种对立者的合理化或意识形态。"[1] 基本价值观问题的引入从逻辑上看是为了弥补偏好显示的困难，期望社会成员的基本价值能在决策过程中起不可缺少的作用。但对于政策分析者尤其是对于中国的政策分析者而言，在社会主义民主建设尚不完善的情况下，应该特别注意通过对社会基本价值的理解，来（帮助）设立公共政策的目标，这样公共政策才可能较好地增进公共利益。

---

① 〔美〕道格拉斯·C. 诺思：《经济史上的结构和变革》，厉以平译，商务印书馆，1992。

在探讨价值观与具体的政策目标之间的关系时可以看到基本价值本身就是社会选择的结果。社会选择的基本价值是社会真实状况的反映。基本价值最好能通过民主的决策程序发挥作用；如果不能，也应该从社会基本价值中发现什么样的公共政策目标是增进公共利益的。但无论如何，缺少利益表达渠道的群体的利益需求，即使被政策制定者觉察、重视，也很难形成比较合适的政策方案，并难以被那个群体接受。

可是，要将基本价值观转化成政策目标，并非易事。价值观不是单一的，有时各个方面还有冲突。基础价值观的内在冲突不可能避免，因为没有任何一种价值居于绝对优越的地位，但在特定的情境下，有些价值的追求会被置于优先的地位；环境的不停变化和人类的有限理性导致了政策目标的变化。需要注意，基本价值不是与个人所需事物相分离的社会目标，更不是统治权威可以随意掌控的。"它们的意义永远取决于一共同体内至上的、形形色色的人所普遍给予高度评价的事物。"用颠倒的意识形态来取代基本价值，肯定会因为"离事实太远"而导致公共政策的停滞和倒退。①

社会偏好或者说价值导向决定着一个地区的医疗保险体系的模式。为了达到政治稳定和经济繁荣的目标，医疗保险体系的价值导向应当是"机会平等"，其政策含义在医疗政策设计中体现出价值导向的再分配特征。

完善的利益表达机制既是社会公众自下而上合理、合法表达愿望和诉求的过程，又是自上而下不断加强制度建设和扩大社会主义民主的过程。建立完善的利益表达机制，拓宽西藏各族群众利益需求表达渠道，才能提高公共政策实施效率，增加政策目标达成的可行性。

二 政府干预与公共政策制定：是造成问题还是解决问题

多数持有现实态度的社会成员对政府干预的必要性是认可的。认可干预的主要理由是市场会失灵。市场这只"看不见的手"和政府"看得见的手"相结合，才能使公共政策的作用和效果得到最大程度的发挥。现代公共政策研究是在政府干预加强的历史背景下出现的，而政策内容也是对政府主要干预方式和干预法则的描述，无论是供应、补贴，还是生产、管

---

① 柯武刚、史漫飞：《制度经济学：社会秩序与公共政策》，商务印书馆，2000。

制，这些主要的干预方式都必须得到政策的规范和诠释；甚至可以说政策本身就是干预手段。因此，重新审视政府干预的能力边界，也许是寻找新思路、防范不恰当干预的出发点。

市场与政府的最大区别在于市场"相对缺乏强制、自由和独立决策能力"。亚当·斯密所提出的市场导致效率的观点深入人心，但市场失灵现象在经济社会的发展中也显现了。市场不具备一个社会所需要的全部功能，例如最低限度的制度供给、解决外部性等，市场的失灵具有必然性。福利经济学也承认市场失灵的存在，而政府有使社会福利最大化的目标，可以弥补市场的不足。需要拥有独特权力的政府干预来纠正市场失灵；政策手段是干预手段，也是弥补市场缺陷的手段。因此政府的优势在于可以通过约束和限制个人行为来达到群体的目标。

对于公共政策的干预方式，查尔斯·沃尔夫（C. Wolf）（1994）指出："公共政策试图弥补市场的缺陷。总的来说，它是通过立法和行政管理的形式，使具有特定职能的政府机构生产特殊的产品，纠正市场的缺陷。这种产品或活动可分为四种：（1）规制服务（如环境规制、广播电视许可、省际商业规则、食品和药品控制）；（2）'纯的'公共物品（国防、航天研究和发展）；（3）具有排他性与非竞争性的准公共物品（如教育、邮政、医疗研究）；（4）管理转移支付（地方福利项目、社会治安等）。"就干预的功能而言，干预的功能主要包括保证经济运行（效率）、提供市场不能提供的产品和服务，以及对综合社会目标的实现。[①] 例如，作为再分配的一种途径，政府可以利用补贴等手段干预医疗保险的融资。

从理论上看，政府的干预是必要的，但政府的干预总是有效的吗？这就涉及政府失灵和政策失败的可能性。强调政府干预的作用，很大程度上是出于保证经济运行效率的理由。有时候干预成本过高而效果不佳，政府利用强制力实现自己的利益。由此产生这样的质疑，政府干预到底是解决问题的办法，抑或它本身就是问题？政府失灵和市场失灵的两难究竟出路何在？这里涉及三个概念：政府、市场和社会。科斯（R. Coase）（1994）在研究有害效应的消除时，曾有一段富有启发性的话："所有解决的办法都需要一定的成本，而且没有理由认为由于市场和企业不能很好地解决问

---

① 〔美〕查尔斯·沃尔夫：《市场或政府》，中国发展出版社，1994。

题，因此政府管制就是必要的。实际上，对政策问题要得出满意的观点，就得进行耐心的研究，以确定市场、企业和政府是如何解决有害效应问题的。"①

政府干预是应问题而生的，问题不会因为政府干预的消失而消失。但政府干预也可能成为问题，单纯强调加强政府力量的国家主义只会损害市场的功能。我们真正的希望在于政府与市场的互补，政府与市场的互补还需要一种中介力量，这就是社会，广泛的社会参与是互动的一方，也是处于中间节点上的一方。没有社会的个人决策者是很难与政府互动的，没有社会，政府也绝无这样强大的理性能力理解数量众多的个人，进而实现公共利益。因此，出路与其说在于市场和政府的良性互动，不如说在于政府、社会和市场的三方良性互动。

政策分析中，被处置的各种利益通称为物品。而不同的物品需要用不同的方式来处置。较单一的物品处置方式可能会导致效果不佳，有时甚至适得其反。我们需要在传统物品划分方法的基础上，将物品分类细化，并且研究对各种物品的处置方式。公共政策干预的对象横跨了公私领域。政府要提供公共物品，有时甚至要提供私人物品，补偿正的外部性，消除负的外部性。繁重的干预任务使得决策者很少有时间考虑干预是否适度，是否恰当，政府的公共供给几乎是由一种惯性决定的。

对物品进行新的分类后，对有关处置方式的描述也与以前有了很大不同，更重要的是，公益物品的提供中需要政府、社会、市场的互动，这就从物品的角度佐证了在市场失灵、政府失灵并存的情况下，需要由有力的政府、强大的社会力量和有效的市场构成的互动系统。

当然，我们不应该忽视，物品性质还存在转化的可能，处置方式也可能随之而变化。还有一点，以上的物品划分并非一种完善的划分。不能因为这种物品不在我们的分类序列中，就对它置之不理；相反，对它的研究会使我们对市场的缺陷、政府的有限能力有更深刻的认识，而奥斯特罗姆（1986）等人对于政府和民间的矛盾和协作方式、条件的解释也是我们可

---

① 〔美〕R. H. 科斯：《社会成本问题》，载 R. 科斯、A. 阿尔钦、D. 诺斯等著《财产权利与制度变迁》，上海人民出版社，1994。

以借鉴的。①

世界银行认为，医疗卫生服务一般可分为三类：第一类主要包括对重大疾病尤其是地方病、传染病的防治、卫生宣传、健康教育、免疫接种，对公共环境卫生的监督管制等，这一类属于纯粹的公共物品，应由政府来提供。第二类包括孕产妇卫生服务、儿童预防保健、计划生育服务、小伤小病的治疗等一些基本的临床卫生服务。这一类医疗卫生服务不适合完全由市场提供，政府有责任保证所有人口获得基本医药卫生服务。第三类包括大的疾病治疗、康复等临床医疗服务，这一类属于私人产品，应该由个人承担。

公共卫生服务这类医疗卫生物品公共性程度较高，带有极强的外部性，因为它具有受益的非排他性，无法用价格或其他手段对此类物品的消费者进行个别限制。所以，这类包括安全饮用水的可获得性、传染病与寄生虫的卫生防疫，病菌传播媒介的检测、监视和控制，以及计划生育教育和卫生知识普及等在内的医疗物品，具有典型的正外部性，很明显属于纯公共物品。由于存在"搭便车"问题，它是私人部门不愿意介入或无力提供的，但是其供应状况对社会生产和居民福利的影响极大，因此，政府必须承担起供给的任务，否则将带来极大的经济效率损失和社会福利损失。

基本医疗卫生服务制度就是提供给全体公民的公共产品，需要政府承担责任并保证这一制度安排的良好运行。对于个人医疗诊治的保险，虽然可以实行商业保险，但由于市场不完全、信息不充分和不对称，存在着一定的道德风险。那么，就需要政府和社会的介入，保证资源、信息获得弱势群体也能接受均等的医疗卫生服务。

了解公共卫生和医疗服务的特殊属性，能够促进西藏公共政策目标的实现，增强公共政策的可行性，需要通过政府积极干预，促进政府、社会与市场的良性互动，进一步达成公共政策目标。从医疗卫生服务的特殊属性及其需求差异性导出多层次的供给模式，根据卫生服务不同的物品属性进行制度安排，通过制度激励达到服务的可持续发展。西藏目前采取医疗保险制度中的低筹资率和农牧民医保无起付线，正是以制度激励的形式促

---

① 王诗宗：《公共政策：理论与方法》，浙江大学出版社，2003。

使西藏医疗政策目标的实现。

第三节　制度对政策的决定性作用

制度是人类在社会－经济交往中的规则。政策分析者要理解制度的内容、制度的功能和制度变迁的规律。政策虽然处于制度的约束之下，但利害相关者的行动、客观因素的变化会推进制度的变迁，因此政策不是完全消极的一方。"制度常被定义为一套行为规则，它们被用于支配特定的行为模式与相互关系。"[①] 制度的功能可以归结为一种"安排"功能，它安排了人与他人、经济单位、组织之间的交往、合作、竞争的方式。仅仅把制度理解成有正式形态的安排，或者将制度理解成政府或立法机构的安排，是远远不够的。制度大致上可以分为两个有联络的子系统：内在制度和外在制度，它们共同构建了社会秩序，而社会秩序的存在使人的未来行为模式比较容易预期。正式制度和文化是影响公共政策的主要变量，但在政策分析中研究者经常将制度因素看作既定的、外生的。政策的成功就是制度的成功，如果政策失败，制度也一定是有漏洞的。分析制度，是分析公共政策的基础工作之一。

制度根据起源可以划分成两种不同的类型：一种是"内在制度"，规则体系主要是依靠人类长期经验形成的，如习俗、惯例等；另一种是"外在制度"，即其他类型的制度，因设计而生，被清晰地制定在法规和条例当中，并要由一个诸如政府那样的权威机构来执行。这样的规则是由一批代理人设计出来并强加给社会的。这样的规则要靠强制性法律手段来执行，故被称为"外在制度"。外在制度的有效性在很大程度上取决于它们是否与内在演化出来的制度互补。两种类型的制度造就了社会的总体秩序。在一个有秩序的社会中可以预期的是：社会成员的行动会被有效规范，而社会成员之间存在较广泛的信任；个人自主的领域将受到保护，但对个人权利和行动自由的限制也同时存在。如果制度自身不能被社会成员接受，那将导致变迁的力量应运而生，制度的突变和渐变均可能成

---

① 〔美〕V. W. 拉坦：《诱致性制度变迁理论》，载 R. H. 科斯、A. 阿尔钦、D. 诺斯等著《财产权利与制度变迁》，上海人民出版社，1994。

为现实。

任何制度变迁都是多方博弈的结果，因此个人虽然不能决定制度变迁结果，但能影响制度变迁进程，政策分析者同样可以期望制度变迁因人的行动而发生。内在制度的变迁一如它的产生一样，是个人行动的结果。当环境发生变化时，旧的惯例和习俗不能让个体很好应对环境，变革的压力就会诱发内在制度的调整。外在制度的特征也会影响内在制度的变迁，外在制度的变迁，取决于许多团体的政治行动和某些其他因素。触发因素主要还是环境的变化：在变化的环境中，个人和团体所要应对的是发生了实际变化的利益分配和机会分布；追求外在制度变迁的动力也就因此存在了。

林毅夫（1994）将制度变迁分为两种类型：诱致性变迁和强制性变迁。诱致性变迁指人在制度不均衡引致获利机会时所进行的自发性变迁；强制性变迁指的是政府法令引致的变迁。这些主体推动外在制度变迁能否成功，通常还要看情境是否有利，如全球化导致的制度、文化竞争便是一种有利情境。制度变迁的另一个有利情境是技术进步。[①] 有关制度的理论对于政策分析工作的作用也许不如其他理论那么明显，因为大部分政策分析者或者习惯于将制度看作既定的，或者只是根据经验来判定制度是什么样的，然后在这种判断的基础上来分析政策问题、设计政策方案。尽管经验也能帮助我们，但是"没有理论，人们绝不可能理解作用于不同情形中的许多外在现象的一般基本机制。如果不利用理论来解决经验难题，理论工作只能对理论本身有所创造，很少会对现实世界的状况有所反映"[②]。进行政策分析时，对制度理论的把握至少可以在两个方面为我们提供帮助。一方面是帮助政策制定和分析人士进行多层次的分析，而不仅仅是局限于进行现状分析和改变现状的"技术"手段分析；许多政策问题的解决要求深层制度的变革。另一方面是在做政策分析时，学者们要分析利害相关者的行动可能性、行动方式、所拥有的资源、对政策过程的影响等，这些分析工作部分依靠分析者、决策者的实践经验；但显然，仅有经验分析是不

---

① 林毅夫：《关于制度变迁的经济学理论：诱致性变迁与强制性变迁》，载 R. H. 科斯、A. 阿尔钦、D. 诺斯等著《财产权利与制度变迁》，上海人民出版社，1994。

② 〔美〕埃莉诺·奥斯特罗姆：《公共事物的治理之道》，余逊达译，上海三联书店，2000，第 75 页。

够的。如果政策分析者善于将关于制度的理论与其他理论综合应用于实践中，那么对于理论和实践都是有益的。

制度变迁理论对分析中国医药卫生体制改革是有益的。《中共中央国务院关于深化医药卫生体制改革的意见》明确提出，把基本医疗卫生制度作为公共产品向全民提供，着力解决群众反映强烈的突出问题，努力实现全体人民病有所医。"把基本医疗卫生制度作为公共产品向全民提供"是医疗卫生事业发展的重大转变，也是在医疗卫生领域明确和强调政府责任的理论基点和决策依据。基本医疗卫生制度符合公共产品的基本特征，对于维护社会稳定、促进全体社会成员的和谐不可或缺，而市场又不能有效提供，政府理应成为主要提供者。基于此理论，西藏要关注政策实施对象对政策的反应，积极根据情况变化调整政策实施的手段和政策目标。要完善公共政策尤其是民生政策，大力推进医疗卫生制度创新。

第三章　政策目标研究

第一节　政策目标的确立与调整

一　政策目标的确立

政策是国家或者社会组织为了达到特定目标而采取的一系列的决定和行动。按此定义，政策有特定的目标和以此目标为导向的手段。政策目标的实现，需要必备的步骤予以践行，以达到回应需求、提升幸福感和价值实现的目的。公共政策理论明晰地阐释了公共政策中的基本价值观。这些基本价值与个人日常的具体目标有深刻的关系，但又不是一一对应的。同时，基本价值的实现又离不开具体目标的实现，个人对于实现目标的行为方式也会有不同理解。基本价值看似神秘而难以把握，实际上一直在起着作用，可以在众多个体追求的目标中体现出来。这些价值包括自由、公正、安全、和平、经济繁荣和保障等。这些听起来很抽象，但可以被个体追求的目标具体化。例如，经济繁荣可保障每个人过衣食无忧的生活、享受平等的经济参与机会以及信息自由的权利。团体或组织也有它们的立场和观点，而这些立场和观点反映着团体或组织的价值。国家是一个最大的稳固共同体，要为维护整个共同体的价值和成员的利益去实现国家的终极目标。

改革开放以来，中国将经济与社会的发展作为重要的目标，提出"三步走"的战略，在追求现代化的道路上向这个目标努力。中国现代化建设是根据如下三个战略目标来逐步实施的：第一个战略目标是到1990年，国民生产总值比1980年翻一番；第二个战略目标是到2000年，国民生产总值再翻一番；第三个战略目标是到2050年，人均国民生产总值达到世界中等发达国家水平，基本实现现代化。第三个战略目标时间跨度大，内涵丰富，而且是动态发展的。它以世界发达国家和中等发达国家发展水平为参照系，通过城镇化、信息化和知识化，在生活质量、经济质量和现代化水平上全面超过当时世界平均水平。这就是说，我国21世纪前50年的任务是基本实现现代化，进而为之后达到世界发达国家水平、全面实现现代化奠定坚实的基础。

在实现国家经济社会发展的"三步走"总体战略的过程中，中国各个行业也绘制出自己清晰的发展蓝图，包括关系千家万户的医疗卫生事业。孙祁祥（2007）教授提出的中国医疗保障制度改革的五大原则，结合了行业特点和现实国情。[①] 基于西藏社会经济发展的实际，西藏制定医疗卫生政策也应当遵循公平性、多样化、循序渐进、可持续发展以及协调性原则。公平性原则主要体现在两个方面：一方面，要保证人人享有基本医疗保障的权利，所有居民不分城乡都应当普遍获得基础医疗保障。政府应当从经济和组织上确保对这个承诺的践行。另一方面，在政府资源稀缺的情况下，应当将资源更多地分配给困难群体，以弥补他们能力的不足。多样化原则是指政策制定者既要考虑居民在医疗卫生方面的共性需求，也要考虑差异化的需要，因此政策中应当包含基本保障和补充保障。同时，在基本保障层面上针对不同群体制定差异化政策，要有城镇职工医疗保障、城镇居民医疗保障以及农村合作医疗等多方面的政策制定和制度安排。制定新政策时要考虑与原有政策的衔接与协调，结合地方实际，分步骤逐步进行医疗保障制度的改革，以便有效提高居民的医疗保障水平，这是循序渐进原则的具体体现。正如前面提到的，西藏医疗保障制度的正常运行主要靠中央财政的大力支持。因此，西藏在制定医疗卫生政策时要把可持续发展作为重要的标准，根据区情来执行政策，而不是片面追求提高医疗保障水平。医疗卫生政策的制定也会涉及其他多个部门，因此政策的实行也需要多部门之间的协调与合作，由此也要考虑政策制定中的协调性问题。

---

① 孙祁祥：《中国医疗保障体制改革的思考》，载北京大学中国保险与社会保障研究中心编《民生保障与和谐社会》，北京大学出版社，2007。

二 政策目标的调整

由于中国经济的高速发展，社会事业的发展已经不能适应经济发展的节奏，民生领域出现了诸多问题。国务院发展研究中心课题组（2012）就此总结出了几点问题，主要有：基本公共服务的总体水平不高，差距较大；基本公共服务和就业中的机会不平等问题较为突出；政府对民生的投入偏低，投入效率不高；基本公共服务提供中的政府间责任关系没有理顺等。[①]

基于对问题和挑战的认识，政府在对民生和基本公共服务政策调整过程中制定的基本政策方向主要包括：稳步扩大民生的支出，实现基本公共服务的普遍覆盖和均等化；通过中央政府的统筹，缩小基本保障的城乡、区域、人群差距；通过制度建设，提高服务效率。

西藏民生政策目标是在全国大背景和总体思想指导下制定出来的，对实现区域基本公共服务均等化具有重要意义。中共十六届六中全会决议强调"以发展社会事业和解决民生问题为重点，优化公共资源配置，注重向农村、基层、欠发达地区倾斜，逐步形成惠及全民的基本公共服务体系"，并由此提出"实现基本公共服务均等化"这一改善民生的总体战略思想。中共十七大进一步强调"要加快推进以改善民生为重点的社会建设"，形成各行业共同探讨和实践扩大公共服务、促进社会公平，让全体公民共享改革发展的成果的局面。

按照民生优先、富民惠民的政策取向，党的十八大对保障和改善民生做出全面部署。中共十八大提出，"要把保障和改善民生放在更加突出的位置，加强和创新社会管理，正确处理改革发展稳定关系，团结一切可以团结的力量，最大限度增加和谐因素，增强社会创造活力，确保人民安居乐业、社会安定有序、国家长治久安"。中国共产党把改善民生、促进社会和谐作为"在新的历史条件下夺取中国特色社会主义新胜利"所要把握的几项基本要求之一，并将这些要求共同塑造成为"全党全国各族人民的

---

① 国务院发展研究中心：《民生为本——中国基本公共服务改善路径》，中国发展出版社，2012。

共同信念"。① 进入 21 世纪以来，针对中国发展的阶段性特征，顺应人民群众过上更好生活的新的期待，国家把保障和改善民生作为工作的根本出发点和落脚点，完善保障和改善民生的各项制度安排，加快基本公共服务体系建设，在学有所教、劳有所得、病有所医、老有所养、住有所居等方面持续取得进展，使改革发展的成果更多地、更公平地惠及全体人民。

同样，中共十八届三中全会在这个问题上也明确指出，今后要"紧紧围绕更好保障和改善民生、促进社会公平正义。深化社会体制改革，改革收入分配制度，促进共同富裕，推进社会领域制度创新，推进基本公共服务均等化，加快形成科学有效的社会治理体制，确保社会既充满活力又和谐有序"②。全会审议通过的《中共中央关于全面深化改革若干重大问题的决定》，用非常大的篇幅介绍了改善民生的措施，涉及教育、就业创业、收入分配、社会保障、医疗卫生、环境保护等方面，其主旨就是要下大力气解决好人民群众最关心、最直接、最现实的利益问题，让人民群众过上更加幸福的生活。这些围绕民生问题的大政方针既体现出执政党对这个问题的清醒认识，提出着力改善民生是提高党的执政能力的根本要求；也为中国进一步深化全面改革和成功实现社会转型奠定了坚实的基础。西藏在全国注重民生、推进公共服务均等化的大趋势下，也在探索新时期新阶段民生政策的改进与完善的问题。

要实现区域公共服务均等化，基层社区的社会建设是必不可少的。社会建设关系西藏工作全局和长远发展，而保障和改善民生是一切工作的出发点和落脚点。2010 年召开的中共十七届五中全会指出，"要建立与经济发展水平、人民群众不断增长的需求相适应，涉及基本民生保障各领域，覆盖城乡、可持续的基本公共服务体系"③。中央第五次西藏工作座谈会也明确要求，要把更多财力投入西藏的公共服务领域，推进基本公共服务均等化。

---

① 《坚定不移沿着中国特色社会主义道路前进　为全面建成小康社会而奋斗——胡锦涛在中国共产党第十八次全国代表大会上的报告》，2012 年 11 月 8 日。

② 《中国共产党第十八届中央委员会第三次全体会议公报》（2013 年 11 月 12 日中国共产党第十八届中央委员会第三次全体会议通过）。

③ 《中国共产党第十七届中央委员会第五次全体会议公报》（2010 年 10 月 18 日中国共产党第十七届中央委员会第五次全体会议通过）。

经过多年努力，中国卫生事业取得显著成就，但与公众健康需求和经济社会协调发展不适应的矛盾还比较突出。特别是随着中国从计划经济体制向市场经济体制的转型，原有医疗保障体系发生很大变化，如何使广大城乡居民享有更好、更健全的医疗卫生服务，成为中国政府面临的一个重大问题。从20世纪80年代开始，中国启动医药卫生体制改革。2009年3月，中国颁布《中共中央国务院关于深化医药卫生体制改革的意见》，全面启动新一轮医改。卫生政策的目标调整为，把基本医疗卫生制度作为公共产品向全民提供，实现人人享有基本医疗卫生服务，从制度上保证每个居民不分地域、民族、年龄、性别、职业、收入水平，都能公平获得基本医疗卫生服务。改革的基本原则是保基本、强基层、建机制。

实际上，由于西藏特殊的地理位置和人文历史，西藏的发展一直遵循着公平优先的原则。这不仅体现在西藏总体的经济发展规划中，也体现在西藏不同领域的发展规划中，医疗卫生领域就是一个突出的例子。长期以来在西藏实行的免费医疗制度，以及后来实行的各项医疗卫生制度都体现了国家在西藏发展中对公平和社会福利的重视。

三　政策目标实现的手段

为了维护自身的价值，实现最根本的利益，达到终极目标，国家把目标分解，分步骤，通过规划或者计划来实施。国家制定计划就是要解决公共产品提供什么、提供多少、何时提供的整体问题。面对变动的环境和有限的资源约束，国家需要像企业一样做"计划"。新中国成立以来，政府一直采用五年一计划的形式制定阶段性的社会经济发展目标和实施策略。政府运用这种五年计划实践形成的独特治理机制，去解决计划与市场、计划与发展、中央与地方以及实施机制、调适能力等方面的问题。

本来规划和计划这两个词的意思差别不大。如果仔细琢磨，规划是一项更多的主客观因素都能考虑到的统筹安排。从时间上说，一般是中长期，从五年到十五年的工作计划。规划带有方向性、战略性、指导性。狭义的计划是广义工作计划中最适中的一种，计划时间可长可短。用"规划"替代"计划"更多表明政府在制定未来一段时期的政策时要统筹考虑经济、社会等多方面情况，要按照人类社会发展的规律来制定经济社会发展的计划。

随着名称由"规划"替代"计划",中国的五年规划加重了论证、评估等方面的分量,更具科学性,更加适应转型中情况复杂多变的中国社会。"十一五"规划实施以来随着国家整体国力的提升,中央的发展思路调整到建立市场经济条件下更趋公平的利益均衡机制,以期达到"共同富裕"的目标。之前中国一直倡导的"效率优先、兼顾公平"的理念,也让位于"效率与公平并重",或"更加注重公平"。这是中国进入经济社会发展新阶段后,五年规划制定理念所做的一个重大调整和历史跨越。这一思路也延续到"十二五"规划的制定和实施中。

在这个大背景下,西藏自治区在制定以五年为一个时间段的发展计划时,也把要达成的目标分阶段,提出阶段性的目标和实施策略,制定国民经济综合性五年规划。

第二节 "十一五"时期西藏医疗领域民生 改善目标的实现情况

在经济高速发展30多年之后,人们发现社会事业发展的薄弱已经制约一个地区整体的发展水平。其中,医疗卫生又成为备受群众牵念的民生问题,也被称为民生之急。为了提高医疗卫生服务水平和效率,全国医药系统开展了医药卫生体制改革。

21世纪以来,新的中央领导集体明确提出"以人为本",关注民生在整个中国蔚然成风。社会事业的发展程度关系一个地区整体的发展水平,其中,医疗卫生事业的发展与广大民众的福祉密切相连。为了提高服务水平和质量,2009年全国医药卫生体制改革正式启动,目标是建立覆盖城乡居民的基本医疗卫生保障体系。医药卫生体制改革的开展有助于提高医疗卫生服务的供给水平,以满足群众基本的医疗需求。

社会发展一直是中央政府对西藏政策的实施重点,而自西藏和平解放以来提高西藏的医疗卫生服务水平就是政府工作的重要内容,为此制定并实施了大量的政策措施。西藏对"十一五"期间医疗卫生工作提出的总体要求是:加快发展,"让各族群众少得病、看得起病、看得好病"。因此,这一时期"坚持以农牧区为重点、预防为主、藏中西医并重"是西藏医疗卫生工作方针,其政策目标是建立起符合西藏实际的卫生服务体系,基本满足群众的健康需要。为此,"十一五"期间,西藏全面启动医药卫生体制改革,从制度建设方面健全西藏的医药卫生制度。政府部门以全面推进医改重点工作为着力点,加快推进农牧区医疗制度建设,大力实施国家基本药物制度,加强基层医疗卫生服务体系建设,促进基本公共卫生服务逐步均等化,强化公立医院内部管理等。在这样的政策背景下,西藏城乡医疗保障体系进一步完善,疾病防治能力不断增强,农牧区医疗制度不断完善,人民群众健康水平明显提高,为推动西藏经济社会的发展和社会的长治久安提供了有力的保障。

到"十一五"末,西藏各级各类医疗卫生机构已达 1352 个,拥有床位 8838 张,卫生人员总数 12269 人,平均每千人拥有医院床位(包括乡镇卫生院)已达到 3.02 张,诊疗人次数和入院人数分别达到 339 万和 12.2 万,人均寿命从西藏和平解放前的 35.5 岁提高到现在的 67 岁。2010 年医疗卫生支出占西藏全区一般预算支出的 6.8%,较 2005 年增长 197.3%。①从表 3-1 中,我们可以清楚地了解西藏在 2005 年到 2010 年这五年里医疗卫生领域各项指标改善的情况。

表 3-1　"十一五"时期医疗卫生发展指标的实现情况

序号	指标项目	2005 年	2010 年
1	卫生人员总数(人)	10781	12269
2	每千人卫生技术人员数(人)	2.93	3.3
3	床位数(张)	6767	8838
4	每千人医疗机构床位数(张)	2.44	3.02
5	诊疗人次数(万人)	259.5	339
6	入院人数(万人)	6.7	12.2
7	孕产妇住院分娩率(%)	34.01	53.57
8	婴儿死亡率(‰)	27.03	20.69

① 《西藏自治区"十二五"时期深化医药卫生体制改革规划暨实施方案》,西藏自治区人口计划和卫生厅编制,2013 年 1 月 7 日。《西藏自治区 2010 年国民经济和社会发展统计公报》,西藏自治区统计局、国家统计局西藏调查总队编制,2011 年 3 月 12 日。《西藏和平解放 60 年》,国务院新闻办公室发布,2011。

续表

序号	指标项目	2005 年	2010 年
9	孕产妇死亡率（/10 万）	297.97	174.78
10	法定传染病发病率（/10 万）	395.46	336.73

数据来源：《西藏自治区"十二五"时期深化医药卫生体制改革规划暨实施方案》，西藏自治区人口计划和卫生厅编制，2013 年 1 月 7 日。《西藏自治区 2010 年国民经济和社会发展统计公报》，西藏自治区统计局、国家统计局西藏调查总队编制，2011 年 3 月 12 日。《西藏和平解放 60 年》，国务院新闻办公室发布，2011。

一　医疗保障范围扩大

为了让农牧民群众看得起病，西藏不断扩大农牧区医疗保障的覆盖面，提高保障水平。根据西藏自治区党委、政府《关于进一步加强农牧区卫生工作的决定》和《西藏自治区农牧区医疗管理暂行办法》的相关规定，西藏以免费医疗为基础，以政府投入为主导，家庭账户、大病统筹和医疗救助相结合的农牧区医疗制度全面建立。"十一五"期间，西藏 100% 的农牧民享有农牧区医疗制度保障，县、乡覆盖率均达到 100%，参加个人筹资的农牧民占农牧民总数的 95.69%。西藏在全国率先实现了农牧区医疗制度的全覆盖。农牧民免费医疗经费水平由 2005 年的年人均 80 元，提高到 2010 年的 180 元。2009 年西藏共筹集农牧区医疗基金 3.6 亿多元，全区农牧民 82.3% 的医疗费用得到了报销补偿。农牧民个人筹资提高到 20 元，筹资率达到 96.74%。报销补偿最高支付限额提高到农牧民人均纯收入的 6 倍以上。[1] 城乡居民医疗服务需求逐步释放，医疗服务量继续增加，卫生服务利用率提高。

二　基本公共卫生服务补偿额度提高

"有病早治，无病早防"已经成为西藏许多城乡居民的共识。2003 年传染性非典型肺炎（简称"非典"）的爆发以及 2004 年高致病性禽流感大面积流行，对中国公共卫生突发事件应对能力提出了严峻的考验。在"非典"过后的十年里，中国政府加大了对卫生应急工作的支持力度。无论在

---

[1]　周红雁：《让人人病有所医——我区"十一五"医疗卫生事业发展综述》，《西藏日报》2010 年 12 月 10 日。

机构建设、设备配置，还是人员配备上中国公共卫生体系都有了质的飞跃，对新发传染病和不明原因等疾病的监测和应对能力不断提高。此后，包括西藏在内的中国各省区市政府更加重视对突发公共卫生事件的处置和应对，疾病预防控制体系不断完善。

"十一五"期间，西藏加大了疾病预防控制体系建设，全区疾病预防控制体系建设基本成形，基础设施条件得到较大改善，应对突发公共卫生事件和急性传染病能力不断提高，疾病预防控制机构发展到81个。其间，西藏加大了对鼠疫、结核、乙肝、艾滋病等重大传染病和碘缺乏病、大骨节病等主要地方病防治工作的力度，特别是重点加强了青藏铁路沿线鼠疫防治工作，确保了青藏铁路工程建设阶段和运营阶段的安全。同时，进一步加强了结核病防治工作，提高病人发现率，规范治疗手段，基本实现了国家结核病防治控制计划和目标。按照《西藏自治区可持续消除碘缺乏病防治规划》，通过加强监测、推广碘盐等综合干预措施，居民用户碘盐覆盖率上升到91.2%[①]，实现了基本消除碘缺乏病目标。西藏继续在全区大骨节病病区实施搬迁、补硒、换粮等综合措施，有效控制了大骨节病；启动了扩大免疫规划工作，在原有五苗基础上新增了腮腺炎等六种疫苗的接种，实现11种疫苗防13种病，持续保持计划免疫接种率90%的目标，连续18年没有脊髓灰质炎病例报告。法定传染病从2005年的395.46/10万，下降到2010年的336.73/10万。[②] 此外，卫生部门及时救治了地震、暴雪等罕见自然灾害的伤员，积极防控了甲型H1N1流感等疾病在西藏传播。

三 政府财政投入持续增加

五年来，西藏不断增加教育、卫生、社保等社会事业方面的投入，累计达到521亿多元。2010年西藏教育、卫生、社保三项支出以及农牧民的培训经费比2005年均增长了一到三倍。中央财政投入主要向保基本、强基础和建制度倾斜，保证了对西藏社会事业的财政扶持。"十一五"时期，中央专项投资西藏卫生事业25.6亿元，其中12.55亿元用于基础设施建设

---

① 拉巴次仁：《西藏农牧区碘盐覆盖率九成以上 基本消除碘缺乏病》，新华社，2011年2月8日。

② 《2011年西藏自治区人民政府工作报告》；《60年来西藏卫生事业发展综述：为群众健康保驾护航》，《西藏日报》2011年8月10日。

方面，支持 815 个县级医院、县妇幼保健院、乡镇卫生院、村卫生室等基础设施建设和基本设备购置；在公共卫生服务方面，按照人均最高补助标准（12 元/人）对西藏给予补助，组织实施 9 类 21 项基本公共卫生服务；在人才培养方面，实施"万名医师支援农村卫生工程"，重点组派 200 余名城市三甲医院医务人员对口支援西藏县级医院；在藏医药方面，安排专项资金 2 亿元，重点支持西藏 6 个地区和 20 个县的藏医院实施改扩建项目。[①]

西藏自治区也将医疗卫生领域的投入作为社会事业发展的重要工作内容。五年里，中央政府和西藏自治区政府累计投资 9.6 亿元，基本完成了疾病预防控制体系和突发公共卫生事件医疗救治体系建设；农牧民免费医疗的经费达17 亿多元。

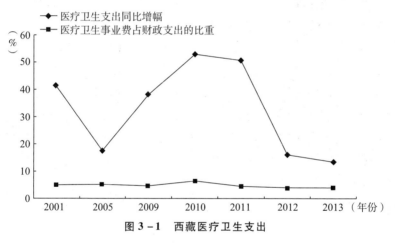

图 3-1 西藏医疗卫生支出

数据来源：2001 年和 2005 年的数据来源于《西藏卫生统计资料 2010 年》，西藏自治区卫生厅编；2009～2013 年的数据来源于《西藏统计年鉴 2011》、相关年份的"西藏自治区国民经济和社会发展统计公报"，西藏自治区统计局、国家统计局西藏调查总队编制。

有了政府提供的财政保障，西藏基层医疗机构硬件设施得以改善。"十一五"期间，西藏建设 700 多个各级各类卫生机构，对 7 个地市人民

① 王君平：《"十一五"中央安排专项投资 25.6 亿元》，卫生援藏工作领导小组组长、卫生部党组书记张茅访谈，人民网，2010 年 9 月 29 日。

医院、6个地区藏医院和妇幼保健院以及10个县藏医院进行了改扩建，还新建了10所藏医院，新建了基本符合要求的590个乡镇卫生院业务用房，74个县级卫生服务机构业务用房均得到了改扩建；9个城市社区卫生服务中心、65个县卫生服务中心、148个中心乡（镇）卫生院完成标准化建设。所有县乡都配备了基本医疗设备，多数建制村配备了乡村医生和必要的医疗器材，74个县（区市）配备了救护车，72个县（区市）配备了农牧区巡回医疗车。各县和各乡镇卫生机构配备了X光机、多参数监护仪、显微镜、心电图机等基本医疗设备。全区医疗卫生基础设施条件得到了很大改善。①

四 西藏妇幼医疗保障水平不断提高

西藏的妇幼保健工作在"十一五"时期依然将降低孕产妇死亡率和婴儿死亡率、提高住院分娩率作为主要工作目标，在西藏实施"降消""母子系统保健""孕期微营养素补充"等项目，不断提高妇幼卫生服务能力和水平。全区妇幼保健院（站）发展到57个，爱婴医院达到8所，各乡镇卫生院设立有妇幼保健室。西藏对孕前三个月和孕早期农牧区妇女开展补充"叶酸"项目。"十一五"期间，西藏已经在6个县实施了农牧区妇女乳腺癌、宫颈癌检查，积极开展妇女常见病普查诊治。建立农牧民孕产妇住院分娩绿色通道，在全额报销住院分娩费用的同时，实行住院分娩奖励和生活救助政策。全区住院分娩率达53.57%，孕产妇死亡率、婴儿死亡率由2005年的297.97/10万和27.03‰，下降到2010年的174.78/10万和20.69‰。

五 西藏医疗卫生保障工作的队伍素质不断加强

解决看病难，人才是关键。为了进一步加强农牧区医疗队伍整体素质，西藏制定并实施了《"十一五"时期西藏自治区卫生人力发展规划》。根据规划，西藏举办了各种形式的培训，并以选派卫生人员赴内地进修学习等方式提高现有卫生系统人员的素质，优化专业结构。同时，通过公开招考方式为西藏高海拔和艰苦边远地区乡镇卫生院充实了1911名大中专毕

---

① 《西藏自治区"十二五"卫生事业发展规划》，西藏自治区卫生厅编制。

业生。到"十一五"末，政府主办的卫生机构中，执业（助理）医师和注册护士数量从 2005 年的 3136 名、1685 名增加到 2010 年的 4371 名和 1986 名。西藏县、乡、村卫生人员总量也大幅度提高，乡村医生发展到 5323 名，平均每个行政村达到 1.01 名。乡镇卫生院卫生人员增加到 2711 名，编制缺员率从 59.74% 降至 0.77%。县卫生机构人员增加到 3173 名，增长 12.24%，缺员率从 35.41% 降至 17.11%。西藏全区实行每个乡镇卫生院配置公益性技术岗位（2 名）的政策，为 1360 名聘用卫生技术人员解决待遇问题，真正做到让其无后顾之忧。为全区每个行政村核定 2 名乡村医生，妥善解决乡村医生基本报酬，建立乡村医生基本公共卫生服务考核奖励机制。西藏还通过实施"西藏自治区跨世纪乡村医生培训计划"、对口支援和举办各种培训班等方式，重点加强了农牧区产科、疾病预防控制、医疗管理等在职卫生管理及技术人员和乡村医生的培训。农牧区卫生队伍整体素质得到提高。

六　以基本药物制度规范西藏药品供应秩序

从 2009 年起，旨在规范用药、降低药价的基本药物制度在西藏自治区逐步推行。"十一五"期间，西藏遴选并发布了《西藏自治区基本用药目录（2010 年版基层部分）》，在国家《基本药物目录（2009 年版基层部分）》基础上，增补品种 502 种，其中化学药品和中成药 22 种、藏成药 352 种、卡擦（加味药）128 种，藏药品种占增补药品总数的 96%。

实现基本医疗保险全覆盖后，打压虚高的药价，成为另一项中心工作。西藏制定出台了《西藏自治区实施国家基本药物制度财政补贴办法》，落实了基本药物制度的政府财政补贴。2010 年，西藏自治区制定了基层医疗机构药品采购、配送、使用、差价收入、财政投入等相关规定。截至 2011 年年初，在全区 684 个公办的基层医疗机构实施国家基本药物制度。所有基本药品取消加成，全部按采购配送价格执行零差率销售。为此，自治区累计下达基本药物零差率销售补贴资金 2268.4 万元。截至 2011 年 9 月，自治区级的基本药物配送平台已经投入使用，对基本药物进行全品种电子监管，全区 25 家基本药物批发企业已全部入网。另外，西藏自治区药品采购服务管理中心的设立已经得到批复，基本药物自治区级招标采购平台正在建设；西藏自治区基本药物制度已经初步建成，为保障群众的用药需求、降低药价提供了可靠的保障。随着西藏基本药物制度的实施和藏医药的发展，据不完全统计，2011年上半年，西藏自治区药品售价平均下降15%，平均门诊费用降低8.8%，平均住院费用降低11.8%。

七 从服务能力和水平着手推动藏医药事业发展

西藏自治区颁布了《西藏自治区人民政府关于进一步扶持和促进藏医药事业发展的意见》（简称《意见》），为今后一个时期藏医药事业可持续发展提供了政策保障。《意见》指出，要坚持藏中西医并重，充分发挥藏医药特色优势，走立足传统、着眼创新、藏医藏药并举、生产流通并重、资源开发与保护建设并重、传统与现代相结合的发展道路，要建立健全藏医药服务体系，推动西藏藏医药走向全国、走向世界。为此在"十一五"期间，西藏成立了自治区藏医药产业发展协会，把藏药业列入自治区特色和支柱产业之一予以重点扶持。同期西藏累计投入藏医药发展资金7.5亿元，支持基层藏医药服务能力建设、农牧区藏医药适宜技术推广、藏医药骨干人员服务能力培训及藏医药文化建设等项目；大力抢救、挖掘和整理藏医药文献典籍，注重藏医药临床研究，完善名（老）藏医传承制度，加强藏医人员培养，藏医药事业得到有效继承和发展。为促进藏医药产业发展，行业部门开展藏药注册和藏药标准修订提高工作，以完善藏药制剂监管政策。"十一五"期间，全区藏药批准文号由2000年底的146个增加到317个，对218个藏医医疗机构制剂品种核发了836个批准文号，20个藏药品种被列为国家中药保护品种，54个批准文号获得《中药品种保护证书》，24个藏药品种的41个批准文号被遴选，502个品种被列入《西藏基本用药目录》。全区藏医医疗机构发展到28所（其中自治区级1所、地区级6所、县级20所、乡镇民营1所），50多所县卫生服务中心设有藏医科，地市级以上藏医医疗机构病床达到759张，年门诊量达到60多万人次。全区藏医药技术人员有1536人，每千人平均拥有藏医卫生技术人员0.54人。此外，西藏还有民间藏医297人。①

同时，注重藏医药临床研究，积极开展专病、专科建设，完善名（老）藏医传承制度，加强藏医人才培养。先后培养了硕士研究生93名，

---

① 《西藏自治区"十二五"卫生事业发展规划》，西藏自治区卫生厅。

博士研究生 3 名，已招收 652 名农牧区无学历藏医专业技术人员进行中专学历教育，已有 300 多人毕业。"十一五"时期藏医药师承教育成效显著，三批国家级师承项目的 36 名徒弟正式出师并已成为各级藏医药机构的业务骨干，"十一五"期间第四批师承项目 16 名继承人正在跟随名（老）藏医学习，其中，9 名继承人攻读藏医师承专业学位。此外，藏医药领域在职及岗位培训进一步加强，并借此大力推广藏医药适宜技术。例如，"十一五"期间自治区卫生厅藏医药管理局对全区 600 多名藏医药技术骨干和农牧区适宜技术推广骨干进行培训。藏药生产企业由过去的手工作坊形式逐步向科学、规范的现代工业化生产方式迈进。目前，西藏藏药企业有 18 家已通过国家 GMP 认证，生产品种达到 360 多种；其中，获国药准字号达 299 种，54 个文号 20 个品种被列入国家中药保护品种。藏医藏药在国内外影响日益扩大，形成了藏医藏药全面发展的新格局。为了更好地传承藏医药文化，西藏大力抢救、挖掘和整理藏医药文献典籍，先后编辑出版了《四部医典大详解》《四部医典 80 幅彩色唐卡系列挂图》《天文历算大全》《甘露本草明镜》《中华本草——藏药卷》等宝贵文献。

八　从监管体系着手规范药品市场秩序

"十一五"期间西藏组建了自治区卫生监督局，加强了食品卫生监督体制机制建设，构建起健康有序的食品、药品监管环境。西藏食品药品监管系统先后成立了 7 个地（市）局和 6 个县分局，初步建立起自治区以下实行垂直管理的区、地、县三级食品药品监管体系。在拉萨市区推行食品卫生监督量化分级管理责任制。"十一五"时期，西藏食品药品监管系统按照国家食品药品监管局和自治区的统一部署，集中力量开展了药品安全专项整治，有力规范了药品市场秩序。卫生监管部门对研制环节进行了严格审评审批，对生产经营环节加强了 GMP、GSP 监督，对使用环节开展了药械不良反应监测和药物滥用监测。西藏地广人稀，农牧区一直是监管难点。"十一五"期间，西藏食品药品监管部门积极推动，将符合要求的县、乡（镇）、村医疗机构药房纳入药品供应网，在县及县以下建立了药品零售供应网点 116 个，创建了 2 个国家级药品"两网"示范县和 5 个自治区级示范县，解决了农牧民群众买药难和基层药品安全监管难的问题。"十一五"期间，西藏食品药品监管系统组织开展了食品安全调查与评价，启动了食品安全信用体系建设试点工作，开展了食品安全示范县建设，建立了西藏自治区食品安全信息平台。西藏加大食品安全综合协调力度，针对区域性、阶段性食品安全问题，开展专项整顿行动。同时，西藏扩大食品安全风险监测范围，有效防范、处置因食品安全问题引发的公共卫生事件，食品安全形势总体平稳。生活饮用水、公共场所、医疗机构、化妆品、学校、放射卫生等公共卫生监督管理工作不断强化。

九　从医护队伍服务行为建设着手加强医疗管理

积极开展"医疗质量万里行"、"平安医院"、医院管理年、医疗安全百日专项检查、大型医院巡查等活动。医院加强重症学科、急诊科、新生儿室等重点科室的建设与管理，加强医院感染、医疗质量和临床用药安全管理；开展优质护理服务示范工程，提高临床护理质量。西藏成立了自治区血液中心，实现西藏无偿献血工作零的突破。医护人员工作效率提高，10年出院患者平均住院9.3天，平均开放病房8456张，平均病床周转次数18.3次，住院危重病人抢救7263人次，抢救成功率达91.93%。

十　以卫生援藏促进西藏卫生服务供给能力提升

卫生部相继召开两次全国卫生援藏工作会议，进一步理顺了卫生援藏的关系，突出加大对农牧区卫生、公共卫生、人才培养等重点领域的支持力度。明确对口援助单位，签订援助协议。"十一五"期间，14家军队医院承担了对口支援西藏15家医疗单位的任务，17个省市和7家卫生部属单位向西藏各级医疗卫生单位提供了医疗防疫设备、救灾药品、办公设备、交通工具和资金等折合人民币4.6亿元。援藏医疗队在西藏特别是基层医疗卫生工作中发挥了重要作用。

十一　其他社会事业发展与西藏医疗卫生事业的互补和支撑作用

西藏教育事业的发展为儿童医疗卫生的普及提供了可能。2010年西藏实现了"普九"，西藏的孩子可以享受从小学六年、初中三年的义务教育，当年小学适龄儿童入学率达到99.2%。针对地广人稀、居住分散的现状，全区实行农牧区学校寄宿制和政府"三包"经费的政策，实现了西藏所有适龄孩子都能上得起学，教育事业的较快发展促进了农牧区基本卫生服务事业的发展。这些政策提高了农牧区儿童享受公共卫生服务的可能性，并大大提高了当地公共卫生服务的效率。"十一五"时期西藏新型农村社会养老保险在全区实现基本覆盖，缓解了农村老年群体的养老压力，改善了老年群体的健康状况，提升了农村居民的生活质量。

第三节 "十二五"时期医疗卫生领域政策目标分析

一 西藏医疗卫生领域政策目标的制定

随着中国经济社会的发展，不论是城镇居民还是农村居民对生活质量和健康的要求都越来越高，而医疗卫生领域却供给不足。进入 21 世纪以来，"看病难、看病贵"成为这一领域反映最强烈的问题。国务院发展研究中心把中国医疗卫生领域暴露出的问题归纳为："医疗资源配置不均衡，医疗机构逐利倾向严重，医疗保障制度不健全，医患矛盾不断加剧"等。对此，政府高层一直在酝酿新一轮医疗卫生体制改革。

医疗卫生领域是西藏民生改善政策中的重要内容。在社会经济基础薄弱的地区，讨论发展问题首先应当着眼于人的发展，而人口素质的基础在于人的健康问题。西藏在这个问题上更是深有体会：西藏是从封建农奴制社会进入社会主义社会的，大跨度的社会变革把西藏完全推入一个全新的发展状态。要推动西藏经济社会的发展，就不得不先解决人的发展问题，尤其是居民在医疗卫生保障中得到的基本公共服务问题。从解放初期的人口统计和卫生状况资料来看，西藏社会的卫生事业可称得上积贫积弱，而居民的卫生健康状况更是亟须得到关注和改善。因此，从解放军进藏起中央政府就把建设西藏医疗卫生事业作为一个改善当地面貌、争取人心的重要政治任务。

西藏医疗卫生领域的发展一直得到中央政府的支持和当地政府的关注。纵向来看，西藏从医疗机构到医疗技术人员的安排与配置已经形成了较为完备的体系。但是近几年西藏医疗卫生领域也出现了与内地其他省份一样的问题与挑战，"看病难、看病贵"的议论声也不断涌现。

2010 年，中央召开第五次西藏工作座谈会时，对西藏今后一个时期的发展制定了明确的目标，特别是对"十二五"时期西藏的发展提出了新任务。中央第五次西藏工作座谈会确立的西藏21世纪初中期的发展路径贯穿着进入21世纪以来中央领导集体"以人为本"的发展原则。"十二五"时期作为西藏发展的机遇期，对西藏是否能与全国一道迈入小康社会将产生重要影响。同时，这次会议也非常重视民生领域的建设。因此，西藏"十二五"规划纲要提出的经济发展、人民生活、公共服务、基础设施和资源环境5大类共24项指标，其中约束性指标7项，预期性指标17项，涉及大量社会建设方面的具体细致的要求和目标。对历史包袱重、底子薄的西藏来讲，医疗卫生领域也存在不少制约发展的因素。利用"十二五"时期难得的发展机遇，深化医药卫生体制改革成为西藏卫生工作的重点，也使这个时期成为推动医疗卫生事业持续健康发展的攻坚时期。

2010年召开的中央第五次西藏工作座谈会为西藏未来20年发展提供了加速器，更为西藏在"十二五"规划时期确定了明确的发展目标。中央第五次西藏工作座谈会形成的《关于推进西藏跨越式发展和长治久安的意见》以及国务院第161次常务会议批准的《"十二五"支持西藏经济社会发展建设项目规划方案》，从国家顶层设计的层面为西藏"十二五"发展绘制了蓝图。中共中央、国务院《关于深化医药卫生体制改革的决定》、中共西藏自治区委员会、西藏自治区人民政府《关于深化医药卫生体制改革的意见》从行业领域出发，对"十二五"时期西藏卫生事业的发展提出了新的发展目标和任务，使西藏卫生事业发展面临新的机遇。

对全国医疗卫生体制改革的探索早在2009年中共中央、国务院发布《关于深化医疗卫生体制改革的意见》时已经开始。按照这次改革设计，结合国家"十二五"规划的总体目标，中央确定到2020年，中国要基本建立覆盖城乡居民的医疗卫生制度，实现人人享有基本医疗卫生服务。概括起来是两个方面：一是要使人人都有基本医疗保障；二是让人人享有方便可及的基本医疗卫生服务。让全体社会公民病有所医，是我国医药卫生事业发展从理念到体制的重大变革，也被确立为"十二五"时期卫生领域民生政策的总体目标。随后全国卫生领域"十二五"规划纲要进一步明确指出，要按照"保基本、强基层、建机制"的要求，增加财政投入，深化医药卫生体制改革，建立健全基本医疗卫生制度，加快医疗卫生事业发展，优先满足群众基本医疗卫生需求。其中，应着重加强公共卫生服务和城乡医疗服务体系建设，健全医疗保障体系。

在上述文件和会议精神的指导下，《西藏自治区"十二五"时期卫生事业发展规划（2011－2015）》（简称《规划》）于 2012 年 4 月出台。《规划》制定的卫生事业发展目标是：围绕实现人人享有基本医疗卫生服务的目标，以改革为统领、以规划为先导、以项目为抓手、以人才为重点，全面落实医药卫生体制改革各项任务，努力满足人民群众多层次、多样化的医疗卫生服务要求，不断提高人民群众健康水平。到 2015 年，初步建立覆盖城乡居民的基本医疗卫生制度，人人享有基本医疗保障和基本公共卫生服务，医疗服务可及性、质量、效率和群众满意度显著提高，人民群众主要健康指标达到西部地区中上水平。到 2020 年，基本建立覆盖城乡居民的基本医疗卫生制度。公共卫生服务体系、医疗服务体系、医疗保障体系和药品供应保障体系全面建立，藏中西医持续健康发展，卫生服务能力进一步提高，人民群众主要健康指标达到全国平均水平。

二　西藏医疗卫生领域政策目标的具体内容

西藏制定的"十二五"卫生事业发展的总体目标遵循了全国对医疗卫生事业发展的长远规划，即人人享有基本医疗卫生服务，表明作为西部省区之一的西藏卫生事业的总体目标是沿着全国医疗卫生政策实践的轨道前进的。对历史包袱重、底子薄的西藏来讲，"十二五"时期也是深化医药卫生体制改革，推动医疗卫生事业持续健康发展的攻坚时期。西藏"十二五"卫生事业规划的政策目标既要密切结合西藏实际，也要体现未来发展的方向和长远目标，因此主要包含以下三类指标。

（1）主要健康指标：人口平均预期寿命在现有基础上增加 1 岁，婴儿死亡率控制在 18‰以内，孕产妇死亡率控制在 160/10 万以内。

（2）卫生资源指标：人均基本公共卫生服务经费标准达到 50 元，每千人医疗机构床位数达到 3.5 张以上，千人卫生技术人员数达到 3.5 人以上。

（3）卫生服务指标：孕产妇住院分娩率达到 60% 以上；法定传染病并发率控制在全国平均水平；全区以县为单位免疫规划接种率达 96% 以上；卫生执法监督覆盖率城镇达到 95% 以上，农牧区达到 60% 以上；农牧区医疗制度个人筹资率稳定在98%以上；城乡居民碘盐覆盖率稳定在95%以上，实现消除碘缺乏病的目标；农牧区适龄应检妇女常见病检查率达到40%以上；城乡居民健康档案建档率达到100%。

表3-2　西藏"十二五"规划卫生政策目标指数

指标类别	序号	指标项目	2010年	2015年
主要健康指标	1	平均预期寿命（岁）	67	增加1岁
	2	婴儿死亡率（‰）	20.69	<18
	3	孕产妇死亡率（/10万）	174.78	<160
卫生资源指标	4	人均基本公共卫生服务经费标准（元）	27	50
	5	每千人医疗机构床位数（张）	3.02	>3.5
	6	每千人卫生技术人员数（人）	3.3	>3.5
卫生服务指标	7	孕产妇住院分娩率（%）	53.57	60以上
	8	法定传染病发病率（/10万）	336.73	控制在全国平均水平
	9	免疫规划疫苗接种率（%）	>90	>96
	10	卫生执法监督覆盖率（%）	城镇>85，农牧区>50	城镇>95，农牧区>60
	11	农牧区医疗制度个人筹资率（%）	96.74	>98
	12	城乡居民碘盐覆盖率（%）	91.2	95以上
	13	农牧区适龄应检妇女常见病检查率（%）	22.55	40以上
	14	城乡居民健康档案建档率（%）	22.92	100

三　政策目标的比较研究

西藏"十二五"卫生领域规划对这一时期医疗卫生民生政策的实施制定了详细的目标指数。基于对当地社会经济现实的全面调查和把握以及对相关部门和人员的广泛交流和探讨，通过对主要指标的比较分析，"十二五"卫生领域规划为医疗卫生领域民生政策着力点指出了明确的方向。规划中提出的民生政策目标是：西藏"到2015年初步建立起覆盖城乡居民的基本医疗卫生制度，人人享有基本医疗保障和基本公共卫生服务，医疗服务可及性、质量、效率和群众满意度显著提高，人民群众主要健康指标达到西部地区中上水平"。因此，以下就西藏健康服务业领域的健康指标与西部地区省区进行比较分析。

1. 健康指标分析

表 3 - 3　"十一五""十二五"西部各省区市健康指标比较

地区	时期	平均预期寿命（岁）	婴儿死亡率‰	孕产妇死亡率（/10 万）
西藏	"十一五"规划完成情况	67	20.69	174.78
	"十二五"规划目标	68	18	160
西部平均水平	"十一五"规划完成情况	72.02	14.05	45.64
	"十二五"规划目标	73.44	12.55	41
重庆	"十一五"规划完成情况	76.58	11.29	28.01
	"十二五"规划目标	77.2	8	20
四川	"十一五"规划完成情况	74.39	12.02	39.66
	"十二五"规划目标	75	11	33
贵州	"十一五"规划完成情况	69	11.86	35.4
	"十二五"规划目标	73	10.6	32
云南	"十一五"规划完成情况	69	12.24	37.27
	"十二五"规划目标	72	12	35
广西	"十一五"规划完成情况	74	7.7	18.8
	"十二五"规划目标	75	12	27
陕西	"十一五"规划完成情况	74.68	11.92	35.98
	"十二五"规划目标	73.6	10	35
甘肃	"十一五"规划完成情况	72.23	10	33.23
	"十二五"规划目标	73	9	30
青海	"十一五"规划完成情况	69.96	16.07	45.14
	"十二五"规划目标	73	14	35
宁夏	"十一五"规划完成情况	73.38	15.93	20.72
	"十二五"规划目标	75	12	20
新疆	"十一五"规划完成情况	71	26.58	43.41
	"十二五"规划目标	72	22	39
内蒙古	"十一五"规划完成情况	73	12.31	35.25
	"十二五"规划目标	74.5	12	26
全国平均水平	"十一五"规划完成情况	74.83	13.1	30
	"十二五"规划目标	75.83	12	22

数据来源：《西藏自治区"十二五"时期卫生事业发展规划（2011 - 2015）》，西藏自治区人民政府 2012 年 4 月颁布；《中共中央关于制定国民经济和社会发展第十二个五年规划的建议》，2010 年 10 月；各省区市"十二五"规划。

"十二五"规划中民生政策的主要健康指标有三项。"平均预期寿命"和"婴儿死亡率"是两个国际上常用的，用以反映和比较一个国家国民健康状况的重要指标。目前，世界平均寿命为65岁，中等收入国家的平均寿命为69岁，中国平均为72岁。婴儿死亡率世界平均水平为44‰，中等收入国家水平为30‰，中国平均为21.5‰。中国这几个方面的指标都已经接近或超过中等收入国家水平，而又与包括西藏的西部省份的相关数据差距甚大，也足见西部省份民生领域特别是健康医疗领域依然面临着严峻的挑战。20世纪90年代后期，我国中西部地区孕产妇死亡率、新生儿破伤风发生率等指标居高不下，成为全面履行中国政府对国际社会的承诺、落实《中国妇女发展纲要（2001－2010年)》和《中国儿童发展纲要》（以下简称《两个纲要》）目标的难点。

　　从表3－3中的第一个指标看，西藏与西部其他省份横向比较，西藏平均预期寿命这个指标不仅在"十一五"末处于政策指标完成情况中的最后一位，同时在"十二五"规划中对"预期寿命"制定的目标也是最低的。寿命的长短一方面受到地区社会环境、经济条件、发展阶段、生活条件、卫生医疗水平等宏观、客观因素的限制，另一方面也受到体质、遗传因素等微观、主观因素的限制，这也使每个人的寿命长短悬殊。不少文献对经济发展、人口受教育程度、医疗卫生水平等因素对人口预期寿命的影响进行了广泛和深入的分析。尽管西藏在纵向比较中与历史上任何时期相比，人口平均预期寿命有了极快的增长。但是，在表3－3中，"十一五"时期的统计数据与"十二五"规划确定的目标，西藏都是最低的。2009年，有学者研究中国各省份人均寿命影响因素时得出的结论是：各省份经济水平是影响中国各地区人均寿命的最主要因素。如果经济水平处于同一个程度，海拔较高地区的人均寿命进一步提高的难度就会大于海拔较低地区。这主要是因为，海拔越高生活环境越恶劣。高海拔对人体的影响因素主要有：低氧、强日光辐射、寒冷、低湿度及大风等，所以，平均海拔和人均寿命呈高度负相关。[①] 由此也可以理解西藏该指标的制定充分考虑了特殊的地理环境因素。

---

　　① 鲁小波、陈晓颖：《中国各省人均寿命影响因素研究》，《云南地理环境研究》，2007年第2期。

婴儿死亡率和孕产妇死亡率指标是西部省份卫生事业发展中最能体现发展水平也最具压力的指标。2000年以前，中国西部地区的孕产妇死亡率和婴儿死亡率仍然分别是东部地区的2～4倍，其中西藏、青海、新疆、贵州和甘肃五省区孕产妇死亡率达到100/10万。因此，从2000年1月开始，卫生部、国务院妇女儿童工作委员会和财政部在我国中西部地区农村实施了"降低孕产妇死亡率和消除新生儿破伤风项目"（以下简称"降消项目"）。国家希望通过政府干预、财政补贴、社会支持、卫生实施等强力措施，在较短的时间内，大幅度降低项目实施地区的孕产妇死亡率和新生儿破伤风发生率。"降消项目"确定了降低孕产妇死亡率和消除新生儿破伤风发病率这两项总体目标和住院分娩率、高危孕产妇住院分娩率、产前检查覆盖率等三项支持性目标。但是与其他西部省份相比，西藏的这两个指标都不乐观。西藏的婴儿死亡率仅好于新疆，指标比新疆低。西藏的孕产妇死亡率不但在西部省份中是最高的，而且与位于倒数第二位的新疆也有近4倍的差距。由此可见，西藏的妇幼保健已经成为当下西藏医疗卫生需大力投入和改善的重要领域。

　　2. 主要资源指标分析

　　"十二五"期间实现人均基本公共卫生服务经费标准达到50元，每千人配备医疗机构床位数达到3.5张，每千人配备卫生技术人员数达到3.5人。

表3-4　西藏与西部省区卫生资源比较

地区	时期	人均基本公共卫生服务经费标准（元）	每千人医疗机构床位数（张）	千人卫生技术人员数（人）
西藏	"十一五"规划完成情况	27	3.02	3.44
	"十二五"规划目标	50	3.5	3.5
西部平均水平	"十一五"规划完成情况	19.8	3.35	3.76
	"十二五"规划目标	45	3.97	
重庆	"十一五"规划完成情况	15.68	3.14	3.36
	"十二五"规划目标	25	4	3.75
四川	"十一五"规划完成情况	25	3.36	3.62（医师1.61，护士1.17）
	"十二五"规划目标	40	4	1.88医师，1.4护士

续表

地区	时期	人均基本公共卫生服务经费标准（元）	每千人医疗机构床位数（张）	千人卫生技术人员数（人）
贵州	"十一五"规划完成情况	15	2.51	2.48
	"十二五"规划目标	25	3.31	4.5
云南	"十一五"规划完成情况	30	3.47	3.16
	"十二五"规划目标	60	3.96	1.85 医师, 1.8 护士
广西	"十一五"规划完成情况	15	2.7	3.56
	"十二五"规划目标	40	3.2	3.33 * 待定（医师 1.47,注册护士 1.86,专业公共卫生机构人员 0.68）
陕西	"十一五"规划完成情况	25	3.67	4.68
	"十二五"规划目标	40	3.9	1.85 医师, 2.13 护士
甘肃	"十一五"规划完成情况	15	3.33	3.65
	"十二五"规划目标	40	4	2 医师, 1.5 护士
青海	"十一五"规划完成情况	15	3.72	4.53
	"十二五"规划目标	60	4.2	2 医师, 2.3 护士
宁夏	"十一五"规划完成情况	25	3.68	4.66
	"十二五"规划目标	60	4.54	2.57 医师
新疆	"十一五"规划完成情况	15	5.37（2009 年 3.97）	5.73（医师 2.27, 护士 2.06）
	"十二五"规划目标	60	4.8	2.2 医师, 3 护士
内蒙古	"十一五"规划完成情况	15	3.81	2.29 医师, 1.56 护士
	"十二五"规划目标	40	4.2	2.2 医师
全国平均水平	"十一五"规划完成情况	17.5	3.56	4.37（医师 1.79, 1.52 护士, 公共卫生人员 4.64）
	"十二五"规划目标	40	4	1.88 医师, 2.07 护士

数据来源：《西藏自治区"十二五"时期卫生事业发展规划（2011－2015）》，西藏自治区人民政府 2012 年 4 月颁布；《中共中央关于制定国民经济和社会发展第十二个五年规划的建议》，2010 年 10 月；《卫生事业发展"十二五"规划》，中国卫生部，2012 年 10 月。《昆明市"十二五"卫生事业发展规划》《宁夏"十二五"卫生事业发展规划》，以及其他省市"十二五"规划等。

　　从 2009 年起，中央财政按照人均 15 元的经费补助标准，实施包括孕产妇保健、0～3 岁儿童保健、免疫规划和健康教育在内的 9 类国家基本公共卫生服务项目。2009～2010年中央财政共投入212.1亿元补助资金，通过城乡基层医疗卫生机构向全体居民免费提供上述卫生服务项目。上述项目的实施确实促进了当地妇女儿童公平享有保健服务，有效保障了城乡妇女儿童的健康安全。2011年基本公共卫生服务经费补助标准提高到人均25元，儿童保健人群扩大到0～6岁，并增加了孕产妇保健服务项目。

表3-4中的"人均基本公共卫生服务经费标准"这个指标显示了国家和地方政府对公共卫生投入状况。"十一五"时期的该指标数据中，只有云南省的数据高于西藏。"十二五"规划中也只有云南、青海、宁夏将这个指标定得比西藏高。由此可见，西藏在西部省份中对公共卫生的投入力度居于领先的位置。

后两个指标反映了一个地区卫生资源配置的基本情况。从数据看，各省份对医疗卫生事业的投入均等化差异程度较大。在物力和人力的投入中，西部各省份除四川外，总体投入水平仍不算太高。每千人医疗机构床位数指一个地区每千人拥有的医院（含卫生院）病床数量，该指标能够反映一个地区的医疗卫生设施状况；每千人卫生技术人员人数这个指标能够体现出这个地区医疗卫生领域人力资源的基础信息。"十一五""十二五"时期西藏的"每千人医疗机构床位数"仅高于贵州和广西两省区。在已知有明确数字要求的西部省份中，"十一五"时期西藏的"每千人卫生技术人员人数"还高于重庆、贵州、云南三省市，而在"十二五"规划中西藏的这个指标只是低于重庆和贵州，云南在"十二五"规划中由于没有确定具体的达标数字，因此无法与西藏比较。资源与卫生服务的可及性密切相关。尤其在西藏这样地广人稀的省份，以人口为基准的后两项指标更影响群众获得健康服务的效果。

住院分娩率：住院分娩是确保孕产妇安全分娩的有效措施，是降低孕产妇死亡率和儿童死亡率的关键环节。为提高住院分娩率，各地区采取了各种措施，如加强产科建设、降低分娩收费、实行分娩限价和贫困救助、解决孕产妇住院期间的吃饭、取暖及家属陪伴等问题，鼓励、帮助产妇到医院分娩。"农村孕产妇住院分娩补助项目"促进了妇女儿童主要健康指标的持续改善，主要健康指标在城乡、地区间差异进一步缩小。2009年，医改启动后，农村孕产妇住院分娩补助范围从原来的中西部地区扩大至全国农村，各级财政按照人均500元的标准对农村孕产妇住院分娩进行补助，其中，中央财政对西部地区人均补助400元，中部地区人均补助300元，东部地区按照不同比例予以补助，其余部分由地方财政予以补助。2010年全国住院分娩率达到97.8%，其中农村住院分娩率已达96.7%。随着全国农村住院分娩率不断提高，农村孕产妇死亡率呈逐步下降趋势。西藏的孕产妇住院分娩率在"十一五"和"十二五"规划中都处于全国最低位。不过，实际政策实施中，西藏并没有被这些低水平的目标指标束缚。特别是体现在孕产妇住院分娩率指标上，2013年西藏达到81%，已经远远超过"十二五"规划的要求。而且西藏在制定2014年的发展计划中将这一指标的目标提高到了84%，显示出西藏急起直追西部其他省份的劲头。通过与西部其他地区的横向对比和"十一五""十二五"之间的纵向比较，西藏在"孕产妇住院分娩率"这一指标上达到西部省份平均水平的目标可以实现。

表3－5　西藏与西部省区市卫生服务指标比较

地区	时期	孕产妇住院分娩率（%）	法定传染病发病率（/10万）	以县为单位免疫规划接种率（%）	卫生执法监督覆盖率（%）		农牧区医疗制度个人筹资率（%）	城乡居民碘盐覆盖率（%）	农牧区适龄应检妇女常见病检查率（%）	城乡居民健康档案建档率（%）
					城镇	农牧区				
西藏	"十一五"规划完成情况	53.57	336.73	90	85	50	96.74	91.2	22.55	22.92
	"十二五"规划目标	60	控制在全国平均水平	≥96	95	60	98	95	40	100
西部平均水平	"十一五"规划完成情况									
	"十二五"规划目标	农村80								
重庆	"十一五"规划完成情况	96.71	240.82	98.87（四苗）					30/25	
	"十二五"规划目标	97	230	98			95			80

地区	时期	孕产妇住院分娩率（%）	法定传染病发病率（/10万）	以县为单位免疫规划接种率（%）	卫生执法监督覆盖率（%）城镇	卫生执法监督覆盖率（%）农牧区	农牧区医疗制度个人筹资率（%）	城乡居民碘盐覆盖率（%）	农牧区适龄应检妇女常见病检查率（%）	城乡居民健康建档率（%）
四川	"十一五"规划完成情况	农村82	368.94	90（五苗≥99）			95.02			城市42.7，农村35.6
	"十二五"规划目标	农村85	低于全国平均水平	95			95			95电子
贵州	"十一五"规划完成情况	农村88.07	226.62（甲乙类）	90	医疗100，食品98	公共场所90	96.3			
	"十二五"规划目标	农村95	290	城市95，农村90	100，98，90*					城市50，农村40
云南	"十一五"规划完成情况	90.9，农村88.8	197.93	99儿童						
	"十二五"规划目标	90	250	90						
广西	"十一五"规划完成情况	98.99					93.1			城市43.96，农村22.6
	"十二五"规划目标	96		90（儿童）			占人均纯收入的5%			75电子
陕西	"十一五"规划完成情况						100			
	"十二五"规划目标	96								80电子
甘肃	"十一五"规划完成情况	93.56		儿童90			95.92			
	"十二五"规划目标	≥93		儿童95			95	≥95		75电子

续表

地区	时期	孕产妇住院分娩率（%）	法定传染病发病率（/10万）	以县为单位免疫规划接种率（%）	卫生执法监督覆盖率（%）		农牧区医疗制度个人筹资率（%）	城乡居民碘盐覆盖率（%）	农牧区适龄应检妇女常见病检查率（%）	城乡居民健康档案建档率（%）
					城镇	农牧区				
青海	"十一五"规划完成情况									80
	"十二五"规划目标								98	70 电子
宁夏	"十一五"规划完成情况	98		95	卫生98，食品95		95			
	"十二五"规划目标	95								
新疆	"十一五"规划完成情况	农村65	682				98.58 参合			城市20，农村35.56
	"十二五"规划目标	98	600	儿童95			97，人均筹资占人均纯收入的5%			80
内蒙古	"十一五"规划完成情况	农村95		95			92.87			
	"十二五"规划目标	98		95			95			80 电子
全国平均水平	"十一五"规划完成情况	97.8	238.69				96 参合			
	"十二五"规划目标	98（农95）	95 **	95（儿童90）					80 定期筛查	75 电子

数据来源：《西藏自治区"十二五"时期卫生事业发展规划（2011－2015）》，西藏自治区人民政府 2012 年 4 月颁布；《卫生事业发展"十二五"规划》，中国卫生部，2012 年 10 月。《昆明市"十二五"卫生事业发展规划》《宁夏"十二五"卫生事业发展规划》，以及其他省市的"十二五"规划等。

* 数据来源：《贵州省"十二五"卫生事业发展专项规划》。贵州省数据说明该省医疗卫生和采供血机构卫生监督覆盖率达 100%，食品生产经营单位的卫生监督覆盖率达 98%，公共卫生场所的卫生监督覆盖率达 90%。

** 此数据为法定传染病报告率。

2004 年修订的《中华人民共和国传染病防治法》将全国发病率较高、流行面较大、危害严重的急慢性传染病列为法定传染病。到 2010 年共有 39 种法定传染病。西藏居民所感染的法定传染病多达 15 种，具有病发率高的特点，高于全国平均水平，且在西部省份情况统计中仅好于新疆。同时，西藏碘缺乏病、大骨节病等地方病还没有得到有效的控制。

卫生执法监督一直是人们关注的问题。由于多数省份相关数据缺失，不能做横向比较。由于机构设置和人员配置等因素，西藏卫生执法监督的覆盖面城乡差异大。因此，在调研中笔者也发现西藏广大农牧区的卫生监管还处于空白，这也是今后需要政府着力解决的问题。

妇女常见病是危害妇女生命安全和影响生活质量的重要因素，妇女病普查普治一直是妇女保健工作的重要内容之一。20 世纪 60 年代初中国基本消灭了性病；70 年代，在全国范围内开展了妇女病普查普治，子宫脱垂和尿瘘、宫颈癌、月经病、滴虫性阴道炎等发病率呈明显下降趋势。近年来，在各种因素的综合作用下，妇女常见病发病率呈上升趋势，近十年来中国妇女常见病总患病率变化不显著。2010 年全国妇女常见病总患病率为 28.8%。在各种妇女常见病中，阴道炎占第一位，患病率为 13.2%；其次为宫颈炎，患病率为 12.1%。妇女尖锐湿疣患病率为 33.8/10 万，部分西部省份高发。此外，一些已经消灭的疾病又再次出现，尤其是我国妇科重大疾病检出率的提高，凸显出"十二五"时期妇女常见病防治工作已经成为医疗卫生工作的新难题。2010 年，全国接受检查妇女人数为 8494.7 万人，检查出的患病人数为 2442.5 万人，疾病检出率为 28.8%，其中检出宫颈癌 12812 例，乳腺癌 8546 例。[①]

在上述政策指标的完成上，一部分指标可通过行政手段得以完成，如个人筹资率、疫苗接种率等；但是，另一部分指标由于受到文化、宗教和社会因素的影响，不能简单通过行政手段予以推行，如孕产妇住院分娩率。

通过对西藏卫生事业发展指标的对比研究可发现，西藏所制定的各项指标既具有横向上与其他西部省份的良性竞争，又具有纵向上卫生事业发展的良性循环，这样的政策指标是符合西藏经济社会发展实际的。因此，虽然一些指标并没有以赶超西部其他省份这种好高骛远的心态而定得很

---

① 《卫生事业发展"十二五"规划》，中国卫生部，2012 年 10 月。

高，但却使目标更有可行性。同时在"十二五"时期的实践中，西藏并没有放松对医疗卫生事业的关注。

"十二五"期间，西藏公共卫生政策的重点在农牧区，不仅要提高农牧区医疗基金筹资水平，逐步提高农牧区医疗补助标准，适当提高农牧民个人筹资标准；同时要推进"一村一卫生室"建设步伐，力争尽快实现为每个行政村配备2名乡村医生的目标；同时加强农牧区县藏医院和藏医科学的基础建设，并增强乡镇卫生院和村（社区）卫生室藏医药服务功能，利用区县藏医院、村（社区）卫生室大力推广藏医适用技术。

作为基层乡镇卫生院和村（社区）卫生室在农牧区医疗卫生事业发展中的重要人力资源，村医队伍是中国卫生技术队伍的重要组成部分，是农村三级医疗、预防、保健网的主要承担者，担负着向农村居民提供公共卫生服务和一般疾病诊治的重要职责。因此，应提高村医的补贴待遇，实现从经济上保障村医队伍的建设。

鉴于此，西藏建立了村医补贴制度，逐步提高乡村医生的补贴待遇，同时规范了村医的服务。西藏自治区财政通过转移支付，西藏每个行政村核定出乡村医生每人解决基本报酬为每月200元，全年共2400元。2013年村医基本报酬提高到每人每月300元，调标资金由自治区财政全额承担。享受奖励补贴待遇的村医必须履行相关的工作任务，诸如要负责各个村的预防接种工作，配合上级医院为本村适龄儿童建立预防接种证和预防接种卡，及时处理、报告和登记预防接种异常反应；做好传染病防治工作，开展传染病疫情监测，及时发现、登记和报告传染病病例；做好儿童和孕产妇保健工作，定期对儿童开展健康体检，为孕产妇开展产前检查；等等。同时，西藏也在进一步完善村卫生室的建设。

第四节 "十二五"规划以来西藏医疗卫生政策目标完成情况

西藏"十二五"规划纲要提出了经济发展、人民生活、公共服务、基础设施和资源环境5大类共24项指标，其中约束性指标7项，预期性指标17项。到2013年底，7项约束性指标都达到进度要求，5项预期性指标已提前实现规划目标，各项指标完成情况总体良好，基本实现"时间过半、任务过半"的要求。其中，城镇医疗保险参保率达到95%以上，农牧区医疗制度继续保持全覆盖。总的来看，西藏"十二五"规划纲要执行情况良好。其中，"十二五"规划西藏医疗卫生政策目标的实现情况是本课题关注的重点。①

一　主要健康指标

1. 人均预期寿命

1990年西藏人均预期寿命为58.4岁，2002年为65.31岁，而2010年达到67岁。2003年根据以往西藏人均预期寿命的增长幅度，以及"十一五"时期西藏该指数与全国其他省份的差距，"十二五"末人均预期寿命增加1岁的目标是可以达到的。根据我国国务院新闻办2013年10月发表的《西藏的发展与进步》白皮书，西藏人均寿命已达到68.17岁。根据这个数据，西藏"十二五"规划中的人均预期寿命的目标已经实现。

世界银行的研究发现，人均预期寿命的增长，与国民收入的增长相关，但这并不是唯一的影响因素。国民收入达到临界点后，应同时标注清楚在这个临界点上国民收入具体是多少。遗传因素、环境质量、生活方式和社会压力等自然的或社会的因素对人均预期寿命影响更大。因此，西藏在制定今后的目标时也要考虑西藏特殊的高海拔地理条件和相对滞后的医疗卫生状况，逐步提高对政策目标的预期值。提高人口预期寿命不仅靠妇幼卫生方面的努力，而且还要靠城镇在慢性病方面的控制。而这些都需要基层卫生条件的改善。

2. 婴儿死亡率和孕产妇死亡率

婴儿死亡率控制在18‰以内和孕产妇死亡率控制在160/10万以内。这两个指标放在一起是因为它们是紧密联系的。"十一五"期间，西藏建立农牧民孕产妇住院分娩绿色通道，在全额报销住院分娩费用的同时，实行住院分娩奖励和生活救助政策。西藏住院分娩率达到55.57%，孕产妇死亡率和婴儿死亡率由2005年的297.79/10万和27.03‰，下降到2010年的174.78/10万和20.69‰。

---

① 数据主要来源：《中国卫生统计年鉴2013》、西藏自治区卫计委报告以及2013年10月国务院新闻办发布的《西藏的发展与进步》白皮书等。

西藏卫生部门的资料显示，截至 2013 年底，西藏孕产妇和婴幼儿死亡率下降到 154.51/10 万和 19.97‰，都接近了"十二五"规划的目标。①

二 卫生资源指标

西藏人均基本公共卫生服务经费标准达到 50 元，每千人医疗机构床位数达到 3.5 张，千人卫生技术人员数达到 3.5 人。

1. 人均基本公共卫生服务经费标准

"十一五"期间，国家和西藏自治区用于农牧民免费医疗经费达 17 亿多元。2011 年西藏人均公共卫生服务经费标准由 27 元提高到 30 元，落实资金 1124 万元。2014 年我国人均基本公共卫生服务经费补助标准由 30 元提高至 35 元。西藏该指标的增长是与全国水平同步的，但是西藏"十二五"规划的目标要比全国高 10 元，政策指标完成压力较大。以 2013 年人口计算，人均 50 元的公共卫生服务经费总额将达到 1.56 亿元，增加了近一倍。对于一个几乎全部依靠中央财政支持的省份，这意味着要再一次期待中央政府的财力援助。

2. 每千人医疗机构床位数和千人卫生技术人员数

由于这两项指标西藏定得比较低，并在政府对公共卫生的大力发展之下，2013 年西藏每千人病床数和卫生技术人员数分别达到了 3.54 张和 3.74 人，已经超过了"十二五"规划的目标值。

为了健全基层医疗卫生服务体系、提高基层医疗卫生服务水平，国家从 2010 年起，在高等医学院校开展免费医学生培养计划，特别是为中西部乡镇卫生院及乡镇以下医疗卫生机构培养从事全科医疗的卫生人才。免费医学生分 5 年制本科、3 年制专科两种，以 5 年制本科为主。根据 2015 年 5 月教育部等六部门印发的《关于进一步做好农村订单定向医学生免费培养工作的意见》（以下简称《意见》），免费医学定向生须与培养学校和定向就业所在地的县级卫生计生、人保部门签订定向就业协议，承诺毕业后到定向农村基层医疗卫生机构服务 6 年。西藏农村定向全科医生培养任务主要由西藏大学、西藏藏医学院、西藏民族学院共同承担。2010 年至 2013 年西藏民族学院招收了 115 名定向生，大部分学生与西藏自治区有关部门

---

① 《2013 年西藏国民经济与社会发展统计公报》，西藏自治区统计局编。

签订了免费培养定向就业协议，到西藏基层医疗机构工作。

三　卫生服务指标

"十二五"卫生服务指标：

1. 孕产妇住院分娩率

针对"十一五"期间西藏该指标一直较低的情况，2009 年西藏积极实施"母子系统保健项目"和"孕期微营养素补充项目"等。同时，西藏也开展妇幼保健人员培训，进一步加强妇幼卫生三网监测、年报和监测质控、孕产妇死亡评审工作。政府组织、倡导西藏农牧区孕妇服用叶酸，加强围产保健。此外，在 8 个县启动实施了农牧区妇女乳腺癌、宫颈癌检查等一批重大公共卫生服务项目。各地还积极开展了妇女常见病普查诊治工作。"十二五"时期，除了继续实施农牧民孕产妇住院分娩特殊报销补偿政策和生活救助政策，对城镇孕产妇住院分娩也落实了补助政策。

2011 年西藏农牧区育龄妇女增补人数达到 29241 人；七个地级市均建立了妇幼保健院，680 多个乡镇卫生院和大部分卫生室都能开展基本的妇幼卫生服务；妇幼卫生人员服务水平不断提高；农牧区孕产妇免费住院分娩、奖励、生活救助等优惠政策得到继续实施；建立了覆盖全区的孕产妇救治绿色通道。针对重点地区、县、乡实施"消降"项目，推广助产技术、新生儿窒息复苏等适宜技术。提高住院分娩率，保障母婴安全，降低孕产妇死亡率和婴儿死亡率。此外，《妇女发展规划（2011－2020 年）》和《儿童发展规划（2011－2020 年）》相继出台，其中涉及医疗卫生领域的诸多规划，使得西藏的妇女、儿童医疗卫生政策可以在较长时间内保持政策的连贯性和有效性。"十二五"时期西藏继续实施免费孕前优生健康检查，力争孕产妇住院分娩率达到 84％，不断提高出生人口素质。根据现有的制度安排和政府大力推进，这个指标是可以达到的。

2. 法定传染病并发率

法定传染病并发率控制在全国平均水平，全区以县为单位免疫规划接种率达 96％以上。这两个指标都与疾病的预防和疫病的防治有关，下面放在一起讨论。

从 2009 年开始，西藏实施扩大免疫规划，对 13 种传染病的预防实施了计划免疫，基本实现了国家结核病防治控制计划和目标，连续 18 年无脊髓灰质炎病例报告。2010 年，基本消除碘缺乏病，鼠疫、结核病等重大传染病得到有效控制，大骨节病和饮水型氟中毒的防治已超额完成"十一五"国家重点地方病防治规划目标。①

西藏实施乡村医生参与承担结核病控制工作的三级防治工作模式，结核病防治工作实现了对现代结核病 100% 的控制，建立了流动人口中结核病就近治疗机制。西藏鼠疫防治工作继续保持灵敏高效的态势，以青藏铁路、拉日铁路沿线和区内各主要城镇、人口稠密地区等为重点全面加强疫情监测，新建了"西藏自治区麻风病网络专报系统"。此外，2013 年底西藏成立首支国家突发应急传染病防控队。西藏国家突发应急传染病防控队是国家卫生计生委统一规划、中央财政专项资金支持在全国建设的 12 支国家级传染病防控队中的一支，既承担国家下达的应急传染病防控任务，又承担西藏本地传染病防控任务。这支队伍将主要应对西藏各类自然灾害卫生应急工作及大型活动的卫生保障，进一步维护西藏广大农牧区群众的生命财产安全。

据统计，2013 年，西藏共报告法定传染病 2 类（乙、丙）20 种，传染病发病呈下降趋势。2013 年度中国内地共报告法定传染病发病 641.6 万多例，报告发病率为 473.87/10 万。根据目前的状况，西藏该指标是控制在全国平均水平的。②

在我国共有 15 种疫苗纳入国家扩大免疫范围（一类），在西藏共有 11 种，其中 9 种疫苗为常规接种疫苗，比如麻疹疫苗、乙肝疫苗、腮腺炎疫苗等，这些疫苗在西藏对特定人群实行常年免费接种。例如，2011 年西藏近 43 万名 15 岁以下的学生和儿童实施乙肝疫苗免费接种，接种率保持在 90% 以上。

3. 西藏以县为单位免疫规划接种率

《西藏自治区儿童发展规划（2011－2015）》也在儿童与健康部分提到免疫规划接种率这个指标。西藏地广人稀，农牧民居住分散，给儿童免疫接种工作的开展带来了许多不便。近年来，国家不断加大对西藏免疫规划工作的投入，全区所有接种点均配备了疫苗冷链设备，疫苗的有效接种率

---

① 《西藏自治区"十二五"时期卫生事业发展规划（2011－2015）》，西藏自治区人民政府 2012 年 4 月颁布。

② 王莉：《和健康同行——我区春季传染病防治工作小记》，《西藏日报》2014 年 3 月 17 日。

大大提高。西藏分别于 1988 年、1990 年和 1995 年实现了以省为单位、以县为单位、以乡为单位儿童免疫接种率达到 85% 以上的目标。西藏已建立起较为完善的免疫规划管理和预防接种服务体系，全区儿童常规免疫疫苗由 5 种扩大为 9 种，预防 11 种疾病。1994 年西藏脑膜炎疫苗接种率接近95%，乙肝疫苗接种率 44.29%，西藏 22 剂国家免疫规划疫苗平均报告接种率达到 90% 以上的县只占 48.6%。[①] 指标如期实现的压力大。

4. 卫生执法监督覆盖率

卫生执法监督覆盖率城镇达到 95% 以上，农牧区达到 60% 以上。

为了提高执法监督的水平，西藏编制了《"十二五"卫生监督体系建设规划和全区卫生监督机构与队伍建设方案》。政府也不断增加投入，2011 年中央财政通过转移支付方式，给西藏提供资金 3250 万元用于全区72 个县基层卫生监督基础设施建设（14 个县新建项目和 58 个县的改扩建项目）。国家安排用于区、地（市）、县卫生监督技术装备及人员能力建设专项资金 6935 万元。截至 2011 年底，自治区组建了卫生监督局，大部分地级（除日喀则地区、那曲地区、阿里地区）已组建独立的卫生监督机构，自治区和部分卫生监督所参照公务员管理，全区监督人员编制相应得到增加，组织体系逐步健全。2011 年西藏公共场所卫生监督覆盖率达到87%，卫生监测合格率达到 68%，从业人员体检率达到 90% 以上。西藏有望通过设备的改善和人员数量和质量的提高达到既定目标。

5. 农牧区医疗制度个人筹资率

农牧区医疗制度个人筹资率稳定在 98%。截至 2013 年，西藏农牧区医疗制度继续保持农牧区人口全覆盖，参加农牧区医疗制度个人筹资的农牧民达到 96.23%。指标是否能稳定在目标范围，还需要等待大量医疗卫生政策效应的逐步显现。以目前农牧区发展的良好态势，"十二五"规划结束时该指标会实现既定的目标值。

6. 城乡居民碘盐覆盖率

城乡居民碘盐覆盖率稳定在 95% 以上，实现消除碘缺乏病的目标。2012年西藏碘盐覆盖率已达 96.59%，基本消除了碘缺乏病，实现了"十二五"

---

① 崔健等著《中国 2014 年国家免疫规划疫苗报告接种率分析》，《中国疫苗和免疫》2016年第 1 期。

规划制定的目标。同年，拉萨市城乡居民碘盐覆盖率甚至达到99.8%。

7. 农牧区适龄应检妇女常见病检查率

农牧区适龄应检妇女常见病检查率达到40%以上。相关检查是针对已婚妇女（包括未婚有性行为者），主要检查乳腺恶良性肿瘤、宫颈癌前病变、宫颈癌、生殖道感染性疾病、子宫肌瘤等妇女常见病。2011年西藏完成了8000名农牧区适龄妇女宫颈癌检查和8700名农牧区妇女乳腺癌检查。2012年西藏农村妇女常见病筛查与城乡居民健康体检工程同步实施，农村妇女"两癌"筛查项目增加至13个。农牧区妇女孕前和孕早期增补叶酸人数达17390人。2012年西藏妇女病检查率为25.8%，可以想见许多居住偏远的农牧区妇女的检查率会更低。2012年拉萨市农牧区适龄应检妇女常见病检查率达到72%。① 今后政府可以结合体检加大对农牧区妇女常见病的检查力度。

8. 城乡居民健康档案建档率

城乡居民健康档案建档率达到100%。2012年西藏城乡居民免费健康体检工作顺利推进，完成城乡居民免费健康体检332.5万人次，建立健康档案287.3万人，建档率达95.78%。如果结合体检建档工作的开展，农牧区适龄应检妇女常见病检出率会随之提高，那么"十二五"的目标也比较容易实现了。

第五节　政策目标的实现难度和改进路径

一　根据"十二五"时期基本公共服务国家标准的相关指标概况

表3-6　"十二五"时期基本公共卫生服务国家标准

服务项目	服务对象	保障标准	支出责任	覆盖水平
居民健康档案	城乡居民	为辖区常住人口免费建立统一、规范的居民电子健康档案	地方政府负责，中央财政适当补助	规范化电子建档率75%以上
健康教育	城乡居民	免费享有健康教育宣传信息和健康教育咨询服务等	地方政府负责，中央财政适当补助	具备健康素养的人数占总人数的10%

---

① 《党的十六大以来全市卫生事业发展综述》，《拉萨晚报》2012年11月13日。

服务项目	服务对象	保障标准	支出责任	覆盖水平
预防接种	0~6岁儿童和其他重点人群	免费接种国家免疫规划疫苗，在重点地区对重点人群进行针对性接种	地方政府负责，中央财政适当补助	适龄儿童免疫规划疫苗接种率90%以上
传染病防治	传染病病人、疑似病人、密切接触者及相关人群	就诊的传染病病例和疑似病例及时得到发现登记、报告、处理，免费享有传染病防治知识宣传和咨询服务	地方政府负责，中央财政适当补助	传染病报告率和报告及时率100%；突发公共卫生事件信息报告率100%
儿童保健	0~6岁儿童	免费建立保健手册，享有新生儿访视、儿童保健系统管理、体格检查、生长发育监测及评价和健康指导	地方政府负责，中央财政适当补助	儿童系统管理率85%以上
孕产妇保健	孕产妇	免费建立保健手册，享有孕期保健、产后访视及健康指导	地方政府负责，中央财政适当补助	孕产妇系统管理率85%以上
老年人保健	65岁及以上老年人	免费享有登记管理，健康危险因素调查、一般体格检查、中医体质辨识，疾病预防、自我保健及伤害预防、自救等健康指导	地方政府负责，中央财政适当补助	老年居民健康管理率60%
慢性病管理	高血压、糖尿病等慢性病高危人群	免费享有登记管理、健康指导、定期随访和体格检查	地方政府负责，中央财政适当补助	高血压和糖尿病患者规范化管理率40%以上
重性精神疾病管理	重性精神疾病患者	免费享有登记管理、随访和康复指导	地方政府负责，中央财政适当补助	重性精神疾病患者管理率70%
卫生监督协管	城乡居民	免费享有食品安全信息、学校卫生、职业卫生咨询、饮用水卫生安全巡查等服务与指导	地方政府负责，中央财政适当补助	目标人群覆盖率70%以上

　　资料来源：《国务院关于印发国家基本公共服务体系"十二五"规划的通知》，国发〔2012〕29号，2012年7月11日。

1. 居民健康档案

　　城乡居民健康档案工作是2009年启动的。为了加强区域信息平台建设，推动医疗卫生信息资源共享，逐步实现医疗服务、公共卫生、医疗保障、药品供应保障和综合管理等应用系统信息互联互通，在原有健康档案的基础上国家提出了建立电子档案的目标。2011年卫生部要求2011

年年底，各省（区、市）电子健康档案建档率达到40%以上。从2011年10月开始，各地要建立健康档案月报制度，每月月底前将进展情况报卫生部。

2011年西藏农牧民健康档案建档率基本实现50%的目标。2012年西藏建立城镇居民规范健康档案，为辖区内0～36月龄婴幼儿建立儿童保健手册，开展新生儿访视及儿童保健系统管理。各地为孕产妇建立保健手册，重点进行早孕登记管理。农牧区健康档案建档率为34.63%。2013年为进一步规范健康体检项目并建立规范化健康档案，有关部门专门制定印发了61万册《西藏自治区农牧民健康档案》，供农牧区所有农牧民及部分城镇居民家庭使用。西藏自治区农牧民健康档案分个人基本信息表和健康体检表2大项目、24分项、120余小项。在完成纸质健康档案的统计整理的同时，各地医疗机构也开始建立城乡居民的电子健康档案。从笔者所调研的地区可以发现，不仅城镇、农区，甚至偏远牧区的医疗行政部门都重视居民建档工作，也使该项目进展顺利。但是目前的困难是，许多基层医疗机构缺乏设备和人员，还存在电压不稳的问题，影响电脑录入和整理数据，进而造成电子健康档案建档率进度缓慢。由此可见，西藏基础设施条件的滞后是阻碍西藏卫生领域民生政策实现的一大障碍。

2. 健康教育宣传

健康教育宣传是指向农牧区居民免费提供健康教育宣传信息和健康教育咨询服务等服务内容，根据国家卫生行政部门指标标准要求，具备健康素养的人数应占总人数的10%。健康素养指的是，了解基本健康知识和理念、掌握健康生活方式和行为内容、具备基本的健康技能。

为了加强农牧区健康教育工作，国家实施"亿万农民健康教育和健康促进活动"。从2009年开始，西藏也启动了《西藏自治区农牧民健康促进行动方案》，内容涉及西藏农牧区基本医疗卫生服务体系建设、卫生队伍建设、疾病预防控制、妇幼保健、藏医药、健康教育和完善农牧区医疗制度等各方面。自2011年以来，西藏每年还为健康教育工作提供专项经费200万元，用于西藏城乡居民健康知识的普及，改善健康教育工作条件，有效开展健康教育工作。但是，笔者在课题调研中明显感到健康教育上城乡资源和投入的巨大差距。拉萨一些社区卫生服务站定期会安排一些健康讲座，用发资料等形式开展多样的健康宣传活动。而在农村，当地的健康教育主要通过村里开会和赴诊时医生的叮嘱。乡镇医院有宣传图片进行展示。乡镇医生参加地区和县里的健康培训后也在本地诊疗和体检过程中进行宣传。但是健康宣传活动无论形式、内容还是频率都远远无法与城镇相比。城乡居民受教育程度的差异，也会影响健康知识的接受能力，因此该项目达到国家标准是有难度的。2012 年西藏健康教育培训 749 人次，仅高于新疆的 600 人次。[①]

考虑该指标的差距，今后西藏应当采取以下措施来提升居民健康素养：通过深化医药卫生体制改革，为满足居民健康需求提供制度保障；加强健康教育与健康促进工作；进一步发掘群众不断增长的健康需求，使之成为健康素养提高的内在动力；西藏也要重视和发挥媒体在普及健康知识方面的重要作用。通过调研，多数居民希望通过电视、广播这些媒体获得健康知识和就诊程序等信息。

3. 预防接种

儿童这个特殊群体的疫苗接种工作一直是西藏公共卫生工作的重点。多年来，西藏儿童免疫规划"五苗"（卡介苗、小儿麻痹糖丸、百白破混合制剂、麻疹疫苗、乙肝疫苗）接种率始终保持在 85% 以上。西藏在国家免疫规划的基础上扩大免疫人群。对 4 ~ 15 岁适龄学生实施腮腺炎、流脑、风疹和甲肝疫苗的接种。西藏每年安排专项资金用于疫苗的购置。2009 年拉萨市儿童计划免疫 10 种疫苗接种率为 95% 以上。2011 年全国 1 岁儿童疫苗接种率已经达到 99%。根据西藏现在实施的步骤和财物投入的情况，以及笔者在西藏各地调查所得儿童免疫规划疫苗接种率接近 100% 的情况，该项目是可以达到预期目标的。

4. 传染病防治

该项目包括就诊的传染病病例和疑似病例及时得到发现登记、报告、处理与免费享有传染病防治知识宣传、咨询服务两项内容，实现传染病报告率和报告及时率达到 100%、突发公共卫生事件信息报告率达到 100%。国家"十二五"规划中提出的"十二五"期间实现"法定传染病报告率

① 国家卫生和计划生育委员会编《中国卫生和计划生育统计年鉴 2013》，中国协和医科大学出版社，2013。

（％）≥95％"的目标。在这个项目上，国家公共卫生服务标准要高于"十二五"规划的要求。目前西藏已经建立起81个预防控制机构，实施免疫规划，初步形成疫情报告和监测体系。今后西藏需要进一步提高医疗管理的信息化水平。随着经费的落实、设备的完善以及人员的到位，该指标有望接近"十二五"卫生规划的目标。

5. 儿童保健

免费建立保健手册，实现新生儿访视、儿童保健系统管理、体格检查、生长发育监测及评价和健康指导，达到儿童系统管理率85％以上的目标。孕产妇和儿童的系统保健服务，是控制孕产妇、儿童死亡，保障母婴安全与健康的重要技术环节和措施。统一使用孕产妇和儿童保健手册，实现孕产妇、儿童保健的全面覆盖，逐步实现妇女、儿童保健的信息化管理。管理的服务对象是孕产妇和7岁以下儿童，由提供孕产期保健和儿童保健服务的医疗保健机构实施。2012年西藏3岁以下儿童系统管理率为49.5％，7岁以下儿童保健管理率为53.2％。当年国家的指标分别达到了87％、88.9％。[1] 这两项指标的实现程度与国家公共卫生标准设定的目标之间还存在不小的差距，与全国儿童系统管理的实际情况的距离就更远了。但是，《西藏自治区儿童发展规划（2011－2015年）》也对这两项指标确定了五年内的发展目标，即7岁以下儿童保健管理率达到50％，3岁以下儿童系统管理率达到45％。[2] 2012年西藏的这两个项目已经达到了既定的目标。很明显，西藏的指标设定远远低于国家标准，可见西藏已经充分认识到完成这两项指标的难度。

6. 孕产妇保健

孕产妇系统管理率指的是达到孕产妇系统管理标准的孕妇数占总孕妇数的比例。孕产妇系统管理标准包括：孕12周建立保健卡，按要求定期检查5次，住院分娩，常规产后访视三次，产后42天检查一次。项目目标是孕产妇系统管理率85％以上，具体做法是：免费建立保健手册，享有孕期保健、产后访视及健康指导。2012年西藏的孕产妇系统管理率是全国最低的，仅为38.2％，位列全国倒数第二位的新疆该指标也超过80％，而当年

---

① 国家卫生和计划生育委员会编《中国卫生和计划生育统计年鉴2013》，2013。
② 《西藏自治区儿童发展规划（2011－2015年）》，2011年11月。

全国平均达到了87.6%。① 到2014年上半年，随着"降消项目"在西藏深入实施，孕产妇系统管理率达47.72%②，依然距离国家标准甚远。可见西藏该指标达到公共服务国家标准的难度大。

7. 65岁及以上老年人保健

项目通过老年人免费享有登记管理，健康危险因素调查、一般体格检查、中医体质辨识、疾病预防、自我保健及伤害预防、自救等健康指导，达到老年居民健康管理率60%。2013年中国老龄人口突破2亿，加剧了社会老龄化。老年人是疾病特别是慢性病的高发群体，加强老年人的健康管理是提高其健康素养的重要保障。根据2010年第六次全国人口普查数据，西藏65岁以上的老人占5.09%。西藏老龄委提供的数据是，西藏80岁以上老人有2.79万。受高原环境和气候的影响，西藏地区老年人患高原风湿痛和高血压，以及消化系统疾病比较普遍。从2005年起，西藏就实施了针对80周岁以上老年人的健康补贴政策，根据不同年龄段，每人每年发放300元、500元、800元不等的补贴金。2014年全国超过88.8%的65岁以上老人已经被纳入健康管理体系。③ 但是西藏老年人健康意识普遍淡薄，保健和健康管理工作刚刚起步，距离国家标准还有不小的距离。

8. 慢性病管理

项目针对高血压、糖尿病等慢性病高危人群，达到高血压和糖尿病患者规范化管理率40%以上。2003年全国慢性病的患病率是12.3%。目前西藏慢性病方面医疗人员缺乏，正在通过招考等方式作为紧急人才招录或者引进。

2010年"中国西藏新闻网"记者对西藏军区总医院、自治区人民医院、武警西藏总队医院和西藏阜康医院这几家拉萨大型综合医院的体检中心开展调查，了解到这几家医院体检人员中逾八成中老年人被高血脂、高血压、肝胆类疾病所困扰。④ 西藏慢性病对公众健康的影响可见一斑。根

---

① 国家卫生和计划生育委员会编《中国卫生和计划生育统计年鉴2013》，2013。

② 晓勇：《西藏卫生事业快速发展，今年1至5月完成项目投资4543万元》，中国西藏新闻网，2014年7月26日。

③ 张希敏：《中国老龄办：65岁以上老年人健康管理率达88.8%》，中国新闻网，2014年7月21日。

④ 江舒：《拉萨人健康体检正常者不足一成，高血压年轻化》，中国西藏新闻网，2010年5月25日。

据《西藏自治区创建慢性病综合示范区工作方案》的要求，拉萨市城关区、日喀则市、林芝县设立为西藏创建慢性病示范区的重点单位。为进一步完善慢性病防治服务网络和综合防治机制，西藏建立了慢性病监测与信息管理制度，提高慢性病防治能力。西藏疾控中心慢病所一行5人组成督导组于2014年11月24日至12月28日分别到拉萨、林芝、山南、日喀则等地及相关县进行死因监测、伤害监测、肿瘤随访登记、创建慢性病示范区等项目联合督导。通过此次督导检查，各项目单位基本能按照《慢性病综合防控示范区考核框架》的要求开展工作，三个点均以政府的名义成立了领导小组，制定了工作方案，明确了各部门的分工，并落实专人负责示范区工作。但是，经评分三个点都未达到省级示范区的考核要求，扣分主要在政策保障、社区诊断、监测、全民健康生活方式行动、高危人群的发现和干预方面。①

由此可见，西藏慢性病管理工作才刚刚起步。国家公共卫生标准对西藏这样医疗卫生水平还相对滞后的地区过高，其标准应从西藏实际出发，以增加其指导意义。因此，西藏还是需要根据区情来安排工作进度，解决当前发展的重点，打好卫生事业发展的基础。

9. 重性精神疾病管理

项目要实现重性精神疾病患者管理率70%，实施内容为免费享有登记管理、随访和康复指导。截至2013年3月，我国重性精神疾病管理治疗工作覆盖了全国除西藏外的30个省（市、自治区）。

2012年9月西藏自治区精神卫生防治中心在自治区第二人民医院开工建设，结束了西藏没有精神卫生防治专业机构的历史。在防治中心即将全面竣工和收治病患之际，2014年9月西藏自治区卫生和计划生育委员会在拉萨组织开展全区精神卫生防治知识和技能培训，自治区及7地级市的卫生局、疾控中心、医疗机构管理及技术人员40余人参加此次培训。此次培训得到了国家卫生和计划生育委员会疾控局的大力支持，组织相关专家赴藏进行全程培训。一批医生还前往内地参加业务培训。西藏将产生第一批精神卫生领域的医务人员，填补精神卫生服务空白。

---

① 《西藏自治区疾控中心慢病所对项目点开展联合督导》，"中国疾病预防控制中心"网站，2015年1月4日，http://ncncd.chinacdc.cn/dfxx/201501/t20150104_109255.htm。

截至 2015 年，西藏缺乏专门的精神卫生医疗机构，也没有精神卫生科专业医师，该领域从人员、药品到设施都很匮乏。一切才刚刚起步，重性精神疾病患者管理率70%的国家目标在"十二五"内难以实现，即使"十三五"时期要达到全国的标准也是困难重重。

10. 卫生监督协管

2011 年，卫生部发布了关于做好卫生监督协管服务工作的指导意见。作为政府免费提供的公共卫生产品，卫生监督协管的主要任务是由各城乡基层医疗卫生机构协助基层卫生监督机构开展食品安全、职业卫生、饮用水卫生、学校卫生、非法行医和非法采供血等方面的巡查、信息收集、信息报告并协助调查。项目在"十二五"时期要达到的国家标准为目标人群覆盖率70%以上。

西藏食品药品监管任务繁重，已核定的人员编制远不能满足实际工作需要。以各方面条件最好的拉萨市为例，"十二五"初期，拉萨市城关区所辖食品经营注册的单位近 800 户，辖区内共有 5 所"三包"学校，还有 20 余家供餐的托幼机构以及节日、庆祝活动时的集体用餐单位，监管任务重。私人不规范的药品销售和诊所依然难以杜绝，低、散、小的现象还未改变。机构改革后，城关区食品药品监督管理局核定人员编制为 2 人。目前，食品药品监管工作由自治区疾控中心卫生监督科承担。无专业药品监管人员和相关配套的办公、执法、检查等设施，使食品药品安全问题显得更加复杂和突出。城关区虽成立了食品药品监督管理局，却没有专门的职能科室和办公场地。① 医药卫生资源最集中的拉萨市存在这样的问题，西藏其他城乡地区完成这个指标的难度更大，几乎没有在预期时间内完成的可能。

综合来看，这些国家公共卫生标准普遍符合全国各省（市）区经济社会发展平均水平的实际，但是部分基本公共卫生服务国家标准在西藏目前实施起来还有难度。不过，这些标准也让今后西藏医疗卫生服务工作有了更明确的努力方向，也有了具体的实施标准可以参照。在规划和项目实施中，西藏向这些标准和方向付出的努力也有目共睹。

---

① 《城关区卫生医疗服务存在的问题及建议》，拉萨市政府网站，2014 年 12 月 19 日，www.lasa.gov.cn。

二 政策目标的实现难度

目前，西藏"十二五"规划总体纲要中的各项指标得到落实还存在一些困难和问题：经济基础薄弱、内生动力和发展能力不足；项目前期工作仍显滞后，重大建设项目需全力推进；农牧民持续增收难度较大；社会事业的发展还需要进一步巩固和加大公共投入；规划纲要中提出的工业增加值占 GDP 比重、城镇化率、次高级及以上路面里程指标目前完成不理想、实现预期目标难度大。"十二五"规划纲要实施中出现的困难问题，究其原因，有些由来已久，涉及调整经济结构、转变发展方式的深层次原因；有的问题和困难是受制于国际国内经济放缓的影响。下面就具体困难进行详细阐述，主要阐述居民日益增长的公共卫生服务需求与公共卫生资源不足之间的矛盾、农牧区医疗管理机构设置缺位、农牧区医疗基金存在管理风险、医疗服务保障力度不够等四个方面的困境。

1. 农牧区居民公共卫生服务需求日益增长与公共卫生资源不足之间矛盾突出

具体来说，农牧区公共卫生资源不足主要表现在以下几点：医务人员结构分布不均衡、卫生人员总量不足、医护人员医护水平低、城乡分布不合理。根据西藏自治区政府的公开资料，从总体来看，2005 年底西藏卫生机构平均缺员率为 23.88%，县卫生机构缺员率 26.15%，乡（镇）卫生院缺员率达 59.74%。从城乡分布看，地（市）以上卫生机构人力资源相对充足，农牧区严重不足，约 12.55% 的卫生人力资源分布在乡（镇）卫生院，平均每乡（镇）在编卫生人员 1.61 人，平均每个村仅有乡村医生0.43 人，乡镇卫生院缺员状况明显。从医护队伍资源来看，全区乡镇卫生院平均人数 4.6 人，远低于自治区编办核定编制 10 人，有编无人，特别是那曲、阿里等偏远高寒地区缺员问题尤为突出。

医护人员资源不足是一个问题，而医护人员的医护比例配置、专业水平、学历层次、职称结构和基本素质也同样存在问题。一是，医护比例配置的问题，医护比例配置是一个全国性的问题，西藏也存在。西藏每千人口医师数接近全国平均水平，但约有 45.09% 的医师分布在地（市）以上医疗卫生机构。护士严重不足，医护比例失调。2005 年每千人口拥有的护士数仅相当于全国平均水平的 60%，目前情况也没有太大改善。二是，具备专业水平的医护人员相当紧缺，紧缺的专业卫生人才包括卫生管理、预防医学、妇幼保健、口腔、医技专业和卫生监督等领域。三是，现有卫生人员学历结构偏低，卫生人员中中专和无学历的人员占 76.36%。[①] 四是，职称结构不合理，高级职称仅占 2.03%。有些分配到基层的医护专业大中专毕业生，由于西藏基层生活和工作条件差，通过各种途径设法离开。西藏实行先招考公务员，再招考卫生技术人员的方式，造成大量医学类专业人才流失到非医学专业岗位，更加剧了基层医护人员的匮乏。五是，部分医护人员的基本素质还有欠缺，留在基层从事医护工作的人员中，个别医务人员连基本的药品说明都看不懂，甚至极少数医务人员为患者配药仅凭借药品的外观形状和颜色来确定。这不仅给农牧民的人身安全带来极大隐患，也从根本上制约了新型合作医疗制度的正常运行。基层医务人员医疗水平有限，致使一些可以在基层治疗的疾病，也必须到地区或者自治区医疗机构治疗，导致医疗成本大幅度增加。

2. 农牧区医疗管理机构设置缺位

农牧区医疗管理工作量大、要求高、任务重，由于没有经办机构，经办人员少且为兼职，因而存在管办不分离、管理手段落后和报销补偿不及时等问题。目前，除林芝地区地、县卫生局设立了农牧区医疗制度管理办公室（地区编制为 3 人、各县编制 2 人），其他地级市均未设立相应机构。

3. 农牧区医疗基金存在管理风险

西藏农牧区医疗基金筹资规模小，统筹基金出现透支的风险依然存在。一是，随着经济社会的发展、物价水平的上涨，农牧民医疗保健意识增强，医疗保障资金投入仍然不够；二是，基金抗风险能力还比较低，农牧区医疗管理制度实行县级统筹，而个别县人口基数小、基金统筹共济能力有限。

4. 医疗服务保障力度不够

一是，由于大病补充医疗保险起付线偏高，使农牧民大病补充医疗保险未能发挥保障效用；二是，信息化平台建设滞后，制约了医疗保障服务水平的提高；三是，各地住院押金偏高现状还未得到有效解决，先住院后

---

① 《西藏自治区"十二五"时期卫生事业发展规划（2011–2015）》，西藏自治区人民政府 2012 年 4 月颁布。

结算等便民服务措施有待进一步落实；四是，对定点医疗机构，包括公立医院和社会医疗机构的监管力度有待进一步加强。

三 基本公共卫生服务的改进路径

1. 农牧区医疗制度实现全覆盖

各级行政和医疗卫生业务机构应当重视农牧区医疗工作，建立健全农牧区公共医疗卫生服务的管理和监督机构，制订农牧区医疗实施细则，建立政府领导、部门配合、社会监督、农牧民参与的农牧区医疗运行管理机制。同时，要及时调整农牧区医疗补偿标准。2013年西藏农牧区医疗管理办法修订后，各地（市）、县在进行宣传和政策讲解的同时，也应当结合当地实际完善相关的实施细则，及时调整农牧区医疗基金分配比例和报销补偿标准。目前，大病统筹基金占60%～70%，家庭账户基金占28%～38%，风险基金占2%。县、乡两级医疗住院费用补偿比例，在原有基础上已提高5%～10%，统筹基金最高支付限额已提高到6万元。基于此，可再适度加大对农牧区医疗卫生服务的扶持力度。

2. 保障医保基金的安全运行

医保基金是医疗保险制度的生命线和经济基础，其运行成效对医疗保险制度的改革关系重大。一是农牧区医疗经费落实到位。西藏建立了以政府投入为主导解决农牧民医疗保障问题的机制。农牧区医疗政府补助标准，从"十五"末年人均80元提高到2013年年人均340元。西藏还按照农牧民人口安排人均0.8元的农牧区医疗管理经费。在个人筹资上，政府充分尊重农牧民意愿，始终坚持自愿筹资原则，大部分地区和县按自治区要求个人筹资达20元，部分地方根据经济发展水平做了适当提标，如曲水县农牧民个人筹资达30元。二是加强医保基金管理。从2007年开始，西藏自治区财政部门在年初预算中将中央和自治区安排的农牧区医疗专项经费划拨各地市，各地也在上半年就将本地应配套的资金拨付到位，保障了农牧区医疗制度的顺利实施。各地根据当地经济社会发展水平，继续以收定支、量入为出、保障适度的原则，做到基金专户储存、专项管理、专款专用。2013年1～6月，西藏农牧区医疗基金中补偿各种医疗费用30811.26万元，其中统筹基金中补偿21810.24万元，家庭账户基金中补偿9001.02万元，农牧区医疗补偿受益达206.59万人次，其中住院补偿受益7.19万人次，门诊核报销受益 199.40 万人次。

3. 提高基层公共医疗保障体系的服务水平

一是，完善基层卫生机构的人员配置。西藏各地市结合实际，逐年增加基层卫生人员和农牧区医疗管理经办机构人员的数量。到 2012 年 10 月底，西藏乡镇卫生人员达到 3171 名，平均每乡镇 4.6 名，目前已基本实现"一村两医"的基层公共卫生服务目标。二是，加大基层卫生服务人员培训力度。2013 年 1~9 月，各地市短期培训乡村医生 3208 人次，村医一年制培训 311 人次，乡镇卫生人员培训 2795 人次，农牧区医疗管理经办人员培训 349 人次，基层卫生服务能力显著增强。三是，通过财政补贴的方式提高乡村医生待遇。在自治区乡村医生误工补贴月人均 300 元的基础上，各地市通过地方财政，适当提高了乡村医生待遇。四是，探索即时结算"一站式"管理服务制度。西藏部分地市及所辖部分县（区）与地级市、自治区各大医院签订协议，建立了医疗费用"一站式"即时结算服务机制，为患病群众住院治疗提供了便利。

4. 积极推进农牧民大病补充医疗保险工作

2011 年 7 月开始，西藏自治区政府出资为所有农牧民投保，建立农牧民大病补充医疗保险。农牧民发生大额医疗费用的，在农牧区医疗按比例补偿的基础上，还可以申请商业医疗保险赔付，赔付金额最高达 7 万元。2013 年 1~9 月，全区大病补充医疗保险赔付案件 150 起，赔付 492.26 万元。

5. 完善西藏城镇社区卫生体系建设

随着西藏经济的发展，大量农村劳动力来到城镇寻找就业机会，使西藏在近年来城镇就业人口增长迅速。但是与快速增长的城镇人口相比，城镇的公共服务能力与水平都存在差距。特别是与普通大众关系密切的医疗的医疗卫生的供给结构不合理，发展遭遇瓶颈。因此，西藏需要增加城镇医疗卫生服务网点和财政投入，在坚持公益性服务原则的基础上根据社会需求提高业务水平、扩宽经费来源渠道，加强与居民家庭的联系。

6. 创新保险模式，完善妇幼保健服务体系

2010 年，西藏自治区卫生厅与中国人寿保险公司西藏分公司共同推出了政府主办、商业化运作的孕产妇保险模式，由自治区财政全额出资，为西藏所有孕产妇购买孕产妇保险，对孕产妇和婴儿在保险期间身故或发生

特定疾病进行承保。凡户籍在西藏自治区，并在具有助产资格的医疗卫生机构住院分娩的所有城乡孕产妇以及 0～3 周岁婴幼儿，均免费参保。保险范围包括孕产妇意外伤害保险责任、农牧区妇女"两癌"保险责任、新生儿至其满 3 周岁特定先天性疾病保险责任等。保费为每人 200 元，全部由政府财政拨付，保险金额从最初的 5 万元提高到 2013 年的 15 万元。2013 年这一保险政策覆盖了西藏 4.73 万育龄妇女。这一保险模式有助于进一步提高西藏人口素质，保证母婴健康，完善妇幼保健服务体系。

7. 加强健康管理和预防保健网络建设

从目前西藏医疗卫生工作的开展状况看，虽然规划强调要以"预防"为主，但是实际操作中面临诸多问题。因此，西藏要以健康教育为主导措施、以降低危险因素为目标采取干预策略。在现在的医疗机构和人员基础上，健全城乡三级医疗预防保健网，发挥它们在健康教育、干预措施的实施、信息管理、治疗、康复等多方面的作用。

第四章 政策可行性研究

医疗卫生政策是一项公共政策，西藏医疗卫生政策直接关系西藏医疗卫生体制改革能否顺利进行，对于维护社会稳定，构建社会主义和谐社会和实现全面建设小康社会的奋斗目标具有重要的理论和现实意义。当前虽然医疗卫生政策方案在政策规划阶段已经确定下来，但是，这些政策在实际工作中是否能够贯彻下去，还是不确定的，需要进行可行性分析。

第一节 不同地域对医疗卫生政策的
认识与普及实效性分析

我们先对西藏医疗卫生领域民生改善政策实施的范围进行界定。从实施对象看，政策实施的人群囊括所有西藏城乡居民，包括僧尼和新生儿这样的特殊人群。从政策实施的专业领域看，主要还是围绕公共卫生展开的。西藏自治区幅员辽阔，农区（严格称为半农半牧区）、牧区以及城镇发展情况和出现的问题都有很大差距，但许多政策都没有考虑差距，出现"一刀切"的情况。一项政策顺利实施并达到预期目标，需要从政治、行政、经济、文化和技术等多重维度去分析其可行性。本章将从城镇、农区（半农半牧区）、牧区的区域划分来分析西藏医疗卫生领域民生改善政策的可行性。

一 城镇与农区、半农半牧区及牧区的对比

由于城镇的卫生资源远远优于农村，西藏城镇人口集中便于公共卫生服务的提供，医疗卫生政策制定时也应当对城镇的医疗卫生水平制定更高的标准，提出更高的要求。例如，拉萨市不少街道办工作人员直接深入辖

区，进行幼儿疫苗接种登记和避孕用品的发放。2008 年吉日街道办就为辖区 512 名儿童登记并接种疫苗，2009 年该街道办直接给 574 人发放了计生用品。由于城镇人口集中，公共卫生服务供给的效率也高。从当地居民节育率的数据来看，2008 年吉日街道办已婚育龄妇女的综合节育率达到 96.9%，而 2006 年那曲地区的综合节育率仅为 73.3%。由于西藏城镇的基层自治组织承担了大量的健康宣传和公共卫生的一些服务工作，政府行为约束强。在社会保障中社区发挥着组织和落实的作用，促成了医疗保险、最低生活保障等公共产品的供给带有强烈的政府行为特征。

相对于农牧区，西藏城镇的卫生知识普及和宣传工作更有成效，这得益于城镇地区居民文化素质相对较高、社区宣传活动较多等因素。拉萨几个街道办事处每年要开大会进行妇幼保健和计划生育的宣传教育大会，仅 2009 年吉日街道办组织辖区育龄妇女和流动妇女召开会议 16 次，7362 人次参加，发放计划生育政策宣传资料 1.5 万多册。由此可见，西藏城镇基层的健康宣传工作许多由街道办承担，基层社区提供妇幼保健、计划生育、疾病防控、食品安全等宣传工作。

二 农区医疗卫生政策的特点和实施的可行性

1. 管理可行性

农牧区家庭要依赖土地和草场供应他们所有的生活所需，耕种粮食和养殖牛羊等牲畜是主要的农业生产方式，尤其后者为农户家庭提供食用的肉、奶、纺织需要的毛以及每天要饮用的酥油茶所必需的酥油。西藏属于高寒地区，生态环境较为脆弱。畜产品为高原人民提供了难得的营养来源。西藏并没有纯粹的农区，而是半农半牧的地区。相对牧区，农区的牲畜要少很多，而且养殖主要是为了自家使用，耕种粮食自食和出售。西藏农区劳动强度和牧区差别不大，食物品种单一，营养摄取不全面，农村居民中很多人身体抵抗力弱。医疗卫生政策为农区居民树立了一道防护网，降低了他们的健康风险和疾病对生活质量的影响。

从生活环境和生活质量方面考察，西藏贫困人口的生活状况远比不上全国平均水平。西藏农牧区居民的生活质量偏低。如在满足人类基本生存热量方面，营养学家提出的温饱标准是，平原地区人类生存一般每人每天需要 2500 卡路里的膳食热量，海拔 3000 米以上的高原地区人类生存一般每人每天需要 3000～3200 卡路里的膳食热量。而西藏自治区扶贫攻坚目标制定的温饱标准中，农区每人每天膳食热量为 2337.46 卡路里，牧区每人每天膳食热量仅 1609.04 卡路里，仅相当于平原地区的 65% 左右。[①] 这从一个侧面反映出西藏农村的脱贫人口的生活质量也停留在较低的水平上。

在地方政府的政策实施中，每两年政府给包括村支书和村委会主任在内的村干部提供体检费 300 元，即作为对他们健康和生活的关心，以此提高他们的待遇。由此，干部政策真正落到了实处。这也可以作为一个很好的契机，由干部带头培养农牧民的健康意识，改变长期以来重治疗轻预防的健康观念。

医疗社会救助是弥补医疗社会保险制度与"低保"制度不足，解决全国人口医疗困境的有效手段。大病救助基金为西藏群众筑起了一道坚实的卫生防线。大病救助基金是针对因患重特大疾病而无经济能力进行治疗，或因支付数额较大的住院医疗费用而陷入经济困境的城乡困难家庭人员。在城乡医疗救助工作方面，2005 年西藏颁布《西藏自治区农牧区特困群众医疗救助暂行办法》，明确了救助对象、标准、资金筹措等问题，并在 15 个县（市）区启动了城市医疗救助试点工作，使社会救助工作逐步走上了规范化、制度化的轨道。2013 年 12 月，西藏自治区申请救助居民家庭经济状况核对指导中心正式成立，它的主要作用就是核实申请救助的居民家庭的经济状况，这对于解决家庭收入核对难、救助对象认定难具有重要意义。纵向对比来看，以前在核实和认定申请救助的居民家庭的经济状况时，方式比较单一、手段比较简单。核对指导中心成立后，半年入户复查一次，就是要杜绝"人情保""关系保"，防止错保、漏保等现象，真正实现应保尽保、应退尽退。各县也将成立救助居民家庭经济状况核对中心，自上而下形成自治区指导中心对各县的核对中心进行技术指导和专业领导。目前各县的核对中心正在筹划当中，力争在 2014 年建成 70%。目前大病医疗救助政策正在起草过程中，待救助对象、救助形式、申请资格等方面内容完善后，预计 2014 年上半年就可出台。政策出台后，能使最弱势、最困难、最急需帮助的群众的基本生活得到有效保障，在最大限度上缓解城乡困难居民因病致贫、因病返贫等问题。

---

① 毛阳海：《西藏农村的贫困状况与财政反贫困政策》，《西藏研究》2006 年第 4 期。

2. 经济可行性

（1）财政经费对医疗卫生政策的支持。2014 年在公共财政预算支出中，医疗卫生支出 39.30 亿元，增长 9.8%。财政对医疗卫生领域的扶持力度是贯彻医疗卫生政策的重要保障。早在 2009 年西藏即已设立村级公共卫生设备更新基金，具体为：在自治区下达的一般性转移支付中按农牧民人均 4 元，以县为管理单位，专门用于村卫生室定期更换医疗设备。但笔者此次在调研过程中发现，部分农区的卫生室设置、更换的医疗设备寥寥无几，甚至卫生室用房也都挪为他用。这种现象不利于村卫生室建设，也无法为农区居民提供必需的医疗服务。只有认真落实医疗经费，基层医疗卫生状况才能得到改善。

（2）农牧区的金融政策对卫生事业的投入。农牧区金融政策如小额贷款制度有助于农户加大对农牧业生产的投入，缓解医疗卫生费用高造成的家庭资金的压力。各地基层医疗机构灵活掌握政策。当家庭账户有结余时，农牧民可以提取现金去支付门诊开支中一些不能报销的项目，减轻农户负担。这种政策的活用也面临考验，如是否违反基金管理规定，是否会导致基金池缩小，影响其他农村居民大病补偿的水平。灵活掌握农牧区医疗卫生政策，在自治区总原则下因地制宜进行调整，才能放大政策的效应，使农牧民获得更高水平和更高效率的医疗服务。

3. 技术可行性

（1）操作性行政技术的实施可行性。2012 年出台的《西藏自治区农牧区医疗管理办法》有一条规定是："开展提高农牧民重大疾病和特殊病种医疗保障水平试点工作。对纳入报销补偿范围内的特殊病种门诊医疗费用，在大病统筹基金中报销 70%。特殊病种门诊医疗费用与住院费用合并计入年度最高报销补偿限额。"但日喀则地区的规定是，门诊家庭账户基金包括家庭账户基金和门诊统筹基金两类，占农牧区医疗基金总量的 45%~48%。其中，门诊统筹基金占总基金的 15%，用于健康体检费用、特殊病种门诊医疗费用和一般诊疗费的支付。调查点所在地区特殊病种的门诊统筹比例比自治区规定的少，报销比例也会减少，这对患有大病重病，需要门诊治疗、长期治疗或医药费用开支大的病患者不利。

（2）资金管理技术实施的可行性。资金管理技术水平的提升有助于提高医疗服务的可及性，如 2009 年日喀则地区率先试点推行即时结算制度，深受广大农牧民欢迎。为方便各县农牧民群众就医、减轻农牧民就诊负担，2013 年经日喀则地区卫生局组织 11 县与 4 家地直医疗机构签订了《日喀则地区 2013－2014 年度农牧民在地直医疗单位住院费用实行即时结算协议书》，实行地区医疗机构与县医管办之间即时结算制度。此项制度的出台，不仅对完善地区新型农牧区医疗制度，提高医疗制度管理水平，方便农牧民群众就医，解决农牧民群众在地区以上医疗机构就诊时因手头现金紧缺而影响住院救治的问题具有积极作用，而且为进一步规范农牧区医疗管理工作，推进整个地区农牧区医疗制度科学化运行具有重大意义。

（3）操作性卫生技术实施的可行性。西藏在实施计划生育工作之初就广泛采用了国际上较为先进的皮下埋植避孕的方法，这种方法简便、易行、副作用小且成功率很高。十多年前罗绒占堆在西藏农牧区贫困地区调研时没有发现一个皮下埋植避孕失败的例子，这种方法深受广大农牧区群众的欢迎。① 此次调研中，笔者在一江两河流域的一些农区调研看到当地也有不少妇女采用放节育环的方式，但是有些放环的妇女出现了劳动中节育环移位、脱落等现象，也有个别妇女放环后出现不同程度的不适反应。这也与各地农村妇女的生产生活方式、卫生习惯以及对新型医疗技术的适应有关，需要宣传教育形成意识革新，需要时间进行过渡和适应。提高医疗服务的便捷度和适用性，对改善西藏农牧民的健康状况有很大的影响。

（4）藏汉双语应用技术的可行性。语言是行政机关与基层群众沟通的基本工具，但是当地许多农户反映，机关办事难在语言上无法沟通。笔者在调研中也发现，语言障碍对医疗卫生政策的贯彻和农牧民获得医疗服务的可及性有一定的影响。为进一步提高广大干部职工的藏汉"双语"水平，使机关干部职工能更加适应基层工作，更好地与基层群众沟通交流，在笔者调研的仁布县 2011 年县委组织部协同县委党校开设机关干部职工藏汉"双语"培训夜校，来自县直各单位各部门的科级以下干部职工 100 余人分藏文普及班和汉文提高班参加夜校培训。该夜校培训期为一个月，培训结束后统一组织考试，考试成绩将作为组织选拔培养干部的重要依据。仁布县认识到语言问题的重要性，积极采取措施的处理方式尤为可贵。类似的现象在西藏各地（市）、县包括中心城镇的医院也存在，值得有关部

---

① 罗绒占堆：《西藏的贫困与反贫困研究》，中国藏学出版社，2001。

门引起注意。

4. 社会环境和文化的可行性

文化传统中的习俗与日常生活习惯对西藏群众健康的影响很大。在课题调研中，笔者看到许多群众没有养成良好的生活习惯。例如，亲友们在节庆时共用酒碗喝酒。家里出现患传染病的亲人时，在生活上不注意隔离、生活用品混用，等等。又如在一个农家遇到一个乙肝重症患者，正处在高危传染期。但他还与其家人一起居住，并没有采取任何措施，幸亏他的孩子们小时候打了疫苗产生了抵抗力，才使这个上学的孩子没有传染上疾病。遇到类似的情况，我们就边调研边普及一些健康常识。欣慰的是，西藏传统文化非常敬重医生，视医生为最崇高的职业之一。这种医患关系和氛围非常有利于一些医疗卫生政策的贯彻实施。在一次调研中，家里男主人身患酒精性肝炎和胃病等，医生叮嘱他不能饮酒，原来嗜酒成性的他就此滴酒不沾，身体状况也有所改善。

三　牧区医疗卫生政策的特点和实施的可行性

西藏的农区都是半农半牧区，普通农户在耕作之余也养殖牲畜。牧区较之农区地理位置更加偏远，地广人稀的特征更显著，进而造成基础设施条件更加薄弱。而且需要强调的是，牧业是西藏重要的传统产业，在西藏人民的经济、文化和日常生活中有着基础性的不可替代的作用。西藏牧区的面积超过了其总面积的2/3上。西藏的发展离不开牧区的发展，牧区的发展是西藏整体发展战略中的重点和难点。因此，牧区医疗卫生政策也面临更多的困难和机遇。

由于地理和生产方式的原因，牧区卫生资源不足，卫生基础设施滞后，服务半径大，服务成本高。牧区卫生医疗服务能力无法满足牧民的需求。以调研点那曲地区为例，直至2014年一位援藏医生的到来，那曲地区才有了唯一的一位眼科专科医生，才使得那曲地区人民医院可以实施白内障手术。横向对比可以发现，在内地很多地区的县级医院都可以进行类似手术。那曲地区尚且如此，更不要说其他牧区基层医疗机构，它们所承担的工作任务与人员编制、设备条件、经费预算、技术力量等方面很不匹配。主要表现在：一方面基层人员编制太少，任务繁重，经费不足、设备落后，技术力量薄弱；另一方面又存在着设备利用率低、经费分配使用比例不公平等问题。特别是三级卫生服务网的网底即卫生室数量较少，基本卫生服务质量不高。牧区地广人稀、交通不便、卫生服务需求分散，医疗急救时效性要求高，因此要重点加强牧区流动卫生服务体系建设，开展流动巡回医疗服务，发展远程医疗，不断提高服务质量。

　　牧民收入的增长会为牧区医疗卫生的发展提供机遇。与农区相比，逐水草而居的牧民需要迁徙、游牧，其生产的不稳定性明显。牧业遇到大灾大减产，小灾小减产，牧民曾经长期处于自给而不自足的状态。然而，西藏作为草原生态保护补助奖励机制全国试点地区，自 2009 年至今已经形成一套较为完善的管理机制。中央财政从 2011 年到 2015 年，每年投入 20 亿元在西藏实施草原生态保护补助奖励机制，对草原禁牧、牧区牧草良种和牲畜品种改良等实行奖励补贴。草原生态保护补助奖励机制的建立，不仅加快了草原畜牧业生产方式的转变，而且牧民政策性收入明显提高，因此目前牧户的收入状况普遍优于农民。牧民收入增长将带来大量的医疗消费需求释放，与此同时，卫生资源分布不均衡使得他们的医疗消费得不到充分满足。因此，为合理满足牧民的医疗消费需求，应完善如下两个方面：一是，加强基层医疗机构建设，提高牧区医疗卫生资源的可及性，做好健康管理和预防工作；二是，加大财政补助力度，提高新农合保障水平，同时加强控费和监管，合理调节就医导向。

第二节　西藏医疗卫生政策目标的可行性预估分析

一　医疗卫生政策的制定可行性分析

　　在公共政策理论中，当讨论政策的可行性时人们首先要考虑政治的可行性，即它在政治上是否行得通。首先，政策要能够反映各利益相关者共同的诉求和利益。否则，一项公共政策就失去了其技术合法性与实施合法性。其次，政策的政治可行性还表现在接受度上，即一项科学合理的政策如果民众对其知之甚少、了解不深，民众对其接受度就比较低，认识不到政策对自身利益的相关性，在实施过程中就会出现阻力。

　　从西藏医疗卫生政策的制定者角度看，他们对政策目标有强烈的追求。从西藏城镇职工和居民制定的医疗卫生政策的文本上看，它们反映出政策制定者对城镇居住人口长期的关注，医疗卫生问题一直是他们在制定民生政策时最重视的问题。同时，在所有医疗卫生政策中公共卫生部分因涉及人群广、对公众有广泛的利益改善意义而最受政策制定者的关注，由此在政策制定上也有轻重缓急。西藏地域广大，不同地区和行业人群的健康水平差距大，需要政策来平衡其中的冲突。例如，社会话语权占据优势的城镇职工和居民对医疗卫生政策制定和实施有着较大影响，但是西藏是一个农业人口占绝大多数的民族地区，医疗卫生政策制定者更应注重对广大农牧区基础建设和公共医疗的政策支持和资金投入。针对医疗卫生领域这样一个具有普惠性质和半福利性质的领域，由于城乡居民在政策信息知晓上具有不对等性，城镇居民比农牧区居民更易获得医疗卫生资源；公共政策的外部会促使少数居民产生抢占稀缺医疗资源的冲动。西藏医疗卫生政策注意到平衡各方的权益，得到普遍的认可，没有出现对政策公平性、正义性的质疑。所存在的问题主要集中在如何发挥西藏传统医学——藏医学的作用上，2010 年西藏三级医院执业（助理）医师构成中，藏医专业仅占 7.87%，与藏族人口占比和悠久的藏医诊疗历史不相匹配，也无法满足基层群众的就医需求。因此，西藏医疗卫生政策应该进一步体现当地独特的民族特点的差异。

二 现代医学的有效性分析

西藏地区是一个地理位置特殊、历史悠久、传统文化底蕴深厚的地区，文化传统和宗教共同铸就了其特殊的民族心理。因此，在医疗方面，至今一些藏族农牧民仍相信超自然力量对人身体会发生作用。一些从农村出来在企事业单位工作的藏族人在现代医学治疗无法收到较好效果的时候，且属于传统的、精神的而非外来疾病的情况下，也会求助于传统医学和带有宗教成分的超自然力量。

对西藏的农牧民来说，西医是现代医学的代表，而藏医代表了西藏的传统医学，这是两种不同的医疗体系。他们认为，在时间上，传统医学是一个缓慢、较长的治疗过程；现代医学是一个较短的过程。在治疗的效果上，传统医学具有彻底、治本的疗效；现代医学对疾病的治愈限于表面，对一些慢性疾病无法根治。对一些疑难杂症包括现代医学无法攻克的癌症，一些藏族群众从宗教价值观出发，认为一些疾病的产生是病人前世的罪孽导致的。这些思想往往为传统医学的活跃提供了空间。传统藏医学从宗教价值观以及人际、社会与生活问题层面来探讨病因。由于一些群众并不认为疾病的产生是人自身机能的问题，而将疾病归因于鬼怪的作祟、前世的冤孽等超自然力量因素作用的结果，因此他们以为只能借助于宗教的力量排除鬼邪才能彻底解决。于是，对于疾病成因所持观念（现代与传统、世俗与宗教交互影响），导致了当地藏族农牧民对待不同类型的疾病，采取不同治疗手段的态度。对于当地农民来说，他们越来越能接受现代医疗技术手段，同时对各种治病方法兼容并蓄，去什么样的医院，采用何种医疗手段，既取决于疾病的种类（急性或慢性病），也受到治疗成本、方便程度和宗教观念的影响。①

三 自治区各级相关部门普及现代医学的有效性分析

西藏和平解放 60 多年来，经过学校教育和政府的宣传，广大群众对疾病和健康有了更为科学和积极的认识。作为涉及切身利益的医疗卫生政策，当地人时常接触体会较深。近年加大报销比例等医疗卫生政策也得到了绝大多数城乡居民的认可和支持。即使如此，卫生常识的普及和健康知识的宣传在广大农牧区依然存在大量的盲区，也亟待政府和社会各界力量的关注和投入。例如，全民免费体检是惠及广大居民的德政工程，也有转变医疗政策方向的指导性作用，即从重治疗、轻预防转变到对治疗和预防的全面关注。2012 年 5 月底，西藏自治区制定下发《实施全民健康体检工程方案》，做出为全区城乡居民和在编僧尼免费健康体检的决定，实现对危害农牧民健康的各类疾病做到"早发现、早诊断、早治疗"。目前西藏城镇和农牧区陆续开展健康体检。健康体检内容包括生化全套 17 项、尿检11 项、B 超、内科、外科和五官科等常规检查。目前从所见到的统计数据中，我们可以看到西藏城乡居民体检率已接近或达到国家基本公共卫生服务的相关指标，一些地区 45 岁以上城镇居民基本全部参加了体检。然而，数字却体现不出体检的实际效果。笔者在本课题调研中了解到，一些地方的农牧民不了解现代医学特点，有个别人抵触体检时的抽血检验，甚至有

---

① 刘志扬：《西藏农民在就医行为选择上的文化观念》，《开放时代》2006 年第 4 期。

人以为医院抽血是要卖他们的血，所以编造一些理由逃避抽血检查。即使医生反复解释，个别人对一些健康检查还是不愿配合。还有个别地方，体检工作量大，时间要求紧，卫生人员严重不足，造成检查工作中体检人员不经检查就随意填写项目，也给参加体检的农牧民造成体检工作不严格、不严谨印象。

类似这样空有漂亮数据，但是缺乏高质量内容的医疗卫生政策报告和统计只能使"十二五"规划制定的指标在数字上达标，但是政策效应无法真正发挥应有的作用，甚至对政策制定者产生误导，其结果会使西藏的医疗卫生工作无法达到预期的一些目标。

四 自治区各级政府部门对政策的认识、把握和执行的实效性分析

政策制定者需要在执行能力和工作效率上下大力气，保证政策方案能够贯彻实施，实现决策意图。评价一个政策的可行性主要有组织结构、信息流、过程控制、财政支持和人员能力等因素，这就要求制定合理的政策实施进度计划、设计合理的组织机构、选择经验丰富的管理人员、建立良好的协作关系、制定合适的培训计划等以保证政策顺利执行。综上所述，对政策的理解能力和执行能力可以从以下几个方面观察。

1. 政策制定者对政治形势的判断和认识

以拉萨市为例，2008 年拉萨发生"3·14"事件后，地方主政者认识到城市社区建设的重要性。2008 年和 2009 年间拉萨市成立了专门的社区发展领导小组，提升了街道办事处在社区建设中的地位。在街道办事处设立"五所一办"的管理机构，其中就包括社会保障所。在进行制度建设的同时，拉萨市也加速了城市的基础设施建设并完善社区卫生服务体系。

2. 预防保健知识和技术的宣传普及

预防保健宣传体系建设是我国医改的重头戏，该定位是从提高全民健康疾病预防意识的必要性角度出发进而得到确定的，其目标是实现全民养成良好的生活习惯、保障西藏群众的健康。西藏医疗卫生相关部门长期以来无暇顾及疾病预防工作，而是将大量人力、财力投入疾病治疗中。西藏实施新医改以来，和全国一道改变了旧的医疗卫生思维模式。特别是"十二五"规划更强调提高健康档案的建档率，并由此设立定期体检制度，将

预防医学的理念带到广大农牧区和城市、学校以及寺庙。这个制度有助于城乡居民加强自我健康的维护意识，小病早治，以免酿成大患，这也将有效地降低健康风险，减少病患和政府的医疗支出。这种带有普惠性质的医疗卫生政策发挥出社会效益，政策的可及性强，可以缓解居民的就医压力。公共卫生领域疾病预防的宣传旨在通过提前干预，以较少的劳动消耗和占用来为社会提供更多优质的医疗保健服务。有效的健康教育可以调整人们的生活方式，改善生活质量，进而减少人们在疾病治疗方面花费的时间和经费，因此是具有经济效益的良政。当政策效应显现时，医疗卫生成本将得到有效控制。

3. 财政自给能力的提升

公共政策理论对政策的经济可行性分析，其落脚点是研究政策实施的经济效益，包括对公共政策执行的成本与收益进行分析。如果一项公共政策制定和执行的难度很大，那么其预期障碍就大。因此公共政策的经济可行性也体现在这些政策能够获得各种经济资源的充分支持，并能和宏观经济的整体发展相配合。但是在西藏情况有些特殊，由于西藏财政自给能力还很差，对中央财政的依赖强，医疗卫生政策中类似直接关系群众利益的报销比例等问题要靠一定的财力支持。同时因为西藏城镇中除了拉萨市医疗机构多、医疗水平较高，多数城镇的医疗资源并不充裕。因此，要满足群众的医疗卫生需求，当地财政部门就应当提供资金支持，注重公益性的医疗卫生政策相应削弱对经济效益的追求，在加大政策效应的同时，争取更多的中央转移支付，这是西藏医疗卫生政策顺利实施的关键和保障。

4. 地方政府在医疗卫生保障管理和服务上的"问题"

例如，2003年西藏对基本医疗保险药品目录中的乙类药品进行了调整。那次调整是按照《关于印发国家基本医疗保险药品目录的通知》中"增加和减少的乙类药品品种数之和控制在全部乙类药品总数的15%之内"的调整比例进行的。乙类药品目录的调整，是在国家2000年5月发布的《基本医疗保险药品目录》的基础上进行适当的增减，结合西藏高原性疾病多发和临床用药习惯，将西藏常见病、多发病以及高原特殊病种所需常用药基本纳入自治区的调整范围。调整后乙类药品目录中西药部分增加104个品种，删除2个含PPA的品种（复方苯丙醇胺、复方右美沙芬），中成药增加 54 个品种，增删共计 160 个品种。[①] 但是此后没有再进行大的调整。医疗卫生保障药品报销目录更新滞后，还依照 2009 年的药物目录执行。原则上，国家在确定大框架后各省区应该根据各地情况对药物进行 10% 的调整。由于国家自 2009 年后药品目录没有再做调整，西藏此后也就没有进行相应调整。

第三节　地方政府在政策执行中的困难与应对策略分析

一　政策执行中的困难

未来西藏医保制度发展方向根据国家战略的顶层设计，应当走向城乡一体化，但是西藏目前在财力、人力以及场所等方面城乡差距很大。目前西藏实行的医疗卫生政策在执行中主要有以下几个方面的问题。

1. 城乡医保制度运行中筹资压力较大

一方面是城乡居民筹资标准使医保基金有压力。虽然当前医疗保险基本能够满足社会的需要，但是西藏城乡居民医疗保险制度时常需要由中央转移支付。另一方面，一些城乡居民收入水平低，家庭医疗负担偏重。在对有关部门的访谈中我们了解到，按目前的筹资标准，在西藏城镇家庭中有 1/3 的家庭感到筹资有压力，更何况是西藏农区和牧区居民家庭。"十一五"末期即 2009 年，有研究者在拉萨城关区四个街道办下属的四个社区，就社区发展和公共产品供给进行了调查。[②] 在其获得的 453 份有效问卷中，当地居民陈述的主要困难之一来自生活层面，其中第 4 项就是因为收入低而看不起病。在当地居民对居委会的诉求中也有 19.3% 的群众希望居委会做好医疗保健工作，这也与居民提到的家庭面临的困难相符。反之也说明当地城镇居民对社区公共卫生部门提供的服务存在不满。本课题在城镇社区居民家的入户访谈和在社区卫生站的调

---

① 《西藏 7 月试行新基本医疗保险药品调整目录》，《西藏商报》2003 年 6 月 26 日。
② 李雪萍：《西藏城镇社区发展与公共产品供给研究》，华中师范大学出版社，2013。

查也证实了这样的情况存在。相较城镇居民，农牧区家庭的筹资标准低，相应的筹资压力小。

2. 西藏公共卫生基础设施建设滞后

城乡医疗卫生投入不均衡，农牧区医疗政策执行面临困难，这主要体现在农牧区三级医疗卫生网络不健全。一些县级卫生服务中心的辅助科室房屋不健全、缺水缺电，75%的乡镇卫生院需要翻建和改建；医疗设施老化，基本常用设备严重缺乏，有些县级医疗机构没有 B 超、麻醉机、血球分析仪、生化分析仪、监护仪等设备。根据 2003 年 11 月西藏自治区卫生厅对农牧区的卫生综合调查，西藏 73 个县中只有 55 台价值在 50 万元以下的医疗设备，平均每个县不足 1 台。① 而 2005 年建院的拉萨民营医院——阜康医院号称拥有 23 台 50 万元以上的医疗设备，如 CT 机、彩超、X 光机等。近几年西藏加大对医疗卫生的投资力度。2013 年，西藏为 618 个乡（镇）卫生院、30 个县卫生局分别配备流动服务车和巡回医疗车，并投入1.8 亿元为各县卫生服务中心配备了基本医疗设备。②

3. 农牧区卫生技术人员匮乏且整体素质不高

目前西藏农牧区医疗卫生政策执行中面临的大问题除了基础性的硬件设施，更重要且在短时间内难以解决的问题是卫生人员的数量和业务素质问题。根据 2003 年有关部门的调查，23 个被调查县卫生服务中心现有人员数比自治区核定的编制缺编 34.6%。在素质方面，西藏卫生部门对那曲和昌都两个地区 10 个县卫生服务中心的 327 名卫生技术人员学历和职称情况进行调查，结果显示，这两个地区的卫生技术人员的学历以中专为主，具有大专以上学历者为 18.3%，中专 61.8%，无学历的占 19.9%；职称结构以初级为主，具有中级职称的占 20.2%，初级的占 49.5%，初级以下者占 30.3%。③ 由于卫生技术人员缺乏，农牧区预防和控制传染病、地方病的工作繁重。由于西藏特殊的历史、社会和自然地理环境的制约，西

① 扎西顿珠、宫阳丽：《推进我区卫生事业改革与发展的若干思考》，《西藏医药杂志》2004年第 3 期。

② 黎华玲：《西藏平均每个村拥有 2 名医护人员》，新华网，2014 年 2 月 3 日。

③ 扎西顿珠、宫阳丽：《推进我区卫生事业改革与发展的若干思考》，《西藏医药杂志》2004年第 3 期。

藏的人口优生优育工作较内地开展较晚、投入不足、基础薄弱、人员素质偏低、服务难以满足需要，加之地方法规不完善，相关政策难以落实。特别是在农牧区，优生优育服务工作不能满足人口发展的需要。当地医疗卫生服务无法满足居民需要。

4. 现代医疗卫生技术在西藏落地初期"水土不服"

现代医学与民族医学存在一定技术冲突。当前，我国卫生改革工作做出"医药分开"的决定，力争把医疗行为与药品销售行为分成两个独立系统。但根据对北京藏医院藏医的访谈得知，他们根据在西藏基层工作的经验认为这一做法适合西医，却不适合中医及民族医。传统医学以辨证论治为根本，病症不同，处方不同。这正是民族医学的特色，若用西医管理规范对传统医疗采取"一刀切"政策，很可能造成不良后果。至少在现阶段的藏医药发展中，应提倡医药互助的发展原则。

二 应对措施

1. 扎实推进医疗卫生事业改革创新。建立更加公平可持续的社会保障制度，加快健全覆盖西藏与内地省区市可接续的社会保障管理制度。进一步加大对社会事业的投入力度，统筹推进医疗保障和医疗改革制度，完善农牧区医疗和养老保险体系，切实解决基层缺医问题。

2. 提高农牧区基础建设和医疗队伍的建设水平，增强基层群众医疗卫生领域公平性。新型农村合作医疗制度（简称新农合）在实现全覆盖之后就要完善医疗卫生服务体系，有效提高农村基层卫生机构的服务水平、服务质量和服务能力。政策资金和项目应更多地面向农村基层卫生机构，以改变城乡医疗资源配置的不平衡状况，切实增强与改善对农民的医疗服务，尤其要加强对村级卫生室的支持力度。

3. 以医促药、以药助医、医药并行。藏医药产业究其根本，可分为藏医和藏药。藏医首先指藏医医生，其次指藏医技术；藏药包括药材、成药、新药及各类保健品。在发展藏医药产业时，需要结合藏医传统经验和西藏基层医疗服务的特点，坚持"医药合一"的实践原则。一方面，应通过藏医诊疗机构的临床活动，推动藏药的科研、销售与宣传；另一方面，也应通过丰富多样、传统与创新并重的藏药产品为藏医临床工作提供全面保障。切忌把藏药作为一般化商品独立推广，藏医是藏药的推广主体，通过辩证用药才能将藏药的真正价值发挥出来。同时藏药作为藏医学的重要手段，伴随其科技含量的提高与品种的多样化，更应成为藏医医生的得力助手，使藏医医疗水平更上一个台阶。只有通过这种良性循环才可能提升藏医药产业的整体地位。

第四节　效果预估

任何一项公共政策出台实施之后，都需要检验政策成效，以此为以后的公共治理提供宝贵经验和教训。通过对政策见效时间的预估，可以做到对政策的见效时间心中有数，一方面可以据之调整政策力度，避免出现贯彻落实的时间过长而不能及时见效；另一方面可以避免急于求成，在一个政策还没有真正取得效果之前就继续不断出台加强力度的政策，进而避免矫枉过正的情况发生。

西藏"十二五"规划于2011年1月16日由西藏自治区第九届人民代表大会第四次会议通过，《西藏自治区"十二五"时期卫生事业发展规划（2011－2015）》于2012年4月出台，《西藏自治区"十二五"时期深化医药卫生体制改革规划暨实施方案》也已于2012年12月10日自治区人民政府常务会议研究通过，并下发各地区组织实施。可见，西藏地区在医疗卫生领域所出台的民生政策是符合公共政策发展规律的。

一　公共卫生服务均等化发展

以促进公共卫生服务均等化，提高公共卫生服务可及性为目标，实施《西藏自治区"十二五"时期公共卫生服务能力发展规划》。近60年来西藏自治区卫生事业取得了举世瞩目的成就。西藏居民人均预期寿命、婴儿死亡率和孕产妇死亡率等主要健康指标都得到了显著的改善。但由于西藏自治区地广人稀以及高原和高寒等自然因素的影响，西藏公共卫生服务尚面临巨大挑战，医疗服务提供和疾病控制应对较内地更为复杂和困难，人均预期寿命等指标与全国还有一定的差距。为全面提高西藏居民主要健康指标水平，西藏开展了自治区公共卫生发展规划（2011－2020）研究工作，这将为西藏实现国家"十二五"规划纲要中"人均预期寿命提高1岁"的目标提供重要参考。

《西藏公共卫生发展规划（2011－2020）》① 提出了 2011 年至 2020 年在西藏实施 4 个工程、2 大行动、3 个重大专项工作。4 个工程指：公共卫生机构基本建设工程、公共卫生人才队伍建设工程、公共卫生信息网络建设工程、妇幼保健与营养改善工程；2 大行动为：免疫规划行动、健康教育与健康促进行动；3 个重大专项工作是：防控鼠疫、结核、艾滋病、包虫病等传染性疾病，高血压等慢性综合病症，以及地方性疾病。这些工作的逐一落实有助于加快推进西藏基本公共卫生服务均等化，使城乡居民享受到高效便捷的基本公共卫生服务。

西藏将以优化卫生资源配置，提高卫生资源利用效率为核心，实施《西藏自治区"十二五"时期卫生资源配置规划》；以改善卫生机构基础设施条件，加强县医院标准化建设为重要工作任务，实施《西藏自治区"十二五"时期卫生事业基础设施建设规划》；以坚持传承与创新，扶持藏医药发展为统领，实施《西藏自治区"十二五"时期藏医药综合发展规划》；以推动医院数字化、网络化，建立完善卫生信息网络平台为要点，实施《西藏自治区"十二五"时期卫生信息系统建设规划》。通过这六个规划的实施，西藏从人才、服务能力、基础设施、传统医学和信息化等多角度增强了卫生事业发展的综合实力，保障了"十二五"西藏卫生事业发展规划的顺利实现。

二 医疗保险制度覆盖率高，实现医疗卫生领域诸多民生政策的前景乐观

在国家和各级政府的重视和推动下，西藏医疗保险制度的覆盖率达到了较高的水平。根据《"十二五"时期人力资源社会保障事业发展规划》确定的目标，医疗卫生领域 2015 年城镇职工基本医疗保险参保人数达到 26 万人，占应保人数的 95%，年均增速设定在 2%；城镇居民基本医疗保险参保人数 20 万人，占应保人数的 95%，年均增速设定在 6%。城镇职工中新参保人员包括在区内企业就业的大学毕业生和其他经济组织人员。城镇居民群体新参保人员包括新出生城镇人口、未参加城镇居民基本医疗保

---

① 中国疾控中心、西藏疾控中心编制《西藏公共卫生发展规划（2011－2020）》，2010。

险的区内大中专院校学生等。西藏在城镇职工和居民基本医保自治区统筹的基础上，还在进一步完善区、地两级医保管理服务体制。

三　以扶贫工作发展推动西藏医疗卫生发展进程

医疗卫生落后也是贫困形成的重要原因。2012 年 7 月国家印发《"十二五"期间卫生扶贫工作指导意见》，要以深化医药卫生体制改革为动力，以提高能力水平为重点，通过政策、资金、智力支持，加大卫生扶贫工作力度，拓宽工作范围，构建长效机制，推进贫困地区卫生事业跨越式发展，努力提高贫困地区人民群众健康水平。

第五章 西藏医疗卫生领域民生改善政策实施状况研究

——以城镇、农区、牧区三个社区为例

第一节 个案研究之一——拉萨铁崩岗社区

一 城镇的卫生事业状况

1. 西藏医疗卫生事业发展概况

自西藏和平解放以来，西藏一直处于中央政府统一的管理体制下，政府在社会管理中具有较高的权威性。中国是一个具有一定二元经济结构的国家，以第二、第三产业为主业的城镇居民与生活在农村主要从事农牧业的乡村居民因为生活和生产方式的不同，医疗消费水平存在极大差异。从这种国情出发，中国政府在城镇和农村实行不同的医疗保障制度，形成了多元化的政策格局。

依据城乡、所有制、就业状态，城镇的医疗卫生制度逐步形成了公费医疗和劳保医疗制度。在社会资源相对匮乏的时期，这种城镇医疗制度保障了城镇劳动者的医疗权益，对维护计划经济体制发挥了积极作用。但是随着中国人口的不断增加、老龄化问题日益突出以及疾病构成的复杂化，医学技术进步和药品费用上涨，加之其他体制改革的不断深入，公费医疗和劳保医疗制度出现了一系列问题。仅 1977 年至 1997 年，全国职工的医疗费用增长了 28 倍，年递增约 19%，而同期财政收入只增长了 6.6 倍。医疗费用的上涨已经超出国民经济的实际承受能力。

20 世纪七八十年代，改革开放使中国经济持续快速地发展，中国社会

也进入转型期。市场经济体制的确立使政府可以运用这只"看不见的手"对国家经济进行宏观调控。在经济长足发展的同时，中国政府在社会保障方面的投入却未能达到与经济发展相适应的程度。为了建立健全社会保障体系，社会管理层面的改革也随之逐步展开。在社会保障领域如医疗卫生领域的政策就进行了多次调整。1998 年，《国务院关于建立城镇职工基本医疗保险制度的决定》发布，标志着新的城镇职工医疗保险制度进入全面发展阶段。

（1）不同时期西藏地区的医疗卫生保险政策的发展脉络

其一，西藏和平解放后至改革开放前的医疗卫生保险政策。西藏和平解放后，为了加速西藏社会经济的发展，政府在社会管理领域也实施了特殊优惠政策，突出体现在包括医疗卫生在内的社会保障政策上。在改革开放前的计划经济时期，西藏和全国其他省份一样建立起两种城镇医疗保障制度，即公费医疗制度和劳保医疗制度。前者属于政府保险类型，保障对象为机关事业单位的工作人员、伤残军人和大学生，经费来自各级财政拨款。后者属于企业自我保障类型，保障对象是国有企业职工，部分集体企业参照执行，经费来源于企业按工资总额一定比例提取的福利金，并在成本中列支。享受劳保医疗的职工在本企业自办的医疗机构或者指定的社会医疗机构就医可以享受几乎免费的医疗待遇。所以，在相当一段时期，西藏机关和企事业职工享受着几乎完全由政府负担费用的城镇医疗制度。当然，这种政策的弊端也逐步显现：机构冗杂，享受公费和劳保医疗的人数增加，医疗费用上涨快速，再加上政府对医疗机构经费投入后劲不足，造成医疗资源的浪费、低效率、财政负担重、对中央财政的依赖程度深、政策缺乏可持续性等后果。

表 5 - 1　西藏医疗保险制度

类别	参保范围	资金来源	管理单位	免费项目	备注
公费医疗	机关事业单位工作人员、大学生	财政预算拨款和单位自筹经费	政府卫生部门	治疗、检查、住院、手术、生育、外地就医路费	门诊包干、挂号自负、住院自行负担5%～30%不等
劳保医疗	国有集体企业职工及直系亲属	企业福利费列支	企业行政部门	治疗、检查、住院、手术、生育、外地就医路费	家属半费医疗要个人自付，其他同上

续表

类别	参保范围	资金来源	管理单位	免费项目	备注
免费医疗/合作医疗	农牧民、无固定职业的城镇居民、僧尼等	财政预算拨款及农牧民按户缴纳	各县级行政部门	治疗、医疗、住院、手术、生育等	免费医疗与合作医疗逐渐合并

其二，改革开放后至 1998 年的西藏医疗保险政策的实施。20 世纪七八十年代的改革开放开启了经济领域的快速发展，中国社会也进入转型期。同时，随着农村家庭联产承包责任制的推行，人民公社体制的废除，全国农村合作医疗全面崩盘，广大农民失去医疗保障，农村医疗卫生状况日益衰化。面对这一严峻形势，党和政府在 20 世纪 90 年代进行了重建合作医疗的尝试，虽然国家非常重视农村卫生工作，但两次尝试均以失败告终。[①] 公费医疗与劳保医疗成本日益高昂，政府通过改革医保医疗，减少资源投入等措施分散财政负担。

这一时期随着西藏享受公费医疗的人员数量、经济发展状况、医疗技术水平、医疗消费需求等各方面情况的重大变化，计划经济下的公费、劳保等医疗制度面临时代发展过程中新的挑战。当时，医疗费用全部由财政和用人单位包揽，对医患双方都缺乏有效的费用监控手段，医院受到经济利益驱动诱导患者进行高额医疗消费。一方面造成西藏医疗费用的逐年增加，自 1998 至 2000 年，全区医疗费平均每年以 32.8% 的比例递增[②]；另一方面使地方财政和企业不堪重负，特别是西藏财政本来就主要依靠中央补贴，而国有企业又普遍效益不好，因此医疗费用成为不少企业的沉重负担。为了规范医疗费用支出，遏制医疗费的快速增长，1993 年西藏出台《免费医疗暂行管理办法》，明确了免费医疗的对象和范围，并对具体就诊制度做出了明确规定。同年 3 月，自治区又颁布了《公费医疗管理办法（试行）》，规定了享受公费医疗待遇的范围、经费开支范围、经费预算定额和管理等，同时实行公费医疗经费与个人经济利益挂钩，并步入全国公费医疗改革行列。[③] 这两项制度的出台，从根本

① 曹普：《新中国农村合作医疗史》，福建人民出版社，2014。
② 数据来源：1998、1999、2000 年度西藏自治区财政厅编制的财政报表。
③ 中国西部开发信息百科西藏卷，www.tibetinfor.com。

上规范了西藏医疗费用的支出渠道，而且公费医疗经费与个人经济利益挂钩的政策，对于遏制医疗费用增长以及减轻财政、企业负担起到了一定的作用。

其三，医疗卫生制度改革后的西藏医疗卫生政策。随着全国医疗卫生制度的改革，西藏也按照国家改革的框架调整了自治区的医疗卫生政策。根据城镇职工、城镇居民、农牧民和公务员等不同的社会群体情况，西藏开始实施多元化的医疗卫生政策。改革先从控制费用开始。例如，个人必须支付少量的医疗费用，来抑制医疗费用的过度上涨。但是考虑到西藏企业财力薄弱和城镇居民生活的实际，西藏的医疗筹资金额一直很少。实际上，西藏医疗政策难以为继的根源在于旧的医疗制度不能适应西藏经济发展的需求。例如，医保制度覆盖面小，受众群体少；许多当地企业不景气，无法承受职工医疗费用的上涨压力。

在提高基本医疗保障基金统筹层次方面西藏走在全国前列。西藏自治区已在2007年、2009年分别实现城镇居民和城镇职工基本医疗保险自治区级统筹。2009年，全国医疗卫生系统开始深化医药卫生体制的改革，西藏也不例外。按照"保基本、建机制"的基本原则，完善政策、健全制度，加大投入，统筹推进五项改革，着力构建有中国特色、西藏特点的医药卫生体制。五项改革包括：加快推进基本医疗保障制度建设，初步建立国家基本药物制度，健全基层医疗卫生服务体系，促进基本公共卫生服务逐步均等化以及推进公立医院改革试点。通过改革，2011年西藏取消医疗救助起付线、报销比例和个人承担比例，率先在全国实现了城乡一体化和社会全覆盖，个人年度医疗救助最高额度达到6万元，比2008年增加了3万元。

（2）西藏城乡居民医疗卫生服务政策的发展和特点

随着西藏城乡居民生活水平的提高，群众对医疗卫生服务提出越来越高的要求，由此西藏多次调整城镇职工、城镇居民基本医疗保险政策，采取提高报销比例、降低起付标准等措施，在一定程度上解决了居民看病难、看病贵的问题。城镇职工、居民基本医疗保险门诊特殊病种由原来的15种增加至20种，包括高原多发病，被纳入统筹支付范围，统筹基金支付比例分别为80%和75%。此外，定点医疗机构和定点零售药店覆盖面也不断扩大，遍布西藏各县（区）。西藏共有120家定点医疗机构，定点零售药店 197 家。[①] 许多城镇定点医院是民营医院，西藏在社会资金开办医院方面体现最充分的是城镇，这些医院在缓解看病难的问题中发挥了积极作用。西藏城乡居民目前大病商业医疗费的报销在年均 300 人以内。[②]

表 5－2　西藏基本医疗保险门诊特殊病种目录

序号	门诊特殊病	基本条件
1	恶性肿瘤化疗、放疗	经化验、病理或特殊检查确诊为恶性的各种肿瘤
2	慢性肾功能衰竭的透析	终末期尿毒症以及难以纠正的高血容量，水肿、心衰、高钾血症、严重代谢性酸中毒
3	器官移植术后抗排异反应的治疗	有手术鉴定
4	精神分裂症、重型抑郁症、难治性强迫症。	经二级以上医院鉴定需长期维持治疗
5	糖尿病及并发症	血糖化验证实为糖尿病及合并心脏病、周围血管病变、肾脏病变及脑血管病变的病人
6	再生障碍性贫血	血常规骨髓穿刺检查确诊
7	多血症	血色素 ≥ 200 克/升；红细胞 > 6.5 × 1012/升；红细胞压积 > 50%。三项中有两项符合者
8	慢性高原性心脏病	左心增大，左心衰；呼吸困难、咳嗽、咯血；右心增大，右心衰；颈静脉扩张、肝大
9	高血压	排除继发性高血压，血压维持 150/95mmHg，有眼底改变
10	脑血管意外恢复期的治疗	偏瘫恢复期和脑血管以外的其他后遗症，病人生活不能自理，需长期维持治疗的病人
11	慢性肝硬化	肝功能检查、免疫学检查、超声检查，三项中有两项证明肝硬化，或其中一项证实肝硬化且伴有腹水的病人
12	类风湿性关节炎	类风湿性因子阳性，X 线拍片有类风湿病理改变，皮下结节，关节肿大，四项诊断标准中有三项符合
13	系统性红斑狼疮	十一项红斑狼疮的诊断标准中至少有四项符合
14	慢性阻塞性肺部疾病	肺功能检查有气流受阻证据，FEVI < 70%，桶状胸

① 《西藏城镇职工医保最高可报 22 万》，人民网，2012 年 10 月 24 日。
② 数据来源：西藏自治区人社厅医政处。

续表

序号	门诊特殊病	基本条件
15	痛风	血尿酸大于430μmol/L，并出现局部症状
16	慢性肝炎	肝功能检查、病毒标志物检测、免疫学检查、超声检查，四项中有两项证明慢性肝炎者
17	冠心病	经在二级及其以上医院确诊为CHD，临床上有心绞痛、心力衰竭、心律失常、曾有心肌梗死和猝死，经住院治疗症状缓解；曾有心电图提示：心肌梗死表现；侧边防护办法行冠脉造影提示≥50%狭窄
18	慢性肾小球肾炎	有蛋白尿、血尿、高血压等肾炎综合征临床表现；检测尿蛋白≥1.0g/24h及尿蛋白≥＋＋两次以上；持续血尿：尿红细胞≥5个或红细胞计数≥10000个/ml；有半年以上病史及肾活检病理报告
19	甲状腺功能亢进	血清甲状腺功能检查指标异常
20	心血管系统介入术后治疗	有手术鉴定

　　进入"十一五"以来，在《国务院关于发展城市社区卫生服务的指导意见》的指导下，西藏探索和研究符合当地区情的社区卫生服务建设与发展的规划，主要加强以社区卫生服务为基础的城镇卫生服务体系建设。西藏不仅要完善社区卫生服务功能，而且为了向居民提供良好的公共卫生服务，还要探索创新服务模式和服务方式，强化公立医疗机构公共服务职能。综合医院是各地医疗水准最高的机构，要为城乡居民提供高水平的医疗服务，因此西藏七个地（市）都着力加强综合医院的服务设施建设，提高综合服务能力。例如，西藏城镇的综合医院持续开展医院管理年活动，加强医院管理，规范医疗服务行为、医药购销和临床使用行为。

　　开展医疗科学研究也是提高卫生服务水平的重要内容。号称世界屋脊的西藏因为海拔高，当地高原病患者多，高原病防治成为西藏着力加强的医学研究项目，在这方面的研究也取得不俗的成绩。1982年，西藏军区总医院成立全军高山病研究中心，开始对高原病进行研究。驻藏部队连续16年没有官兵因急性高原病死亡。[1] 2011年5月专门研究高原病防治的西藏军区总医院博士后科研工作站成立。这既是西藏首家博士后科研工作站，

---

① 陶社兰：《解放军攻克高原病，驻藏部队连续16年无一官兵病亡》，中新社，2012年5月22日。

也代表了西藏在高原病研究中的最高水平。

（3）城乡居民健康保障的探索

西藏还探索健全城乡居民健康保障的新途径。政府加大日常的健康宣传力度，以开展咨询、发放宣传册等形式，结合当时疫情和群众常见病开展宣传活动。此外，为增强西藏民众抵御各种意外风险的能力，2012年11月，西藏决定每年投入4400余万元，免费为全区所有城乡居民和在编僧尼投保团体人身意外伤害保险。该保险采取"政府出资、商业保险运作"的新型保险管理模式，在全区范围内同时推开，所需资金由自治区财政全额承担。保险对象主要是西藏户籍人口，包括城乡居民、援藏干部、寺庙僧尼。参保人员按年人均11.5元投保，保险期限为一年，伤亡保险金额为每人5万元，附加医疗保险金额为1万元。

西藏免费为城乡居民和在编僧尼投人身意外伤害险是一项民生工程。这标志着由城镇基本养老保险、医疗保险、失业保险、工伤保险、生育保险、人身意外伤害保险构成的西藏城乡居民社会保障体系进一步健全，保障水平进一步提高。虽然其他省份也创建了类似的政府出资的商业保险机制，但是这些省份保险项目的被保险人多是社会特殊群体，如老人或者民政救助对象。相较而言，这款人身意外伤害保险的受益面广，丰富了社会保险的内容，使西藏居民获得的社会保障更加全面。

2. 城镇居民医保政策

（1）宏观：城镇居民医保政策的具体内涵和实践

直到20世纪90年代末，西藏城镇医疗制度改革形成了职工和居民两大块的医保制度。前者要求职工与单位共同缴费和分摊医疗费用，形成社会统筹和个人账户相结合的保险模式。后者是针对收入水平偏低的城镇居民、没有收入来源的学生等群体而设计的筹资水平低的保险类型。1998年，《国务院关于建立城镇职工基本医疗保险制度的决定》发布，标志着新的城镇职工医疗保险制度进入全面发展阶段。

西藏自治区城镇居民基本医疗保险从2007年10月1日起全面实施。该政策逐步把城镇职工以外的、居住在县级人民政府所在地的城镇户籍人员纳入基本医疗保障范围，主要包括在校学生、孤寡老人、灵活就业人员、个体经营者、自由职业者、寺庙僧尼等各类人群。城镇职工、城镇居民两种基本医疗保险制度的建立和运行从政策层面上实现了全覆盖，当年城镇居民基本医疗保险参保人数达到 22.59 万人。

2009 年即"十一五"末，全国开展医疗卫生改革伊始，西藏先后出台了《关于调整城镇居民基本医疗保险待遇的通知》《关于做好城镇居民基本医疗保险大额医疗费商业补充保险工作的通知》等多项城镇居民基本医疗保险政策，从降低起付标准、提高住院报销比例和最高支付限额、增加门诊特殊病种、建立大额医疗费商业补充医疗保险等方面，结合居民看病就医实际，稳步提高了城镇居民的基本医疗保险保障水平，奠定了"十二五"期间医疗卫生发展的基础。

城镇居民基本医疗保险待遇在不断调整，保障水平逐步提高。其一，西藏城镇居民基本医疗保险不断提高政府补贴标准。按照国家规定，政府每年按不低于人均 40 元的标准对城镇医保给予补助，2007 年西藏的补贴标准比国家规定高出 100 元。当时的缴费标准为每人每年缴费 200 元，其中个人缴费 60 元，各级财政补助 140 元。2011 年，西藏城镇居民基本医疗保险补助标准提高到 220 元，比 2008 年增加 80 元，增幅达到 58%。在个人年缴费 60 元标准不变的基础上，2014 年 7 月西藏城镇居民的政府补贴标准提高到 340 元，筹资标准达到 400 元。[1]

其二，西藏城镇居民医保统筹基金年度最高支付限额由原来的 2 万元提高到目前的 6 万元。同时将申请参保时间从原来的每年 10 月至 12 月申报参加次年医保并缴费调整为随时办理申报缴费，次月起享受医保待遇。目前，城镇居民基本医疗保险实行自治区级统筹，全区统一政策、统一征缴、统一支付，基金风险抵抗能力显著提高。

其三，城镇居民基本医疗保险住院起付线分别为 400 元、200 元、100元和 50 元。提高城镇居民基本医疗保险统筹基金共付段支付比例，将原统筹支付比例段由五个比例段合并为三个比例段。参保居民住院医疗费在基本医疗保险范围内的费用超过起付标准至 1 万元的部分统筹基金支付比例为 80%；1 万元至 3 万元部分统筹基金支付比例为 85%；3 万元至 6 万元部分统筹基金支付比例为 90%。[2] 城镇居民 25 元的保费由西藏自治区政府

---

[1]　刘庆顺：《西藏城镇居民医保补助标准提高到 400 元》，中国西藏新闻网，2014 年 3 月12 日。

[2]　《西藏自治区人民政府批转自治区劳动和社会保障厅等部门关于〈西藏自治区城镇居民基本医疗保险暂行办法〉的通知》藏政发〔2007〕56 号，2007 年 8 月 3 日。

从财政中支付，使当地城镇居民一年最高能报销的医疗费用从 8 万元增加到 14 万元，达到西藏城镇居民可支配收入的 9 倍多。2011 年，城镇居民医保政策范围内住院费用报销比例为 75.58%，比 2008 年提高了 16.1%。①

大额医疗费商业补充保险进一步完善了西藏的城镇居民基本医保制度。2011 年，西藏自治区医保局开始为西藏城镇居民投保参加大额医疗费商业补充保险。每一个被保险人发生符合基本医疗保险药品目录、诊疗项目和服务设施规定及支付标准的住院医疗费及特殊病种的门诊医疗费用，超过基本医疗保险统筹基金最高支付限额 5 万元以上部分，由大额医疗费商业补充保险按 85% 的比例赔付。2013 年，西藏再次调整城镇居民基本医疗保险大额医疗费商业补充保险保费、报销比例和年最高支付限额，城镇居民医保每一个自然年内最高支付限额提高至 20 万元。城镇居民孕产妇住院分娩费报销 100%。

可见"十二五"时期，随着政府财政支持力度的加大，西藏城乡居民的医疗补贴标准、支付限额和统筹标准提高，居民的医疗保障更加全面。

（2）微观：城镇医保政策对不同群体居民的医疗保障政策及影响

其一，政府对城镇低保人员、重度残疾人员、孤寡老人、孤儿等困难人员实行财政全额补贴，个人不缴任何费用即可享受同等的医疗保险待遇。享受城镇居民最低生活保障的人员、完全丧失劳动能力的重度残疾人员、无收入来源的孤寡老人和孤儿，个人缴费部分由自治区财政给予全额补贴。

其二，西藏自治区城镇户口的学龄前儿童、中小学生、区内外全日制在校大中专学生、西藏班学生和新生婴儿也享受城镇居民医疗保险待遇。同时，对学生缴费实行减半政策，即学生每人每年缴费 30 元，财政补贴 170 元。2013 年，笔者在那曲班戈县佳琼镇调研发现，当地小学招收一到三年级的学生 140 多名，学生的医疗卫生工作都由乡医院负责。2013 年 4 月出台的《关于城镇新生儿参加城镇居民基本医疗保险有关问题的批复》明确将城镇新生儿纳入城镇居民医疗保险范围，扩大了医保覆盖范围。符合当年参保条件的新生儿，自出生后取得西藏自治区非农业户籍，由法定监护人按规定为其办理参保手续，自出生之日起即可享受城镇居民基本医

---

① 西藏自治区人口计划生育委员会和卫生厅资料，西藏自治区人力资源和社会保障厅资料。

疗保险待遇，由此大大减轻了患病新生儿家庭的经济负担。该政策于2013年1月1日起正式执行。此外，西藏在国家免疫规划的基础上扩大免疫人群。西藏每年安排专项资金用于疫苗的购置，对4~15岁适龄学生实施腮腺炎、流脑、风疹和甲肝疫苗的接种。

其三，对年满60岁以上的女性参保人员和65岁以上的男性参保人员实行免费医疗保险待遇政策。初次参保不满60岁的女性和不满65岁的男性只要个人缴费至女性满60岁、男性满65岁即可终身享受城镇居民基本医疗保险待遇。

其四，城镇职工的独生子女的医疗费用保障政策。已办理"独生子女证"而年龄未满14周岁的独生子女暂不纳入城镇居民基本医疗保险范围，其医疗费用按国家和自治区计划生育有关规定执行。根据《西藏自治区计划生育暂行管理办法》第二十九条第四款规定："独生子女在藏的凭医院收据由父母双方所在单位各报销一半医疗费。"年满14周岁以后的独生子女可参加城镇居民基本医疗保险。

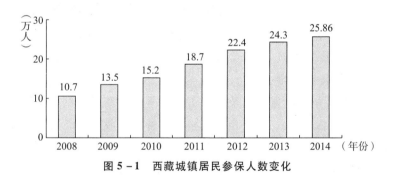

图5-1　西藏城镇居民参保人数变化

数据来源：西藏自治区人社厅社保医疗部门和自治区卫计委访谈。

西藏城镇居民参保人数呈现逐年上涨趋势，医保的覆盖范围也逐步扩大。"十一五"末，西藏全区城镇居民基本医疗保险参保人数为15.2万人。2013年，参保人数超过24万，提前两年超额完成西藏"十二五"规划拟定的20万人的目标。2014年，西藏城镇居民基本医疗保险参保人数达到25.86万人。2008年至2014年城镇居民参保人数年均增长率达到13.44%。财政部门还逐步加大对城镇居民基本医疗保险经办机构、人才建设以及制度管理等方面的投入力度，努力确保西藏城镇居民医疗保险各项工作的正常开展。在发生重大疫情、灾情时，政府会确保城镇居民基本医疗基金的正常运行，财政部门也完全可以做好相关资金保障工作。

3. 城镇职工医保政策

（1）城镇职工基本医疗保险政策的可行性分析

根据《国务院关于建立城镇职工基本医疗保险制度的决定》精神，2001年西藏自治区成立了医改协调工作领导小组，并制定了《关于建立城镇职工基本医疗保险制度的决定》。当年12月，西藏率先在拉萨地区开展城镇职工基本医疗保险试点工作。2003年8月，西藏降低了住院起付线标准、提高了个人账户划转比例和医疗费报销比例。西藏各地区陆续开展城镇职工基本医疗保险试点工作。2007年1月，那曲和阿里地区开展城镇职工基本医疗保险试点工作，标志着西藏全面展开城镇职工基本医疗保险试点工作。同年10月，西藏自治区财政厅和劳动保障厅联合下发《关于扩大城镇职工基本医疗保险统筹范围的通知》，城镇职工基本医疗保险从制度层面在西藏全区实现了覆盖。西藏城镇职工医疗保险制度筹资原则是：年龄45岁以下职工工资中3%放入医保卡里，其中个人缴费25元，统筹划入1%。单位要相应以8%的比例作为职工的住院费用。45岁以上职工划转比例是申报基数的3.2%；退休人员无须缴费，划转比例为3.5%；59328[①]人员划转比例为4%。

随着社会经济不断发展以及职工工资水平的提高，西藏基本医疗保险统筹基金规模相应扩大，资金相对充裕。本着"以收定支、收支平衡"的原则，为进一步减轻参保人员个人负担，西藏对城镇职工基本医疗保险政策进行了调整。自2001年西藏开展城镇职工基本医疗保险试点工作以来，西藏执行统一的城镇职工基本医疗保险政策，实行地（市）级统筹。2009年职工的医保实现了自治区级的统筹。总体来看，制度运行平稳，较好地维护了参保人员的切身利益。截至"十一五"末，城镇职工基本医疗保险参保人数达到22万人，城镇职工基本医疗保险费累计收入达到24.7亿元，城镇职工基本医疗保险费累计支出达到17.5亿元。

进入"十二五"以后，西藏城镇职工基本医疗保险年度首次住院医疗

---

① "59328"指1959年3月28日国务院宣布废除封建农奴制之前参加工作的西藏企事业职工。

费起付标准再次调整，由原来乡镇社区医院 300 元、一级医院 400 元、二级医院 600 元、三级医院 800 元分别调整为 100 元、200 元、300 元、400 元。跨省安置退休人员年度住院医疗费起付标准，由原来 500 元调整为 300 元。

城镇职工基本医疗保险参保人员（在职职工和退休人员）住院治疗产生的符合基本医疗保险规定的医疗费用超过起付标准至 2 万元的部分，统筹基金支付比例调整为 93%；2 万元至 4 万元的部分，统筹基金支付比例调整为 96%；4 万元至最高支付限额的部分，统筹基金支付比例调整为 98%。1959 年 3 月 28 日前参加工作的退休参保人员住院治疗产生的符合基本医疗保险规定的医疗费用超过起付标准至 2 万元部分，统筹基金支付比例调整为 95%。城镇职工基本医疗保险参保人员符合基本医疗保险规定的住院医疗费用中统筹基金支付共付段比例的提高，进一步降低了个人负担的部分。统筹基金年最高支付限额达到 8 万元。城镇职工基本医疗保险年度首次住院医疗费起付标准，降幅达 30% 至 50%，政策惠及西藏 20 多万名职工。2011 年职工医保政策范围内住院费用报销比例 97.5%，比 2008 年提高 13.6%。"十二五"以来，西藏自治区城镇职工的参保人数每年依然有所递增。2011 年城镇职工基本医疗保险参保人数达到 24.93 万人，参保率 95%，比 2008 年提高 3.4 个百分点；2012 年参保人数达到 26.39 万人，2013 年 28.36 万人，2014 年 32.55 万人。①

在中国城镇社会医疗保险体制改革中，政府发挥着主导作用。而社会精英们在推进包括社会医疗保险在内的社会保障改革的时候，倾向于将之作为经济体制改革的配套措施，使得医疗保险体系的中长期目标和短期应急措施之间明显缺乏协调性和配套性。由于政策设计中过于强调医保体系发育对企事业改革的好处，延续此传统形成的以机关事业单位干部和企业职工为主的强势群体的利益得到了较为充分的体现。第三次国家卫生服务调查显示，在中国城镇，社会医保依然是最重要的"健康分散制度"，可以分散一定的疾病风险。②

① 刘庆顺：《西藏启动全民参保登记计划》，中国西藏新闻网，2015 年 4 月 20 日。
② 锁凌燕：《转型期中国医疗保险体系中的政府与市场》，北京大学出版社，2010，第 30 ~ 31 页。

（2）商业保险作为基本医疗保险制度有效补充的可行性分析

随着我国基本医疗保险体系的初步建立，人民群众的医疗服务需求得到了基本保障，但是基本医疗保障"广覆盖、低水平"的特征对不幸罹患大病的普通群众来说，个人仍然需要承担较高的医疗费用，直接导致这些大病患者及其家庭陷入因病致贫、返贫困境，而这种现象的出现是对现行医疗保障体系的挑战。应该说大病患者最需要得到更高的补偿，因为他们属于社会最为弱势的群体。商业保险作为基本医疗保险制度的有效补充，引起了政府的关注。大病保险制度确定的重要原则之一是"政府主导、专业运作"，这对大病保险制度有效实现至关重要。大病保险本质上是一种政策性保险，因其资金来自医保基金，而医保基金中除了个人缴费以外，大部分来自财政补贴，是城乡居民基本医保的有效补充。

根据《西藏自治区城镇职工基本医疗保险试点完善方案》，对于不享受公务员医疗补助的参保人员，引入医疗费商业补充医疗保险机制，每一保险年度内，参保人员按规定由基本医疗保险统筹基金报销6万元（最高支付限额）外，还可享受10万以内的大额医疗费商业补充医疗保险赔付，所需保费由自治区财政专项安排。西藏从2008年1月开始实施城镇职工补充医疗保险，当年自治区财政厅下达所需保费796.7万元。"十二五"开始，政府调整了西藏的大额医疗费商业补充医疗保险年度最高赔付。参加了大额医疗费商业补充医疗保险的参保人员在一年内，除由基本医疗保险统筹基金支付8万元外，还可享受最高14万元的大额医疗费商业补充医疗保险，比原来增加了4万元。目前，西藏自治区政府从城镇职工基本医疗保险统筹基金和政府财政中每人提取130元参保城镇职工大额医疗费商业补充保险。参保后，职工一年可以得到的医疗保险最高可达22万元。西藏公务员大病住院报销和医疗救助政策优惠，基本不封顶。

大病保险具有准公共产品的属性，必然要求政府主导。政府在制度供给、政策指导、招投标的标准制定、合同履行、监督管理、风险控制及绩效考核等方面始终处于主导性地位，其不仅有利于保证大病保险制度的顺利实施与准公共品性质的实现，而且有利于保障参保群众的合法利益不受侵害。因此，地方政府的大力支持是大病保险顺利推进的政治基础。商业保险机构通过承办大病保险从而参与基本医疗保险管理，不仅可以利用其在信息技术及管理运营方面的优势以提高基本医保的经办效率，而且还可以通过基金运营主体的多元化有效分散大病保险制度的运行风险。大病保险制度运行的技术层面主要是处理信息流和资金流，现代信息技术处理这两类数据流已经有非常成熟的技术解决方案，且现代信息技术软硬件成本还在不断下降，技术手段为商业模式运作的大病补充医疗保险政策的实施提供了保障。

（3）针对城镇职工特殊病种的医疗保险政策的可行性分析

我国城镇职工医疗保险制度实行统账结合，社会统筹支付费用高和风险大的住院或大病费用，个人账户支付费用低和风险小的门诊或小病费用。大病和小病难以明确区分，而住院和门诊边界清晰。为便于管理，各地通常按住院和门诊来划分社会统筹和个人账户的支付范围。由于个人账户资金有限，部分参保患者门诊的个人负担过重。特别是有一类疾病伴有相关多种疾病，需长期甚至终身服药和治疗，或患有药品费用及治疗费用都较一般疾病高的疾病，且患者多为退休和丧失劳动能力且收入较低人群。为减轻这部分参保患者的个人负担，同时减少门诊挤住院现象的发生，各地将部分费用较高的门诊疾病或疾病的相关治疗项目纳入统筹基金的支付范围，治疗费用同时可与住院费用累计进入大额补充医疗保险支付范畴。这些门诊疾病和治疗项目被统称为门诊特殊疾病。

目前，全国绝大多数统筹地区都有了针对部分门诊大病的门诊特殊病政策。各地门诊特殊疾病的病种数量存在较大差异，最少的只有1个，最多的43个。各地确定病种范围和数量所考虑的因素也不尽相同，主要从临床、个人负担、资金承受能力、社会影响四大方面来综合考虑。

2007年《西藏自治区城镇职工基本医疗保险试点完善方案》出台。2008年西藏确定增加城镇职工基本医疗保险门诊特殊病病种，符合基本医疗保险规定的门诊特殊病统筹报销比例调整为在职和退休人员80%，1959年3月28日前参加工作退休的人员统筹支付调整为85%。为了减轻职工特殊病种长期治疗造成的经济压力，2011年西藏城镇职工基本医疗保险门诊特殊病由原来的15种调整增加至20种，特殊病种每次批准治疗的期限由原来的90天延长为每次批准治疗最长期限不超过6个月，每次用药量不超过15日。对符合20种门诊特殊病认定标准且符合目录规定的医疗费用，不设起付线。

特殊病种的就医管理程序是，参保患者提出申请并经医保经办机构审核确认具备享受门诊特殊病待遇资格之后，一般由劳动保障行政部门发给专用医疗证（卡）或专用病历。参保患者需持此专用证件进行就诊、购药。例如，拉萨市职工在定点医疗机构领取《拉萨市城镇职工基本医疗保险门诊特殊病种认定审批表》填写相关内容后，由接诊医生填写诊断及治疗意见，并经定点医院主治医师确认，附相关检查、化验单到所在单位政工人事部门核实签章，由单位统一报送医疗保险经办机构审批。经审批后，参保职工凭审批表及医疗保险证、医保卡到定点医疗机构就诊，享受门诊特殊病治疗待遇。

只要是在指定的可选择的定点医疗机构和定点零售药店就医购药，并且是符合基本医疗保险药品目录范围、符合基本医疗保险诊疗项目范围、符合基本医疗保险医疗服务设施标准范围的医疗费用，基本医疗保险都将按规定给予支付。其中，甲类药品全额报销，乙类药品首先由个人自付10%后其余部分报销，但不在药品目录内的药品将由个人全额负担。符合基本医疗保险规定的诊疗设备、医疗材料报销比例为98%。住院床位费最高标准按医院等级确定，如三级医院80元/日，二级医院60元/日，一级医院40元/日。西藏定点医疗机构和定点零售药店覆盖面也不断扩大，均已覆盖全区各县（区）。

（4）医保费用管理的可行性分析

选择合理的医疗费用支付方式是保证医疗资源有效利用、控制医疗费用不合理增长的关键。笔者在西藏自治区人力和社会保障厅医保办访谈时了解到，"按服务项目付费"是目前西藏医疗付费的主要方式。医保机构按照定点医疗机构所提供的服务项目来付费，这种方式可能会导致一些医院和医生倾向于多做检查、多开药，以获得更多的费用补偿。

为了减少不合理的医疗费用，提高医保基金的使用效率，西藏正在探索基本医疗保险付费方式改革。医保付费方式改革主要通过按人头付费、按病种付费和总额控制三种方式进行。"按人头付费"是指一个社区医疗服务机构承担该社区签约参保人员的医疗服务，社保经办机构要按人头一次性支付社区医疗机构一定的基金。按病种付费就是医疗机构在向患者提供医疗服务时，以病种为计价单位向患者收取费用的付费方式。这种源于美国的制度目前在国际上应用比较广泛。这种卫生资源的标准化还可以降低医保机构的管理难度和支出。总额控制是通过对定点医疗机构改革前历年的费用数据进行测算，了解不同医疗机构参保人员就医分布情况以及费用支出水平。在此基础上，根据医保基金总体支付能力和现行医保支付政策，确定医保基础付费标准。以估算金额为界点，如果费用超过了，由医疗机构自行负担；如果费用有结余，上级主管部门会根据结余金额按照比例进行奖励。目前西藏军区总医院和西藏自治区第二人民医院正在试点以医疗费总额控制的方式进行结算。其他各地市也在开展以总额控制方式为主的适合本地市的基本医疗保险付费方式改革试点工作。

　　混合使用各种支付方式以避免单一支付方式的弊端，已在全国范围内成为人们的共识。目前占主体地位的复合支付方式可归纳如下：首先，根据基本医疗保险可用基金确定统筹地区总额预付额度，并将其划分为市外转诊及异地安置人员医疗费用和当地定点医疗机构医疗费用两大支出用途；也可将市外转诊费用纳入当地定点医疗机构医疗费用控制额度之内。其次，根据其承担的定点医疗服务任务，框定各定点医疗机构的预付总额。再次，针对门诊医疗服务与住院医疗服务确定不同支付方式。最后，对慢性肾衰血液透析、器官移植后抗排斥治疗和癌症病人门诊放化疗等门诊特殊病种，确定不同于一般门诊医疗服务的支付方式。从全国范围内支付方式的构成上看，一般门诊费用结算多采取按实支付，住院费用结算占主导地位的是总额控制下的按住院人次定额付费，其次是总额控制下的按病种付费。对门诊特殊病种的支付，既有按服务单元支付的，也有按病种或服务项目支付的。① 西藏现行政策也有待完善之处，改革实践中可以根据区情进行新的创新。

　　由于西藏不断调高在职职工的医保报销比例，形成了目前城镇退休职工的报销比例略低于在职职工的局面。有关部门在研究调整城镇退休人员的医保报销比例。但出于对基层老干部、老职工的关心，各地市灵活处理退休老职工就医政策，允许他们根据病情先行转诊转院治疗，再按照程序进行报销。

　　4. 在编僧尼的医疗保险政策

　　宗教从业人员一直是西藏社会的特殊群体，是宗教组织、团体、活动

① 韩凤、孟伟：《医疗保险费用结算管理的探索与思考》，《中国医疗保险》2009 年第 6 期；王晓京、朱士俊：《医疗费用支付方式的比较》，《中华医院管理杂志》2006 年第 7 期。

场所的组织者、领导者和参与者，承担着促进宗教内部和谐与外部和谐的重要责任。过去他们多游离于体制之外，从社会公民的角度，政府对这个群体的关心不足，使得这批离开家人和故土入寺修行的僧尼有时难以充分享受一个普通公民应有的权益。他们未能享受国家经济社会发展的相应成果，未能全面纳入社会保障的范围，这有悖于国家的总体目标和社会公正理念。认识到这样的问题，2008年西藏的寺庙僧尼也同其他社会群体一样被纳入基本医疗保险范围，主要根据僧尼家庭情况随户参保。

全国有30万宗教教职人员，他们对经济社会发展与和谐发挥了重要作用。2010年，国家有关部门联合发布《关于妥善解决宗教教职人员社会保障问题的意见》，以妥善解决教职人员的社会保障问题，使他们没有后顾之忧，病有所医、老有所养。

进入"十二五"以来，为了提高僧尼的社会保障水平，西藏自治区政府加强了对宗教从业人员社会保障的关注，在医疗、养老、最低生活保障等方面给予其城镇居民的待遇，也使这个群体充分享受西藏发展的成果。2012年初《西藏自治区寺庙僧尼参加社会保险暂行办法》（以下简称《暂行办法》）正式实施，1300万元财政经费拨付直接用于在编僧尼"两险一保"的补贴。根据医保规定，凡年满18周岁的僧尼，不受户籍限制，本着自愿的原则，可在寺庙所在地参加城镇居民社会养老保险和城镇居民基本医疗保险。西藏僧尼医疗保险缴费标准为每年280元，僧尼个人缴费60元，其余由各级政府财政补贴。初次参保的年满60岁的比丘尼和65岁的比丘个人不再缴费就可以享受城镇居民基本医保待遇。根据规定，僧尼患病住院的医药费报销比例在65%～85%；患了大病，还可在大额医疗商业补充保险范围内报销住院费用。这无疑是西藏社会管理的一次创新，并进一步完善了具有西藏特色的社会保障事业。

按规定，僧尼已在户籍所在地参加社会保险的，统一转入寺庙所在地社会保险经办机构，接续社会保险关系。但是根据笔者的调研，一些来自农牧区的僧尼离开户籍所在的家乡到其他地区或者县域寺庙修行，并没有把医保关系转到寺庙所在地。主观上，僧尼不积极对待社保关系，却希望在农村的家人可以使用他们的医保补偿份额。由于一些僧尼的医疗养老需求不强烈，相关部门包括寺庙也不积极实施社保关系的转换。因此，医保制度对在编僧尼群体实现了全覆盖，但是社保与被保险人关系疏离，一些僧尼难以享受便捷的医疗服务。

医保和养老保险也成为政府奖励先进的一种手段。《暂行办法》明确规定，对被评为自治区级和谐模范先进称号的寺庙，其在寺僧尼养老保险按上年度本人所选缴费档次和医疗保险个人缴费部分由政府按 100% 的比例给予补助；获得地（市）级和谐模范先进称号的寺庙，其在寺僧尼养老保险按上年度本人所选缴费档次和医疗保险个人缴费部分由政府按 50% 的比例给予补助；获得县（市、区）级和谐模范先进称号的寺庙，其在寺僧尼养老保险按上年度本人所选缴费档次和医疗保险个人缴费部分由政府按 25% 的比例给予补助。被评为自治区级、地（市）级、县（市、区）级爱国守法先进称号的僧尼，养老保险按上年度本人所选缴费档次和医疗保险个人缴费部分由政府分别按 100%、50% 和 25% 的比例给予补助。

二　调查点拉萨市城关区的医疗卫生状况

拉萨是西藏自治区的首府，是全区政治、经济、文化和交通中心。拉萨市总面积 29518 平方公里，市区面积 523 平方公里，建成区面积约 50 平方公里。据第五次全国人口普查统计，拉萨人口为 47.45 万，城市人口约 15 万。拉萨市下辖城关区及七个县，藏族人口占 87%，还有汉、回等民族。西藏和平解放后，特别是改革开放以来，拉萨城市面貌发生了巨大变化。

作为首府城市，拉萨的医疗卫生发展一直优于其他城市。1974 年，文教和卫生分设，拉萨市卫生局单独成立，为了提高医院管理水平，拉萨市卫生局多次组织观摩学习。1985 年，拉萨市部分县医院试行院长负责制，同时对管理干部和医护人员实行聘任制，对工人实行合同制，扩大医院的自主权。1986 年，拉萨市卫生系统建立激励机制，全面实行目标管理，市卫生局与各县卫生局及直属各单位签订合同，县卫生局又与基层卫生组织签订合同，合同内容包括预防保健、医疗、计划生育等 18 项。20 世纪 90 年代拉萨市卫生局把治理整顿作为保证医疗卫生工作服务方向来实施，各医院、卫生院普通建立健全规章制度，加强药品和处方管理，防范乱收费等违规行为。①

---

① 拉萨市地方志编纂委员会：《拉萨市志》，中国藏学出版社，2007，第 1176、1181 页。

包括自治区人民医院在内的一些重要的医疗卫生机构的建成，大大提升了拉萨医疗卫生的整体水平，医疗资源集中在以拉萨为主的城镇，也使得西藏城镇的医疗水平高于农牧区。拉萨市成为西藏城镇卫生发展的典范。

1. 拉萨市医疗卫生资源现状

（1）基本医疗卫生服务资源存量

"十一五"末，拉萨市共有各级各类医疗卫生机构549家，其中自治区医疗机构8家，市医疗机构541家，还有194所社会医疗机构。2010年，拉萨市卫生技术人员总数3057人，按常住总人口计算，每千人拥有卫生技术人员4.02人。其中自治区级医疗机构有1443人，占卫生技术人员总数的47.2%；社会医疗机构536人，占卫生技术人员总数的17.5%；拉萨市各级医疗机构1078人（含乡镇卫生院聘用人员140人），占卫生技术人员总数的35.3%。正高职称1人、副高职称19人（藏医10人），占市级卫生技术人员总数的1.9%；中级职称203人，占市级卫生技术人员总数的18.8%；初级职称591人，占市级卫生技术人员总数的54.8%；无职称264人，占市级卫生技术人员总数24.5%；管理人员152人。这些卫生技术人员学历分布为：硕士研究生2人，本科生285人，大专412人，中专345人，高中以下292人；另外，57个乡镇卫生院聘用的140名医护人员中，7名具有大专学历，2名具有中级职称。全市村医总数406人，均为无职称、无学历人员。全市卫生工作人员平均年龄为45岁。从全市卫生系统人员编制到位情况看，"十一五"末西藏乡镇卫生院缺编率高达54.4%，根据自治区关于发展城镇社区卫生服务和加强采供血机构、疾控体系、紧急救援体系建设的指标所需增加的人员编制，全市还需新增卫生技术人员40%左右。①

2009年全市医疗机构法定床位编制总数3355张，按常住总人口计算，每千人拥有床位数2.1张。除去59张牙椅外，其中自治区级医疗机构1326张，占3296张床位中的40.2%；市级医疗机构430张，占13.1%；社会医疗机构1540张，占46.7%。8家民办医院有519张，总占社会医疗

---

① 西藏自治区卫生和人口计划生育委员会的资料。

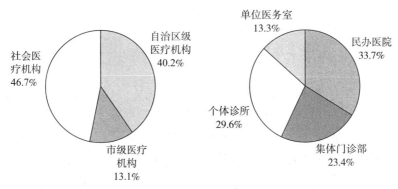

图 5－2　2009 年拉萨市医疗机构床位分布和社会医疗机构床位分布

机构床位数的 33.7%；46 家集体门诊部 360 张，占社会医疗机构床位数的 23.4%；140 家个体诊所 456 张，占社会医疗机构床位数的 29.6%；41 家单位医务室 205 张，占社会医疗机构床位数的 13.3%。

　　2009 年，全市卫生机构共有房屋建筑面积约 38.87 万平方米，其中业务用房 22.78 万平方米，占总建筑面积的 58.6%。全市大型医疗设备有 CT 2 台、500mAX 光机 6 台。①

　　（2）卫生资源利用现状

　　其一，妇幼保健卫生资源利用现状。"十一五"末，全市共有 9 个妇幼保健机构，其中市级 1 个，在职职工共 80 人，其中专业人员 66 人；县级机构 8 所，共 19 人；全市 50 个乡镇卫生院、7 个社区卫生服务站各有 1 名妇幼专（兼）职人员。妇幼保健机构以"提高住院分娩、降低两个死亡率"为目标，加强孕产妇和儿童系统管理工作。全市孕产妇住院分娩率进一步提高，住院分娩从 2005 年的 30.2% 提高到 2010 年的 78%。全市孕产妇死亡率从 2005 年的 210.9/10 万人下降到 2010 年的 140/10 万人；婴儿死亡率从 2005 年的 55.6‰下降到 2010 年的 29.4‰。随着孕产妇住院分娩意识的不断提高，拉萨市县级以上医疗机构孕产妇住院分娩人数明显增加，有效控制和降低了孕产妇和婴儿死亡率。"十二五"时期孕产妇、婴幼儿死亡率明显下降，2012 年落实优生优育扶助资金 324.1 万元。

① 拉萨市卫生局文件。

2009 年，儿童计划免疫 10 种疫苗接种率为 95% 以上，新生儿乙肝疫苗及时接种率达 55.2%。2014 年，拉萨市全面强化县级医院专科建设，儿科、妇产科专家已成为各县公立医院的中坚力量，县级公立医院水平全面提升。

其二，医疗机构门诊量现状。全市医疗机构门诊量由 2005 年的 21.8 万人次提高到 2010 年的 35.6 万人次，病床使用率逐步提高。2009 年拉萨市各县医院门诊量 271 万多人次，住院 35552 人次，病床使用率 83.09%，市妇保院门诊量 82302 人次，住院 1057 人次，病床使用率 89.8%。市人民医院门诊量 81451 人次，住院 4412 人次，病床使用率 85.4%。

2014 年，拉萨市七县医院住院人数同比平均增长 33.6%；就诊人数显著上升，门急诊人数同比增长 2.7%，开展手术同比增长 35.9%，转诊率平均下降 45%。

其三，基本医疗保险体系构建情况。进入"十二五"时期，拉萨市的基本医疗体系逐步完善。2011 年，拉萨居民医保缴费标准为每人 60 元，统筹标准为 280 元，其中自治区财政补贴 160 元，市财政补贴 40 元，县级财政补贴 20 元。2012 年，拉萨市城镇居民基本医疗保险参保 5.4 万人，较 2011 年新增 0.8 万人，核定征收个人医疗保险费 205 万元，各级财政补贴 1322 万元。2012 年 1～9 月拉萨市参保居民住院 1712 人次（异地 73 人次），统筹基金支付率占总医疗费的 73%。1～9 月与定点药店及定点医院结算居民个人账户刷卡 392 万元，刷卡 4.4 万人次，基金收支平衡。2013 年，拉萨市城镇居民医疗保险参保人数达到了 5.8 万人，较上年度新增 0.4 万人，征缴到位的医疗保险费 2088 万元；全市城镇居民参保人员在本地定点医疗机构住院 4225 人次，医疗总费用 5248 万元，进入医疗保险支付范围 4926 万元，统筹基金支付 3835 万元；门诊特殊病就诊 1363 人次，医疗总费用 52 万元，进入医疗保险支付范围 49 万元，统筹基金支付 33 万元。2013 年，拉萨市还为 31 名超过年度统筹基金最高支付限额的参保人员申请了大额商业补充保险，获得大额商业补充保险赔付 168 万元。

其四，计划免疫接种率情况。2011 年，拉萨市计划免疫接种率保持在 95% 以上。全市法定传染病总发病率由 2005 年的 441.18/10 万下降到 2010 年的 412.50/10 万，总死亡率由 2005 年的 1.96/10 万，下降到 2010 年的

0.39/10 万。2012 年，拉萨市成功防控甲型 H1N1 流感疫情。

（3）卫生服务和管理

拉萨市卫生机构设置中，医疗服务机构中的一级服务网由市级综合医院组成，二级服务网由县级综合医院组成，三级由乡（镇）基层医疗机构、办事处、社区医疗服务站和集（个）体诊所共同组成。对疾病控制机构，由市及各县（区）疾病控制中心共同组成一级服务网，二级服务网由县防保站、乡（镇）卫生院防保室、办事处、社区医疗服务站共同组成。

其一，卫生服务体系建设。

在社会主义市场经济条件下，政府的主要责任是保障居民的基本医疗。但是，社会经济的发展和生活水平的提高增加了人们对医疗服务的需求，福利刚性需求又使医疗服务的内容不断扩大、水平不断提高。其直接后果是医疗费用的高速增长，给公共财政带来巨大的经济负担。因此需要在现有公共财政政策框架下构建基本医疗服务体系，提高有限卫生资源的利用效率。

拉萨市把医疗服务体系建设作为工作重点，药品零差率销售实现乡镇全覆盖，农牧区医疗制度保障水平不断提升。2011 年，拉萨市基本公共卫生服务经费达到人均 30 元。2012 年，当地建成 109 个卫生项目，卫生服务实现全覆盖。西藏全区启动 2012 年全民免费体检项目，拉萨市 2013 年部署实施了该项目，并将其作为该市的三大卫生惠民工程，所有 45 岁以上城乡居民都可以参加免费体检，并建立健康档案。拉萨市 2013 年的体检除了以往的内外科等十几项体检项目，还增加了妇女两癌筛查和为老弱病残提供上门体检服务。食品、公共场所、饮用水、学校卫生监测监督覆盖率都达到较高水平，监测合格率逐年提高。根据市卫生部门的统计，农牧民健康知识知晓率达 87% 以上。一批惠及百姓的民生工程相继竣工并投入使用，免费型、普惠型福利政策的覆盖领域越来越广。

拉萨市各县也在改进卫生服务的工作方法。从 2003 年开始，拉萨市七县一区的医疗保险试点工作，是借鉴内地管理办法和拉萨市具体情况逐步开展的，在曲水、墨竹工卡两县推行县级定点医疗试点工作，并同时推进曲水县急救站、南木林乡卫生院等基层医疗卫生建设。2005 年，堆龙德庆县卫生服务中心作为一个县级定点医疗机构正式挂牌。该中心借鉴了曲水、墨竹工卡两县试点工作的经验，进一步充实人员，加大人员的培训，同时在县劳动保障局和县定点医疗机构安装了医疗保险查询、刷卡机，并为全县参保职工发放了医疗保险个人账户 IC 卡。"十一五"期间拉萨市完成了 5 个县卫生服务中心、7 个县疾病控制中心建设项目，新增卫生职工学校教学楼、市疾病预防控制中心生化检验楼、市人口与计划生育委员会技术服务指导中心以及 11 个乡镇卫生院建设项目，共投入资金 4962.047 万元。

此外，拉萨市积极探索县级公立医院药品"零差率"政府补偿机制，加大对医院药品采购流程的监督和管理力度，为逐步在县级医院推行国家基本药物制度"零差率"销售、取消"以药补医"现象奠定了坚实基础。

其二，医疗机构建设。

民主改革以来，拉萨市的县级医疗机构陆续建立。20 世纪 60 年代拉萨市各县设有医疗机构。到 80 年代县级医疗机构统一建为县人民医院，县辖区医疗机构改称区（乡）卫生院，乡村称卫生室。1984 年，拉萨市三分之一的县重点建设了"一院二站"，即县医院、县防疫站、县妇幼保健站。90 年代拉萨市开始等级医院的评审，并明确了县卫生行政部门、县人民医院的人员编制和职能，明确乡中心卫生院和村卫生室的设置。2000 年，拉萨市市级医疗机构达到 4 个，县级医疗机构 7 个、县级防保站 8 个，乡镇卫生院 50 所、社区医疗服务站 7 个，市区及县集体诊所 50 所，村级医疗点 63 个，合作医疗点 51 个。拉萨市第一所民办医疗机构成立，这所中西医联合诊所设有中医、内科、外科三个科室。此后个体诊所数量逐渐增加。1995 年，拉萨市卫生局增设医疗办证室，负责承办社会办医管理。到 2000 年拉萨市共有个体诊所 87 所，医疗技术人员 86 人，病床 90 张。[①]

西藏目前有 10 家民营医院。民营医院，指由社会出资开办的卫生机构，以营利性机构为主导；也有少数为非营利机构，享受政府补助。在新中国成立之初，所有的医疗机构，都是国家所有，统一支出和盈利，随着改革开放、商品经济的发展，为了适应市场经济的需要，加快医疗事业的发展，国家允许私人资金、外来资金投资医疗卫生事业，民营医院应运而生。西藏民营医院多数是综合性医院，与公立医院一道为西藏城乡居民特

---

① 拉萨市地方志编纂委员会：《拉萨市志》，第 1183 ~ 1184、1187 页。

别是城镇居民提供类型多样的医疗服务。医疗资源有限造成的看病难、看病贵的问题在民营医院出现之后有所缓解。随着生活水平的提高，人们对自身健康的关注度更高，医疗支出增长迅速，也导致医疗市场的需求旺盛，为民营医院的发展提供了大量的空间。目前的民营医院虽大大便利了群众就诊，但这类医疗机构的服务和管理水平参差不齐，个别医院存在散布虚假广告、高收费、滥开药物等违规行为。因此西藏的民营医院也面临与全国此类医院一样的监管和治理难题。

其三，医疗保险管理。

拉萨市医疗保险管理体系由拉萨市医疗保险管理中心和七个县医疗保险经办机构构成。市医保中心负责管理全市参保单位、参保职工；各县医保经办机构协助市医保中心管理各县参保单位、参保职工。定点医院和定点药店实行统一管理，市直定点医院和市直定点药店主要由市医保中心负责结算和管理，各县定点医院和定点药店由各县医保经办机构负责结算和管理。基金管理采取"全市统筹、统一管理、统一核算、分级结算"原则，各县参保职工个人账户管理由各县医保办负责，实行个人账户本地划卡支付。这次试点工作的成功，使拉萨市在推行县一级职工基本医疗保险试点工作方面又迈出了坚实的一步，新的医保管理制度在七县推广，同时还加强了对职工个人账户的有效管理，增加个人账户透明度，方便职工门诊就医、购药。

拉萨地区城镇职工基本医疗保险定点医疗机构和定点零售药店授牌仪式于 2001 年 12 月 25 日举行，标志着西藏城镇职工基本医疗保险制度改革试点工作进入全面实施阶段。西藏自治区人民医院、西藏军区总医院、西藏自治区第二人民医院、拉萨市人民医院、拉萨市武警医院、西藏自治区藏医院、结核病研究所、拉萨市妇幼保健院 8 家医院和西藏自治区医药公司金龟大药房、拉萨市医药公司第一分店 2 家药店被确定为定点单位。目前拉萨市的定点医院已经增加到 11 家。政府要求定点医院和药店严格执行《基本医疗保险药品目录》和《基本医疗保险诊疗项目目录》，把医院和药品引入正常的竞争机制中。①

---

① 西藏自治区地方志编纂委员会、《西藏自治区志·卫生志》编纂委员会：《西藏自治区卫生志》，中国藏学出版社，2011。

表 5 – 3　拉萨市的定点医院

医院名称	医院级别	医院地址	性质
西藏军区总医院	三甲	城关区娘热乡娘热路	公立
西藏自治区人民医院	三甲	城关区林廓北路 18 号	公立
西藏自治区藏医院	三甲	娘热路 26 号	公立
拉萨市武警医院	二甲	色拉路 77 号	公立
西藏自治区第二人民医院	二甲	金珠西路 92 号	公立
拉萨市人民医院	二甲	北京东路 1 号	公立
成都市成办医院 *	二甲	成都市五侯区洗面桥横街 20 号	公立
西藏阜康医院	一甲	娘热南路	民营
拉萨现代妇科医院	一甲	北京中路 63 号	民营
厚北医院	一甲	太阳岛	民营
拉萨阳光泌尿医院	一乙	夺底北路 42 号	民营
拉萨市妇幼保健院	无	江苏路 12 号	公立

＊成都市成办医院属于西藏异地办医，因此也是拉萨地区定点医院。

2. 拉萨市城关区医疗卫生状况

（1）医疗卫生综合情况

作为西藏最大城市的拉萨市，其城镇功能集中体现在唯一的市辖区——城关区，因此城关区医疗卫生的发展状况在一定程度上反映了西藏城镇医疗的发展状况。成立于 1961 年的拉萨市城关区现有 4 个乡、7 个街道办事处、28 个社区居民委员会、12 个村民委员会，辖区内聚集着中直单位、驻藏解放军、武警部队以及西藏自治区、拉萨市的党政机关、企事业单位和社会团体等机构。现有藏、汉、回等 37 个民族，常住人口为 23 万人，年均流动人口 15 万人。①

拉萨市公共卫生产业发展一直走在各地市前列。城关区卫生监督覆盖率城市达到 100%，农村达到 98%。在疫情防控方面，城关区制订了《城关区突发公共卫生事件应急预案》等各类公共卫生应急预案。通过落实疫情监测和防控措施，城关区疾病控制服务水平得到提升。到 2011 年底，城关区报告法定传染病 12 种，非法定传染病 3 种，报告病例总数 975 例，法

---

① 拉萨城关区网站，http://www.xzcgq.gov.cn/。

定传染病总发病率为 211.25/10 万人，无死亡病例。

城关区开展健康教育活动的主要形式是专题讲座、发放宣传材料、开展问卷调查以及到辖区内各乡、街道、学校及托幼机构开展健康指导等。2011 年，城关区开展了 17 次讲座和专题宣传，主要围绕传染病、健康素养、结核病、慢性病等开展。社区卫生服务中心人员在拉萨市医院和拉萨市妇幼保健院参加 3 个月的岗前培训。例如，2011 年城关区卫生局投入 6 万余元邀请专业人员在 7 个试点单位开展免费的生殖健康检查活动，免费发放疗程药品。

拉萨市实施国家基本药物制度，城关区各乡卫生院、村卫生室、社区卫生服务站的药品集中进行招标采购，保证药品质量和用药安全。药品均按照出厂价销售，居民可享受药品零差价的政策，为居民节省了医疗支出。仅 2012 年累计下达基本药物"零差率"销售补助金 256.3 万元。卫生机构开展流动人口计划生育服务，设立宣传展板和发放藏汉双语宣传资料以及计生药品和用具，以加大对流动人口中育龄妇女的生育和节育管理。

拉萨市城关区居住的农业人口获得了新农村合作医疗制度以及城乡医疗机构的公共卫生服务。2011 年，"十二五"初期的城关区的农牧区医疗管理人数为 15766 人，筹资总额 315.32 万元。农牧区医疗管理覆盖率和筹资率都达到 100%。国家下拨的年人均 180 元的医疗经费足额到账。2012 年农牧区医疗补助标准提高到年人均 300 元，农牧民群众年累计报销封顶线不低于 6 万元。2012 年推行和完善农牧区孕产妇住院分娩和婴儿住院费用 100% 报销政策，孕产妇死亡率、新生儿死亡率分别降低到 146.25/10 万人和 18‰。

（2）社区医疗机构建设与发展

社区服务是我国改革开放以来探索的一条贴近基层、服务居民的社会化服务新路子。社区作为城镇中最基层的组织，是实现基本公共服务均等化的主战场。由于存在着发展时间短、经费不足、场所限制等不利因素，西藏社区服务水平相对滞后。因此，社区医疗卫生建设为西藏城镇卫生工作的重点。

在全面深化医药卫生体制改革的背景下，2008 年年底拉萨市被卫生部批准纳入国家社区卫生服务体系建设重点联系城市。2009 年，西藏自治区社区卫生服务中心建设启动。截至 2014 年年底，西藏投入运行的 9 个社区卫生服务中心中有 7 个位于拉萨市城关区，包括八廓、扎细、金珠西路等，以及日喀则地区城南、城北 2 个社区卫生服务中心，总投资 1800 万元。拉萨市城关区 7 个社区卫生服务中心有在编医护人员 94 人，承担着社区内居民的基本医疗、健康检查和健康教育等工作。①

2011 年，拉萨市城关区共有 4 个乡镇卫生院、5 个村级卫生室和吉崩岗、吉日、当巴以及雪社区 4 个社区卫生服务站。社区卫生服务站由于规模较小、医疗条件有限，远远不能满足城区居民看病需要。2011 年，城关区争取到资金 1268.1 万元，用于基本项目建设，包括新建 4 个社区卫生服务中心，为 3 个社区卫生服务中心提供设备资金，新建嘎巴村卫生室，并投入资金开展全国流动人口动态监测调查。2011 年 12 月 10 日，西藏自治区首家综合性社区卫生服务中心——城关区扎细社区卫生服务中心在拉萨落成。到 2013 年，拉萨市城关区已建起金珠西路、扎细和八廓街道办事处等 3 个社区卫生服务中心。按照《城市社区卫生服务中心设置指导标准》和城关区实际情况，这 3 个卫生服务中心设立临床、预防保健等科室，配备诊疗、辅助检查、健康教育等设备，每个服务中心服务人口 3 万~5 万人。2014 年，西藏 9 个社区卫生服务中心都配备了价值 288 万元的康复理疗、电动便利车等设备，确保了社区卫生服务功能的发挥。

根据拉萨市人口较少的实际情况，城关区建设社区卫生服务中心的标准并不是完全照搬《城市社区卫生服务中心设置指导标准》条例——"设置指导思想是一个街道办事处建设一个社区卫生服务中心"，而是根据社区人口分布、人口密度，社区面积等因素综合考虑社区卫生服务中心的设置。八廓街道办事处社区卫生服务中心基本覆盖了老城区的八廓社区、冲赛康社区和吉日社区，因此城关区卫生部门特意将原本定在吉日社区的卫生服务中心的选址，调整到了城关区塔玛村。到 2014 年 4 月，两岛街道办事处、塔玛社区、嘎玛贡桑社区和藏热社区卫生服务中心投入使用，拉萨市城关区社区服务中心增加到 7 家。

拉萨市城关区社区卫生服务中心基本上以街道办事处为框架建立起来。按照《城市社区卫生服务中心设置指导标准》，社区卫生服务机构由

① 拉萨市卫生局资料。

社区卫生服务中心和社区卫生服务站组成。城关区当前的情况，是设置以街道管辖范围为单位的社区卫生服务中心，没有社区卫生服务站。虽然在街道层面上实现了社区卫生服务的全覆盖，但由于社区多、范围大，同时由于社区卫生服务中心设立时间短，宣传不到位，除了服务中心所在社区外，相当多的居民还不知道有社区卫生服务中心，即使知道，因为距离较远也不愿去那里就诊。

但随着拉萨市辖区服务人口数量的增加，社区卫生服务中心的机构建制、机构编制以及机构人员等已经落后于群众日益增长的公共卫生服务需求。"十二五"期间，结合拉萨市实际，在目前社区卫生服务体系建设的基础上，考虑城区和乡镇规划建设项目，采取"全面覆盖、重点发展、适当调整、完善功能"的策略，到2015年建成完备的社区卫生服务体系。按照城区每1.5万人建立一个社区卫生服务站、覆盖率达到80%以上的原则，结合现有卫生资源，完善现有的社区卫生服务站的功能建设，根据社区居委会的划分范围，新建几个社区卫生服务分站。

（3）社区卫生服务

随着拉萨城市社区医疗卫生服务水平的提高，当地居民可以更方便地获得安全、廉价的公共卫生和基本医疗服务，基本医疗服务的可及性大大增强。社区卫生服务机构要积极采用中西医结合与民族医药的适宜技术。目前城关区社区卫生服务中心都设有输液室、康复理疗室、藏医中医室、全科诊室、藏药房、西药房等。中心还全部配备了彩色B超仪、血细胞分析仪等医疗设备，居民可以在中心享受便捷的医疗服务，为实现居民首诊在社区、康复在社区创造了条件。各社区卫生服务中心还根据各自辖区的特点和各中心的卫生资源优势开展特色医疗服务。例如，八廓社区卫生服务中心突出藏医特色的业务发展思路，成立藏医特色理疗室，开展拔罐、推拿等藏医特色疗法；太阳岛和仙足岛社区卫生服务中心针对流动人口多的特点，进行入户宣传并建立健康档案等。

作为西藏最重要的城区，拉萨市城关区利用城市医疗资源的优势，通过城市医院与社区卫生服务机构合作，在管理机制和运行机制上提高社区医疗机构的服务水平；与知名专家签订合作协议，开展专家到卫生服务中心、乡卫生院坐诊活动就是其中的重要内容。城关区高薪聘请的5名医务专家已为520余名患有慢性疾病或疑难杂症的城乡居民进行了详细诊治

（其中藏医就诊人数 370 余人，西医就诊人数 150 余人）。同时，专家还为社区卫生服务中心的医务人员详细讲授了社区常见疾病的症状、诊断、治疗和预防措施。对于老年人来说，高血压、冠心病、糖尿病等都是常见的慢性病，治病是他们生活中的"头等大事"。作为社区卫生服务中心的主要服务对象，老年人在社区卫生服务水平提高中最为受益。社区卫生服务中心还开展便捷有效的康复训练项目，如针灸、推拿、拔火罐等项目，并配备颈椎牵引椅等先进设备。

社区卫生服务中心在为社区居民提供了医疗服务的同时，还承担了辖区内 0 ~ 7 岁儿童的保健及计划免疫、育龄妇女保健工作，特别是孕期保健和产后访视。城关区所有常住儿童都建立了疫苗接种卡，五苗的接种率达到 98.9%。2011 年，城关区还为 197 名流动儿童建卡建证，五苗单苗接种率也达到了 98%。针对城关区流动人口多、流动量大的实际，设立疫苗接种日，开展"4·25"计划免疫宣传日活动，利用晚上流动人员中大部分人员工作结束的时候深入辖区 1 到 2 个小时，专门开展对流动人口的计划免疫宣讲。

城关区孕产妇建卡率、住院分娩率都达到了 100%。所有孕产妇都进行过六次以上的产前检查，三次产后访视。高危产妇和儿童全部得到了筛查。98.7% 的孕产妇能提前 5 天住院，所有高危孕产妇都能提前 5 到 10 天住院待产，没有出现一例住院孕产妇死亡的案例。急重症婴儿能够实现转诊至县以上医院，婴儿死亡率控制在 25‰ 以内。2015 年初，城关区实施了《城关区孕产妇全程参与系统管理奖励办法》，城关区辖区内的农牧民、居民、待业人员、临时工孕产妇，到正规公立医院按时做产检并在医院分娩可领到 1000 元的奖励。同年 2 月，拉萨市将农牧区孕产妇顺产、剖腹产的生活补助金，统一提高到 500 元。

截至 2011 年，城关区共有 3791 名 45 岁以上城镇居民免费体检，并同步建立健康档案。2014 年，49701 名城乡居民进行了免费健康体检，体检率达到 99.8%。

（4）城关区社区卫生服务的管理

社区卫生服务的管理体现在标准化、规范化和科学化上，需要逐步建立健全社区卫生服务机构的基本标准、基本服务规范和管理办法，完善各种规章制度，并建立科学的考核、评价体系。

拉萨社区医疗卫生管理在借鉴内地经验的同时，结合当地实际，不断完善社区的管理体系。

①岗位设置：社区卫生服务中心实行定编定岗、公开招聘、返聘退休医生；建立岗位管理、绩效考核、解聘辞聘等制度。同时，卫生部门选派综合素质高的人员负责各个社区卫生服务中心的管理工作。建立健全组织管理机构，形成"卫生局统一管理、社区卫生服务中心积极配合、工作职责层层落实"的工作局面。

②专业设置：社区卫生服务人员主要由全科医师、护士等有关专业卫生技术和管理人员组成。根据社区居民的需求，按照精干、效能的原则，设置卫生专业技术岗位，配备适宜学历与职称水平的人员从事全科医学、公共卫生、藏医、护理等专业的执业医师和护士工作。

③业务培训：建立定期在自治区级和拉萨市级大医院进修学习的长效机制。此外，积极争取援藏省市的支持，选派业务骨干到江苏、北京等地进行专业进修。

随着各地区多个社区卫生服务中心的建成，西藏城镇医疗服务水平进一步提高，城镇居民基本实现了"病有所医"。

三　调查点——拉萨城关区吉日街道铁崩岗社区医疗基本情况

拉萨市城关区总面积554平方公里，其中城区面积58平方公里，下辖8个街道办事处、37个居委会、4个乡、12个村委会。2010年拉萨市常住人口为559423人，同比十年前增长17.9%，年平均增长率为1.66%。其中，城关区人口达到279074人。[①] 本课题选择位于拉萨城关区老城区的铁崩岗社区，该社区隶属吉日街道。

如今的铁崩岗社区已湮没在纵横交错的街巷之中。"铁崩岗"藏语意为"炉灰堆积的高台"，早年因大昭寺等地烧过的牛粪灰运到该地，常年堆积而得名。铁崩岗辖区内的翁堆兴卡曾是拉萨有名的大市场，是骡马、毛驴的主要交易地。据居委会介绍，铁崩岗社区曾经有过向阳、康多卓阿等称谓，但最终还是回归到"铁崩岗"这个大家都认同的名称上。整个社

---

① 《拉萨市2010年第六次全国人口普查主要数据公报》，拉萨市统计局、国家统计局拉萨调查队，2010年10月17日。

区有 104 座大小不一的有历史渊源的大院，总面积 2500 平方米的著名大院——帕拉府邸经过改造后变成了 72 户 238 人的杂居院落。大部分房间作为廉租房租给辖区内的困难群众，年租金也就二三百元。原来老城区的基础设施条件较差，自来水管破裂和下水道堵塞是常有的事情，经过几次改造维修后，泥泞的街巷铺上了石板路，上下水管疏通，其他城市基础设施也得到改善。2013 年，拉萨城市建设中对包括该社区在内的老城区也进行了缆线入地和供暖工程。现在拉萨老城区基础设施得到了极大的改善。

根据 2011 年的统计，吉日街道办居住着 3026 户居民，共 8034 人，其中妇女 4630 人。辖区里藏族 7279 人，回族 747 人，汉族 8 人。该辖区内的流动人口有 1895 户，共 5070 人。外来人口数量在本辖区所占的比例很高。吉日街道居民的可支配收入为 6882 元。当年西藏全区的城镇居民可支配收入达到 16196 元，而西藏农村家庭人均纯收入为 4904.3 元。吉日街道居民的可支配收入远低于西藏全区城镇居民，仅比当年农村家庭人均纯收入高 40%。其原因主要在于，吉日街道的居民大多数在事业单位工作或者从事个体和集体的商业经营活动，很少有公务员。即使有不少家庭的成员在机关工作，也会搬到自己单位的退休基地独院或者公寓居住。这些搬离旧社区的家庭就会把房子出租出去，使得吉日等拉萨老城区内居住的外来人口数量不断增加。这些外来人口成为该社区劳务输出的重要组成部分。这些城镇家庭平均收入水平低，据统计，2011 年吉日街道劳务输出的人数600 人，平均收入 810 元。[①]

西藏城镇居民收入一直在持续稳步增长，工资性收入的增长是主要动力。2010 年中央第五次西藏工作座谈会召开后，西藏机关、事业单位增加了特殊津贴的发放，国有企业陆续增加了职工的工资和补贴，这些都带动了西藏居民工资性收入的提高。机关、事业或者国有企业的城镇从业者虽然可以从养老金、最低生活保障中获得转移性收入，但是增加幅度比不上工资性收入。吉日街道的低保户有 654 户 1512 人；2011 年，低保户人均得到低保补助 2697 元。每逢重大节庆政府都会给"三老"人员以及低保等特殊社会群体发放节庆补助。2011 年，西藏庆祝和平解放 60 周年，街道的"三老"人员获得 600 元生活补助。

---

① 拉萨市地方志编纂委员会办公室编《拉萨年鉴 2012》，方志出版社，2012。

当地居民参保率提高幅度大。2008 年吉日街道办的居民参保率为
76.56%；住院报销 50 人，金额 20 余万元。2009 年，该街道办居民参保
率达到 92.5%。当年居民医疗报销单据 239 张，共结算 57 万余元。2012
年，吉日街道居民医疗保险的参保率达到 92%。

铁崩岗社区是吉日街道所辖的一个社区，社区内街巷纵横幽深，大小
院落众多，人口稠密。2013 年，辖区内居民有 1026 户 2792 人，还有 545
户 1230 人的流动人口。藏族、回族、汉族等各民族在此和睦相处。

四　社区卫生服务中心调查

1. 城关区扎细社区卫生服务中心

扎细社区是城郊结合型社区，发展基础薄弱。2011 年 12 月 10 日，西
藏自治区首家综合性社区卫生服务中心——扎细社区卫生服务中心在拉萨
成立。扎细社区卫生服务中心科室占地面积 2000 余平方米，设有内外科、
藏医中医室、全科诊室、儿童保健室、预防接种室、疾病控制室等 20 多个
科室。藏医理疗科是扎细社区卫生服务中心的特色科室。56 岁的次旺是一
名藏医理疗医生，行医 31 年的他曾在日喀则地区人民医院工作，退休后返
聘到扎细社区卫生服务中心工作。他擅长针灸理疗，这个科室深受当地人
欢迎。

中心 30 余名医务人员都经过专业医疗机构的培训，均具有大专以上文
化水平。中心配备血细胞分析仪、尿液分析仪、彩色 B 超仪、心电图分析
仪等专业医疗设备。中心实行基本药物零差价销售，诊疗费用低廉：出诊
费 5 元、尿液检测 5 元、心电图检测 10 元等，医疗收费明细表就贴在中心
一楼大厅里，很醒目。同时，在扎细社区卫生服务中心大楼里还张贴着疾
病预防和饮食指导的宣传海报。

中心还实行 24 小时出诊制，社区居民如需上门服务，只要打一个电
话，中心可以安排医务人员到居民家中服务。这种社区卫生服务的提供方
式是向社区卫生服务契约化的转变。内地一些省市已采取了这种服务方
式，具体做法是：由社区卫生服务的需求方或第三方向供给方预付一定的
费用，购买未来一定时间内的医疗预防保健等卫生服务，以契约形式明确
各方的权利和义务。如果采用这种方式，通过社区卫生服务契约，每个居
民都可以找到相对固定的健康监护人，健康问题得到及时的指导和矫正，

基本医疗问题也可以在社区得到初步解决。目前这样的服务收费比较低，但是服务质量可以保证，大大减轻了居民个人和单位的经济负担。社区收费式卫生契约服务还未在西藏开展，但是根据内地的经验，这将是未来社区卫生服务的发展方向。扎细社区卫生服务中心为辖区居民建立了健康档案，形成了居民一户一档，为建立社区卫生服务契约打下了良好的基础。在中心档案室的"居民慢性病档案"里记录着病人基本信息、病史、诊断记录等内容。为防止遗漏，中心还组织人员上门建档。目前，针对所辖社区居民的建档工作已实现了全覆盖。根据健康档案信息，中心定期为患有多年高血压等特殊病种的社区病患者送药。中心每月组织医生、护士外出义诊两次，针对慢性病患者进行定期检测，并为部分长期卧床的病人建立家庭病床。此外，扎细社区卫生服务中心还为病人提供双向转诊服务，即向上级医疗机构转诊需要进一步诊断治疗的病人，上级医院适时地向社区卫生服务部门转送急性恢复期和慢性病稳定期的病人。

2. 吉日街道卫生服务中心

2013 年 8 月，笔者前往吉日办事处卫生服务中心调研访谈。该中心地处拉萨市八廓街里，是一栋三层楼房。通过与院长次仁卓玛交谈得知，该中心成立已一年有余，其定位是乡级医院，主要医疗服务对象是吉日街道和八廓街所在的两万多居民。中心就诊患者较多，日均门诊量达到 50 ~ 60人次。当时中心有 12 名医务人员，其中 10 名正式职工，包括 3 名护士，以及两名妇幼保健方面的返聘医务人员。医务人员多数有大专以上学历，其中两名是研究生学历。中心藏医科有 4 位藏医，其中 3 位是藏医专业毕业。藏医治疗因为采用群众熟悉的传统治疗方法，而且费用低而受到欢迎。眼科也有返聘人员。当时中心的医疗设备主要有：普通 B 超机、生化检测仪、围产保健的胎心监护仪器等。因为拉萨市唯一的市属妇幼保健院就诊患者多，孕妇进行胎心监护检查要排队，因此医院配备了围产保健的胎心监护仪器，孕妇可来社区医院做检查。中心没有 X 光机，而拉萨的扎细社区卫生服务中心有。该中心也可以进行理疗治疗，位于三层的 B 超室设备齐全，但前来进行 B 超检查的患者并不多。

卫生服务中心还为社区提供公共卫生服务，如卫生知识宣传、疫苗接种等。周末安排医生值班接诊。同时服务中心也提供医生培训，有年轻医生来这里挂职（一般为两周时间）。该中心一年经费（加上工资）共计 80

多万元，由市卫生局统一进行财务管理。

据院长介绍，当地居民主要的疾病为慢性病，如高血压、关节炎，以及感冒等常见病。该中心还承担着居民的体检工作。2013 年，居民的免费体检始于四月，在体检中，医院发现应检居民中患有脑卒中（高血脂）症状的患者较去年增多。有特殊病种的患者可以转到专科医院进一步治疗，该社区慢性病患者多数选择去藏医院就诊。

目前中心面临的主要困难有四点：一是，医院面积小，房屋紧张。医院所在的楼本来应当有街道办的办公室，但是因为医院用房紧张，只得临时占用街道办公用房，导致街道办主任办公也只得到处"打游击"。二是，医院医务人员缺乏，也影响到该中心医疗卫生服务的供应能力和水平。例如该中心放射科只有一位 B 超大夫。当然，这比不少乡镇医院根本没有专职放射科医生的状况要好多了。三是，医务人员待遇不高也一定程度影响医院的发展。当时中心职工平均工资每月 3000 元以上，返聘专家最多也只能拿到 5000 元的月薪。四是，医疗设备还比较落后，拉萨许多医院特别是二、三甲医院已经采用全自动检测仪器，该中心的生化检测仪器还是手工操作。2013 年，在居民大体检时，这套生化检测仪器严重影响了体检结果的报告速度。

3. 调查引发的思考

社区医疗服务中心不仅是一个为城镇居民提供安全、有效、方便、价廉的公共卫生和基本医疗服务的场所，而且还是一个关系保障人民利益、增进人民健康的重要的社区建设机构。

目前在拉萨老城区，对于残疾人来说，提供康复服务的卫生机构有嘎玛贡桑社区卫生服务中心和藏热社区卫生服务中心，俄杰塘社区成立了残疾人康复中心，尚缺乏专业康复服务人员。其他社区卫生服务中心目前还不具备这样的功能。老城区的老龄化现象非常严重，老年人更需要预防保健方面的卫生服务。

与内地社区卫生服务中心医生人数经常超编的现象相反，拉萨市城关区社区卫生服务中心的医生人数少、任务重、待遇低。社区卫生服务中心医务人员缺乏，成立较早的八廓社区卫生服务中心由成立初的 17 人减少到11 人，其他如嘎玛贡桑社区卫生服务中心目前在岗的医生护士仅有 6 人。社区卫生服务中心的医生护士担负着整个社区居民的健康服务工作，内容庞杂。除本职工作外，社区卫生服务中心的工作人员还要做好维稳值班、下乡驻村等工作，更是不堪重负。目前，社区卫生服务中心的药品由卫生局统一采购配发，实行零差价，社区卫生服务中心又是非营利性机构，医务人员没有获得额外福利的渠道①，因此中心业务工作缺乏相应的激励机制做保障。

五　小结

1. 医疗卫生保险政策不断改进

"十一五"以来，西藏逐步建立了与市场经济体制相适应的医保制度，通过社会统筹和个人账户相结合，医疗费用由国家、企业和个人三方面合理负担的形式，覆盖了城镇劳动者和其他城镇居民。这一形式既要保障基本医疗，城镇居民患病时可以得到基本保障，又要将这种保障水平控制在政府和企业可以承受的范围内。新的医保制度在发挥政策的社会效益基础上，也要使制度有可持续性。个人承担适当的经济责任，通过建立医疗保险个人账户、个人支付部分医疗费用等形式，有效制约职工个人医疗费用，减少浪费。

为了保持城镇地区基本医疗保险的覆盖面，短期内可行的对策要着眼于尽快将城镇居民医保从自愿性转型为强制性社会医疗保险，并且同时提升城镇职工医保的强制性力度。在必要的情况下，还必须完善法律实施的各种细则，尤其是应完善各类单位组织中"临时工"、灵活就业人员等参加医疗保险的规定。

2. 城市社区卫生服务体系尚未健全

城关区的城市社区卫生服务起步较晚，2011 年 12 月启动政府举办的首家社区卫生服务中心，现已启动运行 7 个社区卫生服务中心，但是城市社区卫生服务中心的规划布局不合理，部分社区居委会没有覆盖，社区卫生服务体系尚不健全，市区尚存在公共卫生服务空白或盲区。社区医疗机构设备普遍落后，双向转诊的格局还没有形成。

社区和村级公共卫生服务网络不健全。从 1988 年至 2011 年，20 个老社区居委会居民的预防接种、妇幼保健、健康教育和疾病监测等公共卫生

---

① 王松磊：《破解城市社区卫生服务瓶颈》，《西藏日报》2014 年 9 月 6 日。

服务工作由城市防保专干承担。但是，城市防保专干属于非卫生专技人员，月工资待遇低，只有650元，而且城市防保专干的养老等问题没有得到解决。新增的社区居委会安排的部分城市防保专干也没有接受过专业培训，只负责相关信息的收集和上报。

3. 城镇医务人员缺乏，医疗人才资源分布不均衡，人员结构不合理

西藏医务人员虽然集中在城镇，但是医务人员中的全科医师和护理人员短缺。城关区区级的公共卫生服务机构专业技术人员严重不足。以疾控专业为例，每万人口疾控专业技术人员只有0.26人，远低于国家要求的每万人口1.7~3人的标准。由于疾控人员不足，许多疾病预防控制业务工作无人承担，无法开展，处于空白；现有人员身兼多职，而且专业技能和待遇都有待提高。[①] 此外，西藏的护理人员结构呈现"一无二多三少"的特点："一无"指一部分由部队转业或社会招工的护理人员无学历；"二多"指80%的护理人员来自当地卫校培养的中专生；"三少"即指大专以上学历的护理人才仅占西藏全区护理人员总数的0.5%。[②] 这样的医务人员结构肯定与西藏现代医疗卫生事业的发展步伐不相适应。

4. 西藏部分地区公立医疗机构的医疗技术和专业管理水平比较落后

专业教育的低层次发展和滞后是原因之一。西藏培养护理人员的专业学校少，其中高校有西藏大学、西藏民族学院和西藏藏医学院。日喀则职业技术学院也开设中专护理专业。这些学校承担教学任务的师资队伍及临床护理带教人员学历偏低，教学方法陈旧单一。加之从各地区招收的少数民族学员文化基础和汉语表达能力层次不齐，不仅给教学带来困难，同时也导致西藏护士综合素质普遍偏低。2013年自治区有关部门在那曲地区调研，发现当年4月至7月公立医院收治医保病患7人，而同一时期一家民营医院仅住院治疗的医保病患就有30多人。三类参保者中城镇职工对医疗服务的需求比较"高端"，因此县医院住院率最低。如果城镇职工的县医院住院率高则说明本县的医疗资源基本能够满足各个层次的医疗需求。由那曲地区医院就诊和住院人数可以看出，当地城镇的医疗服务供给能力和

技术水平在一定程度上未能满足城镇职工这一医疗高端消费群体的住院需要。另外，当地城镇医疗服务水平也无法很好地满足农村和城镇居民的住院需求。

5. 城市农业人口面临的就医困难

西藏城镇发展起步晚、水平低，农业人口比重大。2012 年末拉萨市从业人员 39.13 万人，其中农村从业人员就达到 15.96 万人，占从业人口总数的 40.8%。① 因此农牧区卫生服务工作是城市卫生工作的重要内容。拉萨市城关区下辖的各乡公共卫生服务机构健全，但是在编人员严重不足，尤其缺少公共卫生服务专业技术人员，各乡卫生院承担公共卫生服务的人员全部为非在编的乡医，他们的专业技能水平有限，待遇偏低，导致各乡的公共卫生服务能力不足、服务水平不高等问题。农牧区需要提升村级医疗卫生服务水平，提高村医的业务工作能力。

随着城市化的不断展，城关区的农牧民逐年递减，2014 年农牧民医疗管理筹资人数只有 1.2 万余人，导致农牧民大病统筹金额难以发挥作用，大病住院医疗报销比例远低于城镇居民。2011 年，农牧区对农牧民发生的住院和特殊病种门诊医疗费用超过农牧区医疗最高支付限额的部分，实施大病补充医疗保险赔付，保险赔付比例为 100%。2014 年 7 月，西藏自治区卫计委与财政厅、民政厅联合下发了《关于明确农牧民重大疾病和特殊门诊病种和特殊门诊病种目录的通知》，将儿童白血病、儿童先天性心脏病和终末期肾病（尿毒症）等 22 种重大疾病和恶性肿瘤的化学治疗、慢性肾功能衰竭的透析治疗等 20 种特殊门诊病种纳入西藏自治区农牧区医疗制度重大疾病保障目录。西藏农牧民特殊病种门诊医疗费用与住院医疗费用合并计入年度最高报销支付限额。此外，由于拉萨市城关区没有县级医院，城乡居民患大病需在二级甲等以上医院住院治疗。二级甲等以上医院的收费远高于县级医院，这就加重了城关区农牧民大病统筹资金报销补偿的负担。因此，未来城镇医疗的发展方向应当是将城镇的农牧民纳入城镇医保范围，与城镇居民统一管理。

6. 西藏医疗保险管理和服务人员缺乏，影响工作效率

从西藏各县到自治区级医保经办人员共计 90 多人。按照编制每个经办

---

① 《拉萨市 2012 年国民经济和社会发展统计公报》，西藏自治区统计局。

机构至少有 6 到 10 人，可是目前相关机构工作人员数量普遍是 3 个人。因而，西藏各地医保经办机构工作强度大。西藏除了各地区和个别县有单独的管理服务机构，如曲水县专门设立了医保经办大厅，大多数县没有专门的经办单位。而且因为经办人员少，要一人多职，又要负责养老保险，又要负责医疗保险。常常是 3 个人要负责全县七八千人的保险审核工作。[①]即使申请审核的人员多，为了社保基金的安全，经办人员必须细致工作，审核周期就相对拉长，不免引起参保居民抱怨。据统计，目前西藏医保经办人员负责的人员数量是全国平均水平的 1.15 倍。针对这种情况，今后应增加医保经办人员数量，以保证病患及时结算的需求。同时，西藏也应该创造条件，改善办公设施，提高医保经办机构的工作效率，推进医保经办机构的专业化、竞争化和法人化。

7. 西藏各医疗机构的角色定位问题

从案例中的调查对象在求医期间在不同医院转诊的经历，可以大致勾勒出西藏医疗机构的角色问题。普通群众会根据病情和治疗费用的支出情况选择医院治疗。军区总医院这样以西医为主的三甲医院有出色的医务人员和完备的医疗设备，是当地医治危重、急救病患和一些疑难病症的首选医院。而藏医院是多数普通老百姓信得过，也负担得起医疗费的医院。藏医院的药品普遍价格不高，而且许多成药是根据病人实际的需要量零散销售，可以节约病人的开支。相较而言，有些西医医院开药只能按照固定的包装销售，时常出现病愈但是药品还没有服用完的情况，造成一定的浪费。

8. 医疗卫生政策对弱势群体的兜底保障和社会关怀

社会特殊群体特别是老龄人口、低收入者等弱势群体的就医难问题在西藏社会依然存在。西藏城镇要完善医疗制度，为老龄人口和低收入群体创造良好的就医条件，以满足他们对医疗卫生服务的基本需求。根据医保政策，65 岁以上老龄人口无须缴费，可以享受医保待遇，减轻了一定的医疗开支负担。对城镇低保户来讲，"十一五"期间的医疗卫生政策为他们提供了兜底的保障，避免他们陷入更严重的贫困。

基层医疗机构如城镇社区卫生服务中心也会为年老体弱的病患安排上

① 西藏自治区人才资源和社会保障厅访谈资料。

门送医送药。医院也开设老年人优先就诊的窗口方便老龄人口挂号、取药等。新的医改方案已经把社区医疗服务定位为群众的健康守门人。但是，目前西藏城市社区医疗服务机构存在数量少、基础设施投入不足、人员素质和服务水平低，以及管理不规范等问题。由于基础设施普遍较差，多数医院缺少方便老龄人口、残障人士就诊的电梯、专用通道，甚至是楼梯扶手等辅助设施，老龄人口、残障人士等社会弱势群体就医依然存在困难，需要更多的社会关怀。

9. 有些城镇居民居住在远离县城的城镇，就医不便

因为医疗机构之间的网络建设等问题，这些城镇医疗保险参保人员在乡镇卫生机构无法就诊，造成医疗成效不高的问题。建议今后可视城镇居民医保普通门诊统筹实施情况，按"自愿、就近、便捷"的原则，使参保居民可以选择一家乡镇卫生院签约就诊。

第二节　个案研究之二——仁布县康雄村

一　西藏农区卫生事业的发展

西藏的农区一般位于海拔较低、地势平坦、水热条件较好的地区，农作物种植和植被的生长都拥有相对良好的自然环境。由于青藏高原整体海拔高，藏民族在长期的生活中离不开畜牧业，农牧结合这种经营形式是藏族人民充分合理利用西藏的农业资源、因地制宜发展高原地区农业的一种创造，也是西藏农业的重要特征。因此，在西藏被称为农区的地区也采取农牧结合的生产形式。

由于社会结构、地理环境、经济基础、风俗习惯等多方面的原因，西藏农村的卫生状况、医疗事业和农村居民的健康水平与城市相差很大，因此，与城镇相比，农村的医疗卫生政策特别是卫生制度就有很大差别。

植根于中华民族"守望相助，疾病相扶"的历史传统，农村培育出互助共济的社风民情。这种民风体现在当今医疗卫生领域，形成了"集资办医"的互助形式。农村合作医疗制度就是这样一种有互助共济特点的集体医疗保障制度。它始于20世纪50年代，几经起伏，到90年代恢复重建，直至2003年被新型农村合作医疗取代，书写了西藏自治区农村医疗卫生政

策变迁的历史。

西藏和平解放以来，国家对西藏农牧民一直实行包括免费医疗在内的特殊惠民政策。1959年到1980年，西藏农牧民就医用药的费用全部由接诊的医疗机构承担。1978年中共十一届三中全会确立了改革开放的工作思路和方针，社会事业开始进行以效率为导向的改革，旧的医疗卫生体制也出现松动的迹象。80年代后期，以农村集体经济组织为主要制度供给主体的中国传统农村合作医疗陷入极度困难的境地，农村经济社会发展以及城乡发展不协调等矛盾日益凸显。1992年中共十四大明确了经济体制改革的市场化方向，全国医疗卫生领域顺势而动，开始全面改革。在农牧区，通过实行减免政策，广大农牧民逐步树立起医疗服务的付费意识和自我健康投入意识。20世纪90年代全国开始进行新型农村合作医疗体制的试点工作。结合自治区农牧区实际情况，西藏从1997年下半年开始开展农村合作医疗试点工作，提出在免费医疗框架下建立合作医疗制度的设想。

2001年国家出台《关于农村卫生改革与发展的指导意见》，明确了改革的总体目标：建立适应社会主义市场经济体制要求和农村经济社会发展状况、具有预防保健和基本医疗功能的农村卫生服务体系，实行多种形式的农民健康保障办法，使农民人人享有初级卫生保健。2002年10月中央颁布《关于进一步加强农村卫生工作的决定》，对农村卫生工作的指导思想和目标、推进农村卫生服务体系建设、加大农村卫生投入力度、建立和完善农村合作医疗制度和医疗救助制度等做出规定。《决定》第一次提出"建立新型农村合作医疗制度"。[①] 在积累试点经验的基础上，2002年西藏70个县、654个乡（镇）全面推行农牧区合作医疗制度，全区县乡合作医疗覆盖率分别为95.89%和94.37%，参加合作医疗的农牧民占农牧民总人口的74.26%；参加合作医疗农牧民人均筹资比例为人均收入的0.88%，人均筹资额平均为12.36元。

自2003年起全国开展新型农村合作医疗试点工作。为了提高农村居民的医疗保障水平，西藏自治区人民政府先后于2003年和2006年两次颁布《西藏自治区农牧区医疗管理暂行办法》。西藏开始构建以免费医疗为基

---

① 参见曹普《新中国农村合作医疗史》，福建人民出版社，2014，第207页。

础、政府主导、个人自愿参加的医疗卫生保健体系，政府、集体、农民共同筹资，家庭账户、大病统筹和医疗救助相结合的西藏新型合作医疗医保制度。居住在乡镇的城镇居民，也被纳入农牧区医疗制度范围。同一时期，西藏还确立了农牧区初级卫生保健工作的目标，即健全农牧区卫生服务体系，完善服务功能。"十一五"末，参加个人筹资的农牧民占总人数的95%以上，基金使用率达到75.05%。

2011年西藏交纳个人筹资的农村居民达到96.23%，比2008年深化医疗卫生体制改革前提高了5.28个百分点。政府对农牧区医疗保险补助标准达到260元，比2008年增加了120元，增幅达85.7%。农村居民医保政策范围内住院费用报销比例达到68%以上，比2008年提高2.64个百分点。为增强农牧民抵御大病风险能力，2011年西藏自治区财政厅为农牧民每人投入10元保费，共投入2300万元，建立起农牧民大病补充医疗商业保险。因此，西藏农村居民年度医疗费用最高报销额度包括大病补充医疗商业保险达到12万元，比2008年提高了14倍。西藏取消了医疗救助起付线，报销比例和个人承担比例率先在全国实现了医疗救助领域城乡一体化和社会全覆盖，个人年度医疗救助最高额度达到6万元，比2008年增加了3万元。① 2012年11月26日《西藏自治区农牧区医疗管理办法》出台，规定农牧民在县、乡医疗机构的住院费用报销比例在原来的基础上提高5%~10%。2013年根据西藏农牧民大额补充医疗保险协议，中国人保财险公司西藏分公司为西藏245万农牧民提供每年7万元的大额医疗费用补充保险。自2013年起，西藏农牧民每年可报销医疗费用封顶线达13万元。

目前，农牧区医疗制度已经覆盖全体农牧民。新政策的实施使得西藏广大农牧区的就近就医、大病转院等机制基本建立，在一定程度上缓解了农牧区缺医少药的问题。

二　调查点的案例研究

1. 仁布县医疗卫生情况

仁布县位于日喀则地区东部，距日喀则市130公里，与拉萨市尼木县

---

① 西藏自治区医改领导小组资料。

仅一江之隔。该县下辖 1 个镇、8 个乡，总面积 2122.82 平方公里。2013 年仁布县总人口 3.1 万。该县国民总产值在西藏各县处于较低水平，但是近年增长势头良好。2011 年仁布全县 GDP 总量为 9758.79 万元，同比增长 9.6%。2013 年 1～9 月仁布县完成生产总值 22983.75 万元，同比增长 13.5%。

在医疗机构建设方面，2002 年仁布县共有各级医疗机构 10 所，当地新农村合作医疗的参保率达到 74.8%。2009 年仁布县农牧区开展医疗管理，共为 4745 户建立了家庭账户，管理服务工作涵盖居民达 30740 人，医疗管理覆盖率基本达到 100%。目前，仁布县完成了疾控中心业务用房、服务中心附属工程等项目，医疗机构增加到 12 个，医务工作者 62 人，病床 63 张，医疗服务用房达到 5700 多平方米，基本可以满足全县 3 万多人的就医需求。

在农牧区医疗管理制度和服务方面，仁布县为农牧区家庭建立医疗家庭账户，医疗服务日益完善。仁布县卫生服务中心可开展 B 超诊断、普外手术等业务，4 个卫生院可开展三大常规检验、3 个卫生院可开展痰菌检验、6 个卫生院可开展 X 光诊断等业务、5 个卫生院可开展藏医诊疗业务，提高了基层医疗服务的普及性。为提高卫生技术人员的业务水平，县里定期举办乡镇卫生人员综合培训班、乡村医生短期培训班，并组织人员参加自治区、地区培训。位于仁布县德吉林镇的县卫生防疫站开展日常的疾病预防控制及防疫活动工作。一些驻村工作队在乡政府的安排下，通过家禽注射禽流感预防针、全村卫生大扫除、各家农户进行庭院消毒、宣传疾病预防知识等形式进行春季防疫工作。

针对基层医疗设施还比较滞后的问题，仁布县制定的县"十二五"规划项目中的 8 个卫生项目都是基础设施建设项目。这些全部由国家投资的项目中，包括为仁布县卫生服务中心购置设备；在县城新建一个培训楼及配套的农村卫生员培训基地，并为三个中心乡卫生院新建病房和配套设施；新建一个县卫生局办公楼和 73 个村级卫生医疗服务站（该项目投入金额最大）；为乡镇卫生院配置基本医疗设备；新建乡镇卫生院职工周转房，还有四个乡的卫生院业务用房的扩建项目。

2. 康雄乡基本情况

本例调查主要地点为仁布县康雄乡。康雄乡位于县境东部，北靠雅鲁藏布江，平均海拔4300米，距县政府驻地60公里。全乡有12个行政村，均属农业村，2012年居住着528户农户，总人口达3910人，2014年人口为3438人。康雄乡总面积286平方公里，耕地面积6498亩，人均1.66亩，主要农作物是青稞、油菜和豌豆。全乡农户饲养的牲畜有2万头（只），其中五分之一是大牲畜。2012年全乡经济总收入1200多万元，人均收入2400多元，低于当年西藏5719元的农牧民人均纯收入。

据乡卫生服务中心医生介绍，肝病是当地的高危病和常见病，此外还有胃病、高血压和心脏病，儿童易患的主要传染病是水痘。村里的长辈们现在最发愁家里的孙辈喜欢吃廉价的小零食，许多儿童为此患上肠胃疾病。当地对计划生育没有强制的要求，也没有奖励措施，这点不同于实行计划生育制度的城镇职工，后者可以享有相关政策。当地居民平时患病，一般去医院看病，并且首先选择去最近的乡医院。当地人认为现在县乡的医疗条件都不错，只是县医院、乡卫生院有时药品缺乏，只能开处方，让村民自己到药店去买。

3. 调研村的基本情况

笔者调研的地点康雄村位于康雄乡政府所在地，有两个自然村。康雄村总体经济发展水平和农村家庭的收入状况在全县处于中等水准。康雄村是康雄乡人口最多的大村，占全乡户数和人口数量的1/5。2012年康雄村共有99户家庭，619人。村委会距离乡政府2.3公里，是新建的一排藏式平房。村委会办公用房中有一间大约25平方米的会议室，还有一间农村书屋、一间值班室和一间杂物间。笔者于2012年夏季前往康雄村村委会与干部举行了座谈。当地基础设施基本完备，电网供电，有广播信号，有乡村公路连接各个村庄，通信系统也全部通畅。根据自来水建设规划，村里有13个自来水水井。因为水源远、水量小，水井需要晚上蓄水。

康雄村里没有集体企业，只有个体户和民营小微企业，如榨油作坊、建筑工程队等。村里建筑队的老板是本村人，雇用的也多是本村劳动力。村里建筑队的规模大约10个人，承包到工程时队长会召集村里的青壮劳动力参与。西藏冬季气候寒冷，而秋季是当地劳动力最繁忙的秋收时节，因此多数工程在春季开工。冬季工程项目完成后或者没有其他工程的时候，建筑队的人员多数会回家务农，村里其他人也会外出到拉萨或者其他地区打工，如修建铁路路基等。据2011年的统计，该村劳务输出人数达到270

人。2012年全村有220多人外出务工。按外出务工人员职业类型细分，该村有建筑工人50人、木匠10人、画匠5人。

随着西藏新农村建设的开展，康雄村也开始注重乡村环境的治理。康雄村的卫生总体状况良好，农户家庭卫生状况也比以前好。当地农户家的厕所多建在院子外，是旱厕，春季和夏季一年掏两次作为农家肥的来源。村里和周边都没有工厂和作坊，也就没有什么工业污染。因集体土地少，垃圾填埋焚烧点只能选择在一个附近的山坳里。

康雄乡政府和村委会认定的贫困户有16家，不过也有其他家庭认为自己家也有困难。康雄村贫困的原因主要包括耕地资源稀缺，家庭劳动力不足，外出务工人员少，家庭收入中的工资性收入缺乏。西藏农村长期形成的守望相助的民风也是康雄村最有效的助贫措施：农忙收割时节，其他家庭收割都要在规定时间内完成。村委会让劳动力少的贫困户提前两三天先开始收割，其他家庭主动来帮忙收割，村干部也会招呼大家去帮助贫困户。调研过程中，村里一位老人认为，有些家庭的老人多劳动力少，或者婆媳关系不好、家庭不和睦导致大家庭分家，分出单过的家庭劳动设备少，劳动力不足使这些家庭陷入贫困的泥沼中。因病致贫的家庭也有，但没有因为治不起病而延误或放弃治疗的。例如，有一户农户家的老人治病周期拉得很长，去乡、县和拉萨看过病，但是没有治愈。还有一人因患肝病时间长，每个月都要去拉萨治病，医疗开销大。

乡政府一位副乡长负责新型合作医疗管理事务。据她介绍，本村新型农村合作医疗的个人筹资款由村委会统一收取，一个人每年缴纳20元，再直接交给乡里，五保户由政府出资代缴。该村所在的仁布县与拉萨部分县率先开展农牧民家庭账户"一卡通"试点工作。医保报销时，门诊直接用医保卡扣款核销。当地患者住院要先交押金，出院时直接报销；如果村民因为急症紧急住院，可以出院后再到乡里开证明，也可以报销。当地农村居民住院报销比例为：乡医院报销90%，县医院85%，地区医院70%，自治区级医院比例是60%。日喀则地区在全地区实施门诊统筹试点工作，在11个县实行了地级医疗机构住院费用即时结算制度。当时，医保结算系统还没有与拉萨联网，当地村民到拉萨看病，门诊支出要自己先垫付，目前还无法使用仁布县的医保卡。每年乡干部录入和整理村级数据时，会统计本村农户的家庭账户情况，包括资金使用和余额等情况。相关数据一式两份，一份上交县级相关管理服务机构备案，另一份翻译成藏文文件交由村委会留底。村民如果对医保中家庭账户的使用情况有异议可以到村委会查询。这也就是当地新农合医疗费用使用情况的公示形式。全县合作医疗经费管理和医保报销事宜由县卫生局一个办公室经办。根据 2011 年西藏建立的农牧民大病补充医疗商业保险规定，实施大病补充医疗保险赔付，赔付封顶线为每人每年 7 万元。

对于医疗救助，当地村委会的干部也了解得不多，只听说村里有人最高报销了 2.3 万的医药费。低保户除了能报销的比例，剩下的全部由民政部门报销，实现了 100% 的报销。办理医疗救助报销手续需要个人到乡政府开证明，根据医药费用开支的金额还要民政部门的证明。如果顺利，手续一天就能办完。如果乡、县政府里的医保经办人员不在，大约要一周才能办好手续。

康雄村卫生室现有一名医生，笔者调研访谈时碰巧赶上他前往县城参加专业培训。在医疗卫生服务工作上，村卫生室医生和村委会干部主要协助县乡医院进行疫苗接种和地方病登记。同时，由妇联主任具体负责组织每年一到两次的体检和医疗卫生知识宣传。2010 年县里医疗队来村里为村民开展过一次体检，不少当时在家的村民参加了体检。2012 年下半年乡里也安排了村民体检。利用开会开展健康宣传也是当地乡政府的工作，宣讲的主要内容是移风易俗，不要饮酒过多等问题。

三 仁布县康雄村问卷调查数据分析

笔者以户为单位对该村所有家庭进行了问卷调查，实际获得有效问卷 91 份。问卷调查主要是在农闲季节开展的，不少居民外出或朝佛、治病，或务工、探亲，难以对所有居民开展以居民个人为单位的调查。不过，基本上所有在家的居民都参与了调查。问卷设计时其内容已经涵盖了家庭每个成员的情况，在反映所有居民的基本现状上具有普遍性。

受访者多数是户主。87% 的受访者年龄不到 60 岁，年龄最小的受访者是 22 岁的平措。他虽然不是户主，但是讲话思路清晰，父母让他回答调查者的问题。因为调研时间持续较长，其间一些家庭中的男性在外地务工，只能由留守在家的妇女接受访谈。46% 的受访者是男性，比例略低于女性，52% 的受访者是文盲，37% 的受访者有小学程度的文化水平，其中一个是比丘尼，因为家里只有她和母亲两个人，有时她回家帮家里干农活。上过初中的受访者只有其美一人，他现在务农。还有 11% 的人不能得知他们的文化程度情况。不过，笔者从村委会了解到，这些受访者多数是文盲或者半文盲。受访的 91 户家庭规模不一，既有单独一人的家庭，也有 16 口人之多的大家庭，多数家庭的人口在 5 到 10 人。这些大家庭主要是年迈的父母与子女共同居住，还有一些大家庭由生活在一起的成年兄妹组成。

1. 家庭卫生健康状况及新农合介入帮扶分析

表 5 – 4　2012 年康雄村家庭规模

家庭人口规模	1 人	2 人	3 – 5 人	6 – 10 人	11 – 15 人	16 人以上	缺失数据	合计
户数	6	15	25	33	9	1	2	91
比例	6.6%	16.5%	27.5%	36.3%	9.9%	1.1%	2.1%	100%

（1）居民卫生健康状况分析。全村 91 户中不到 20% 的家庭认为自己家的生活水平低，其余家庭认为自家的生活水平在当地处于中等程度。基于这样的经济状况定位，农户们在访谈中更多谈论他们生活中的困难，强调他们收入水平低。收入状况好的家庭饮食结构合理、类型多样，健康状况也相对较好。

家庭健康状况的不同，影响居民对医疗卫生政策的了解和运用程度。受访 91 户农家中 24 户家庭成员身体都基本健康，占总户数的 26%。其他有 5 户家庭成员患慢性病如胃病、肾炎以及骨质增生等，需要治疗一段时间，但是不用住院或者手术治疗。需要住院治疗或动手术的有 2 户，一户家中有严重气管炎患者；另一户有一个 2 岁的孩子患有肾炎，需要手术，且情况并不乐观。有慢性病患者的家庭所占比例超过了 57%，主要包括心脏病、高血压、肝胆疾病、胃病、肾病等。另有不到 10% 的家庭常见病多为感冒，只是病情轻重程度不同。31 户家庭有家人得慢性病，但是没有大碍。还有 23 户虽然家人也患有慢性病，但是病程长，疾病很顽固，不好治愈。有 11 户农户的家人是患平日常见的小病，恢复得也快。有 15 户家庭家里有重病号，需要进一步的治疗。剩下 12 户家庭的成员身体健康，没有大的病情。

（2）新农合介入帮扶力度分析。在 91 户受访家庭中 58% 的家庭感到自家的医疗卫生开支已经给家庭生活造成了一些精神上和物质上的压力，但是还可以承受。22%的家庭有常年患病的病人，因此他们感到自家医药费用的开支太大，无力承担，只能靠借钱维持治疗现状。没有回答这个问题的19%的家庭中有一半多的家庭全家身体状况良好，没有太多医疗开支，还有少一半的家庭中有人常年患病，有一定的医药费用的负担。全村只有2户家庭在开支中预留了医疗费用，因此即使这2户家中也有慢性病患者，但是可以承受目前的医疗费用。由此可见，当地居民健康意识与风险意识还不强。整个村70%以上的家庭可以承担医疗开支的主要原因在于他们全部参加了新型合作医疗，而且都认为参加医保对他们而言是合算的。除了1户家庭，所有农户对新型合作医疗制度都很满意，但具体到医保制度涉及的各项内容，大家的评价就不同了。

2. 家庭对新农合政策评价分析

农户对新农合制度总体的满意度高。就各个项目来看，根据个人的体验评价就略有不同。农户对医保范围内补偿药品的种类的评价呈现两级化，满意与不太满意的人都比较多。具体到各家的情况综合来看，主要是由于各农户间家庭成员健康状况和就医体验不同。感到药品种类多的家庭健康状况好，多使用常用药；感到药品种类还不丰富的家庭多数有长期患病的病人，在家庭成员曾经或者正患有大病的情况下，对药品品种的需求特殊。有些患者服用的药物是新药、特药、自费药，虽然对症但是不能报销，引发患者和家属的不满。有大病、重病患者的家庭更需要制度上的保障以解困。

表5－5　康雄村农户对新农合制度的评价

单位：%

新农合制度	多/高	一般/合适	少/低	不清楚
补偿药品种类	26	49	18	7
医疗点药品价格	15	60	0	25
药品质量	6.6	85.7	2.1	5.6
医疗设备	9.9	81.2	0	8.9
医生	24.1	68.1	1.1	6.7
医务人员	9.9	80.1	1.1	8.9
对新农合的满意度	99	1	0	0

不少居民不清楚药品的补助范围，但是对住院报销制度比较了解。当地乡级医院住院报销比例为90%，了解这个比例的占总户数的40.7%；县级医院的住院报销比例是85%，知道这个比例的农户占38.5%；县级以上医院住院报销比例是70%，了解这个比例的农户占到受访总户数的39.6%。当地所有报销费用相加的封顶线是6万元，有38.5%的农户知道这个封顶线。从数据上来看，当地居民就医治疗的特点是"小病去乡里，大病去地区"，去县一级医院就诊的反而不如前两类医院比例高。

3. 家庭常见疾病状况及对新农合认知分析

康雄村受访农户的常见疾病有感冒、非感冒性头痛、肝胆疾病、高血压，当年的患病比例为82.4%、3.3%、2.2%、1.1%。此外，有2.2%受访者感冒时会伴随非病性胃痛，而1.1%的非感冒性头痛病患也会发生非病性胃痛。1.1%的受访者发生肝胆疾病时也会感冒。根据医学理论，非感冒性头痛原因很多，是患者整体身体状况不良的表现；非病性胃痛则是与情绪关系密切的病症。

（1）常见病分类与分析

当地常见病主要是感冒、非感冒性头痛、非病性胃痛、高血压和肝胆疾病。当地农户得病的原因各不相同，大致有以下四点。一是当地生活环境较恶劣，蔬菜种植种类少，一般农户的饮食结构单一，营养不均衡，导致当地成年人体质普遍不佳，反倒是住校的学生由于学校提供的三餐比较重视营养搭配，健康状况明显好于他们的长辈。因此，19.8%的家庭中成年人多因为身体素质差、抵抗力弱而患病。二是不良生活习惯影响。15.4%的受访户自己也很清楚自己与家人的生活习惯不好，如酗酒；9.9%的受访户认为家人是由于平时食物不清洁或者食用腐坏的食品而引发疾病。三是当地气候因素影响。18.7%的受访户认为是气候因素引发当地人患病。四是其他因素。29.7%的当地农户认为被他人传染是患病的主要途径，还有4.4%的认为是过度劳累。当家人突发疾病时，78%的家庭会抓紧时间送家人去医院治疗，12.1%的家庭会观察一段时间后再处理，还有2户家庭会请乡村医生来家里看病。

（2）对新型农村合作医疗的看法与期望

对新型农村合作医疗的认识源于农户平时能直接接触到的医疗机构和医务人员，因此在问及新农合制度下开展的其他工作时，除了2户提到能随时就诊和买药，其他人想不出其他内容。当请当地农户对新农合提出希望时，77%的农户希望门诊能报销。其实他们很多人还不清楚家庭账户中的大部分资金是政府补贴的，相当于报销了部分门诊费用。但是，由于个人筹款和政府补偿都不高，一些农户的家庭账户资金不能满足重病患或者一些慢性病患家庭的治疗需求。15%的家庭希望村卫生室配备专业技术好、从医经验丰富的医护人员。从当前实际情况来看，目前各个行政村虽然配备了1到2位村医，但由于乡村卫生技术人员匮乏，卫生室所需村医只能从当地初高中毕业生中选拔，以男性、身体健康为主要条件。这些候选者多数没有接受过任何医学培训，要重新培训，边学边干。22%的家庭对新农合制度非常满意，提不出更多的要求。其中只有一户家庭希望报销比例更高些。

（3）居民的新农合医保筹资缴款能力与医保报销制度分析

对于每年人均20元的新农合筹资，当地86%的家庭都可以自己支付，另有11%的家庭要借款来缴纳新农合的保险费，主要是因为家庭人口多，现金收入少。其他低保家庭的筹资由政府承担。

报销制度的推行，减轻了患者家庭的经济负担。但是身处偏远农村的病患家庭还面临着报销成本的问题。该村6.6%的家庭去县内的医疗点就诊，报销费用不多，3.3%的家庭就诊费用和自己的路费等开销差不多，5.5%的家庭因多次往返县里医保机构报销医药费，报销成本高于所需报销的费用。其他患者没有去县内医院就诊和住院的经历，主要在乡医院看一些常见病，或者重病患者会去自治区级医院就诊，不了解在县医院看病的费用问题。在去县外医院看病住院的费用方面，91户受访家庭中4户因为报销的医药费多，感到自己的花销少。12%的家庭为报销医药费要多次去县医疗机构，路费和误工费都比报销的医药费多。甚至有1户医药费开支不大，干脆就没有去报销。剩余的83.5%的家庭没有去县外医疗机构就诊的经历。

为了解决危重病患家庭的医药费用支付负担问题，针对报销后自付部分多、家庭难以承担的情况，民政部门的医疗救助政策帮助许多家庭避免因病致贫。当地91户受访家庭中有3个家庭获得过这样的医疗救助。18.7%的家庭虽然没有获得过这样的救助，但是听说过民政部门的这项政策。79%的农户其医药费用没有超出报销的限额，因而不了解这项医疗政策。这些家庭的成员多数身体健康状况良好，没有到外地就诊或者住院治疗的经历。

时间成本也是新农合面临的问题。一个家庭明确提出转院困难主要在于手续烦琐，其他家庭在被问及县内外就诊费用时也多次提到这个问题。即使危重病患者可以转院治疗，但距离远、道路条件差，使得当地人的出行成本高。西藏地广人稀，当地村庄距离仁布县县城约60公里、距离拉萨市尼木县县城25公里。前往尼木县要过亚德吊桥，而且只有摩托车能通过。一些病情不重的村民可以去尼木县医院看病，但危重病患者要乘车时则无法经过吊桥，就只能去距离更远的仁布县医院就诊。

（4）居民对合作医疗政策的认知分析

对于近几年当地合作医疗机构的变化，80%的村民感受最深的是当地医疗机构条件有所改善，数量有增加。20%的村民同时发现的变化是医疗设备增加。各有一户农户提到的变化是住院分娩全部报销、医院药品数量增加，以及医生经常参加培训。另有16%的农户因为求医经历少，讲不出医疗机构的变化。问及当地农户面临的在乡镇以上医疗点就诊的困难时，不住院就得不到报销是当地人普遍的感受，占到调查总户数的52%。其实，问题还是在报销力度上。而农户家庭账户中有国家或政府提供的医疗资金，全家共同使用，但是金额有限。剩余47%的农户没有去乡镇以上级别医院就诊的经历，对该问题不知如何回答。只有一户家庭提出报销补偿的资金比花费少。全村没有一户农户就转院报销提出他们自己的观点。

问到他们对农牧区医疗制度的了解程度时，他们中22%表示对制度很熟悉；25%的农户表示不太熟悉制度，但是能说上一些；20%的农户不了解制度，要向别人请教；33%的农户一点儿也不了解制度。接受调查的农户中，52%的农户对医疗政策的认知就是看病可以报销。剩余农户不知道或者说提不出医疗政策的具体内容。那么如何让当地农户了解医疗政策，88%的当地人还是选择大家喜闻乐见的电视，希望通过电视节目直观、生动的表达形式传播更多的健康和医疗信息。10%的农户没有什么想法，只有三户家庭希望通过乡村会议做宣传。

（5）老年群体就医诊疗现状分析

农村养老问题也是当地重要的社会问题。老年人的健康状况对他们晚年生活的质量极为重要。调查中，63%的受访者担心自己年老后丧失劳动能力，会增加子女的负担。19%的受访者担心自己年老后各项身体机能下降，医疗费用会成为家庭财务中最大且不能避免的支出。12%的受访者对自己老年生活的忧虑在于无法自理。只有一位受访的老妇人对晚年可能面临精神生活的空虚表示担忧。所有受访者认为政府应当扶植农村的养老政策。目前的新农合制度对农村养老的影响主要体现在新型合作医疗制度会在一定程度上减轻子女的经济负担，持这个观点的农户比例最大，占79%。12%的农户认为目前的新农合制度能使贫困老人买得起药，看得起病，生活有所保障。有两个农户认为目前的新农合制度能缓解老人在就诊时的心理压力。有将近8%的农户还不太清楚新农合对养老的作用。总的来看，当地农区的老年人生活质量不高，对生活的要求还停留在"没病没灾"的水平。多数老年人在家礼佛、照看孙子孙女和做些轻松的家务，生活内容单一，物质上没有过多的追求，精神生活容易空虚寂寞。

4. 居民关于基础设施建设期望的问卷分析

表 5-6　康雄村受访农户对当地基础设施需求的调查*

	卫生室	学校	饮用水	村广播	道路	手机信号	用电	电视信号
户数	83	42	35	32	24	3	1	1
比例	92%	46%	38%	35%	26%	3%	1%	1%

* 有一户未回答这个问题，因此总受访数为90户。

（1）当地居民基础设施工程建设现状。西藏安居工程的开展改善了当地人的居住条件，使居住功能分区更合理，农村居家环境更清洁。在农牧民安居工程补贴资金引导下，西藏农牧民纷纷新建或者改建住房，激发了自己对高品质生活的追求。受访家庭中66%的家庭建房花费在10万元以内，主要集中在3万到6万元。7%的农户建房花费在10万到30万元，其中超过20万元的只有一户家庭，是投入建房资金最多的。4%的家庭建房花费在1万元内。之前的土房变成现在土木结构或者石木结构的住房，居室空间的清洁无疑会提升农户的生活质量。村里安居新房拔地而起，村容村貌也焕然一新。

（2）农村公共设施建设评价及期望分析。当问及当地如果建设公共设施项目，哪个项目是首选时，92%的家庭选择医疗保健院。其实，乡医院距离村子近，步行大约20分钟。但是康雄村是一个大行政村，有一个自然村在山坡那边，步行去乡医院则要花费 1 个小时。除了乡医院和一家私人诊所，当地没有其他医疗机构。

目前在村子里的公共基础设施中，由于村卫生室无法提供满意的医疗卫生服务，92% 的受访农户对村卫生室表示不满。村卫生室的医疗设备相对比较少不是造成这个结果的唯一原因，更重要的原因在于村医的医疗水平。村医是从当地招聘的高中毕业生，没有接受过专业的医学培训，更不要提行医经验。村医只能发发药，做些统计与发放健康传单的工作，无法独立行医，也提供不了其他的医疗卫生服务。

5. 居民就业创收现状分析

（1）当地居民就业创收现状分析

当地就业结构从单一的传统产业在向多样化转变，只是传统产业仍占据统治地位，当地居民的生产劳动强度较大，有 80% 的家庭从事种植业，同时在农闲时节外出打工的占 57%。另外有 2 户在从事种植业之余承包工程，有一户在经营批发零售业。村子里有 8 户家庭主要的收入靠外出打工，完全依靠民族手工业技艺谋生的家庭有 3 户，2 户家庭从事餐饮业。村里有一户家庭靠农田出租获得收入，还有一户从事工程承包。有 2 户没有提供相应信息。

当地产业结构的多样性造就了收入的差异，人力资源的投入不仅包括健康，也包括教育，而劳动者技能培训的效果常常直接影响参与培训的村民的就业与收入状况。近三年内有 14 户家庭的成员参加过劳动技能培训，占总调查户数的 15%。其中，酥油花制作技能培训的参与者最多，有 4 名；驾驶和医师培训的参加者各有 2 名；其他培训项目还有兽医、电工、会计等，都只有 1 人参加。绝大多数参加培训的当地人希望通过培训掌握技能，可以增加收入。也有一户希望在培训中学习如何提高家庭经营管理水平。根据政府的基层卫生发展规划，每个村卫生室要配备一到两名医务人员。而以目前农村医务人员数量少，分布不均的情况，对基层医务人员的需求也会相应增加。当地有一定文化程度的青年注意到这个难得的就业机会。其中，该村一个青年就参加了医师培训。然而，不论从文化基础角度，还是从专业角度看，当一名合格的村医都是当地就业渠道中最不易实现的一种。年轻人要参加培训、通过考试、获得行医资格才能把握住这个机会，所以实际上报考的人数并不多。对于培训的作用，14 户家庭中有 2

户认为培训有助于增强自身的竞争力和增加收入。另外 3 户认为参加培训有一定效果，而剩余的家庭感到培训的效果不明显。

表 5 - 7　康雄村农户希望参加的培训项目

	农业科技	木工	驾驶	绘画	科技	厨艺	酥油花制作	铁匠	不清楚	没有培训愿望
户数	36	7	6	3	3	2	1	1	2	31
比例	39%	7%	6%	3%	3%	2%	1%	1%	2%	34%

（2）居民就业创业培训项目途径创新分析

那么当地农户收入增加的途径是什么呢？81% 的家庭认为是由于他们购买了新的农作物品种，增加化肥、农药等投入。有 4 户家庭是通过三年前参加的培训，掌握了经营管理能力或者采用新的生产技术实现了收入的增长。还有 14 户从事民族传统手工艺、外出务工的家庭没有回答这个问题。实际上，即使培训后不能马上获得相关的工作，当地许多人还是有参与政府组织的培训活动的热情。为了激发农牧民群众的学习动力，当地政府办的一些培训班还会给参加者提供误工补贴，鼓励更多农村青年参加劳动技能培训，以提高他们的就业竞争力，这样的政策设计足见政府的良苦用心。

对希望参加何种项目的培训，当地农户根据当地实际、自己的兴趣以及市场的需求提出了不同的想法。其中，通过提高农业科技水平致富的愿望最强烈。从表 5 - 7 可见，在有培训意愿的农村居民中农业科技项目受到当地村民的欢迎，而愿意学医的人很少。正如上面分析的，与其他培训项目相比，从医是为了治病救人，对个人文化水平和业务素质有很高的要求，需要从业者投入大量的时间和精力。村医这个职业之所以受青睐是因为工作性质稳定，但是工资待遇却不吸引人。2012 年，村医每月基本报酬为 200 元，全年合计有 2400 元，与康雄乡农村居民人均收入相差不多。如果村医通过工作考核，可以获得按农牧民人均 4.6 元的奖励补助，于年底获得一次性补助。按照全村 619 人计算，村医可以获得的奖励补助有 2847.4 元。那么一个村医一年基本报酬和奖励补助合计收入可以达到 5247.4 元，是当地农村居民人均纯收入的两倍。比较而言，当时康雄乡医院的公益性岗位医务人员的月薪是1200元。农闲时节外出打工的年轻人即使做小工，日薪大约在80元左右，月工资也要高于村医。为此，2013年村医基本报酬被提高到每人每月300元，调标资金由西藏自治区财政全额承担，以提高村医的待遇。

（3）家庭就业创收项目与收入影响分析

7户家庭没有提出他们生产经营中的具体困难，其他84户家庭中53户由于缺少资金而无法扩大再生产，13户在农忙时家里劳动力短缺，另有13户因为自家承包的地块面积小，农业生产规模有限制约了家庭农业经营。8户的困难是生产资料很难买到，6户家庭苦于缺乏技术，因不知道怎么干而发愁，4户认为自己的困难是无法及时获得市场信息，不知道经营什么项目可以获利，有2户把农田出租给同村农户，各有1户将交通条件差、水源不足和缺乏建房资金作为他们当前面临的主要困难。由此可见，缺少资金成为当地人生产经营中的主要困难，在课题调研中我们得知医疗费用已经是当地许多家庭最大的开支，加大了这些家庭的资金压力。

在91户受访者提供的2011年家庭年收入数据中，20户自称收入少于5000元；家庭年收入少于1万元的有16户；家庭年收入在1万～2万元的有36户；家庭年收入在2万～4万元的家庭有15户；年收入最高的两户分别有5万～6万元。68%的家庭提供的数据是，他们2011年家庭种植业年收入低于5000元，12%的家庭种植业收入在5000～1万元，24%的家庭农业收入在1万～2万元。当地农作物产量低，人口又相对多，从事农牧业生产主要是为自家提供所需的食物，从农业生产经营中并不能获得较多的现金收益。91户受访家庭中有5户提供了他们的工资性收入，其中从事民族手工业的家庭获得的工资性收入最高，有1万元，是他们家庭收入的全部。4户有工商业收入的家庭中，从事餐饮的两户和经营商店的一户，年收入达到9000～1万元，还有一户从事种植业同时兼营批发零售业的家庭自称工商业收入仅有1500元。外出务工已经成为当地农村居民从事非农产业的主要就业渠道。59户家庭有外出务工人员，当年他们的务工收入从最低的600元到6万元不等，其中收入在5000元以内的有13户，17户收入在5000～1万元，17户的收入在1万～2万元，10户收入在2万～3万元。该村居民工资性收入在人均纯收入中的比例有时高于家庭经营收入。4户家庭有财产性收入，其中两户是通过出租农田获得的。这些家庭的财产性收入平均为

400 元。

在 2012 年家庭收入中，21 户家庭收入少于或者等于 5000 元；收入在 1 万元以内的家庭有 20 户；收入在两万元以内的家庭有 23 户；家庭收入在 2 万～4 万元的有 16 户；收入为 5 万～6 万元的 3 户家庭中有两家农户在耕种农田的同时家人外出务工；1 户家庭通过承包工程致富。

6. 家庭支出状况及分类分析

表 5 - 8　2011 年康雄村受访家庭开支状况

单位：户

支出金额	家庭总支出	生产支出	生活支出	教育支出	医疗支出	人情支出
0～1000 元	2	11	1	11	41	5
1000～5000 元	15	10	23	29	31	5
5000～1 万元	24	7	11	1	2	0
1 万～2 万元	26	2	17	0	2	1
2 万～4 万元	14	1	5	0	2	1
4 万～7 万元	2	1	0	0	0	0
没有支出的家庭	0	31	3	40	5	65
实际数据量	83	63	60	81	83	77

（1）基本情况概述

91 户受访农户中有 83 户在 2011 年家庭支出项目上给出有效数据。这 83 户家庭支出数额不等。不到 1000 元家庭支出的家庭只有 2 家，其中开销主要用于医疗费用和生活费用。15 户家庭的支出在 1000～5000 元，主要由生活费用和医疗费用构成，其中有 3 户的医疗费用占到家庭总开支的一半。有 40 户家庭有教育开支，其中 3 户的教育开支比较大，占到他们总开支的一半以上。家庭开支为 5000～1 万元的家庭有 24 户，主要的开支用于生活消费和医疗费用，其次是教育和生产开支。在教育方面有开支的家庭比在生产上有投入的家庭多。家庭支出在 1 万～2 万元的有 26 户，开支主要构成依次是生产、生活、医疗和教育费用。这个支出水平的家庭的人情开支也比较多，而且其中开销最多的一家竟然达到 1 万元，而他家的生产开支只提到化肥购买费用 90 元。14 户家庭支出保持在 2 万～4 万元，开支主要是生活、医疗、生产和教育方面。家庭支出最大的有 2 户，分别消费 4 万多元和 6 万多元，主要在生产、生活和医疗方面的开支多。以上是根据不同家庭的支出水平，分别分析其支出项目的不同。

（2）开支分类项目分析

如果根据提供有效数据的 83 户家庭的支出状况分类分析的话，总体来看人情、教育和生产开支比较少。当年多数家庭没有人情往来开支，有此类开支的家庭却在人情方面花费颇多，最多 1 户达到 2 万元。当然这不是经常性开支，只有近亲中有红白喜事才有这样的花费。人情往来支出已成为农户开支中不可避免的部分，当然同时也存在人情收入，但是各家并没有将其作为收入的一部分提供给课题组，因而无法做进一步的统计。由于政府在西藏农村实行良好的教育补贴机制，农家子女在义务教育阶段不需要支付学费和在校的食宿费用。此外，以农牧业为主业的当地农户在第一产业上的现金投入并不多。以种植业为主的 18 户家庭在生产投入上没有花费。有 11 户开支少于 1000 元，这些家庭的农业生产投入明显不足。10 户家庭生产开支在 1000～5000 元。7 户家庭生产开支在 5000～1 万元。达到 1 万～2 万元的家庭生产开支水平的家庭有 2 户。家庭生产开支最多的家庭有 2 家，生产投入金额达到 3 万～5 万元。从这 83 户家庭支出状况可以看出当地农户的家庭支出中生产投入为第一，其次是医疗费用。愈是生活境遇差的家庭，家人的健康状况愈是堪忧，医疗费用的支出占比也就越大。

在当地农户 2012 年的家庭主要支出项目中，59 户以生活支出为主，19 户家庭开支最大的项目是医疗费用，13 户家庭的支出多用于农业生产，6 户家庭的收入主要用于供子女就学，2 户家庭花销多在赡养老人方面，有 1 户正在盖房子，所以建房开支最大。只有 2 户没有提供相关资料。在外出从事非农行业的家庭中有 11% 的家庭主要支出用于寻医问药，医疗费用已经成为这些家庭最大的经济负担。

（3）居民储蓄现状分析

75 个家庭对于是否有存款提供了有效数据，其中 72 户自述没有存款，只有 3 户家里有人外出务工或者承揽工程的家庭有 1 万～2 万多元存款。而且这 3 户存款的目的不同，1 户要盖房、1 户计划用存款买车，还有 1 户存钱是为了养老。在受访的 91 户家庭中有 32 户没有借过款，其他家庭中有 47 户是向农村信用社借款，17 户向邻居借款，11 户向亲戚借款。由此可见，农村信用社还是当地农户借贷的主要渠道。

7. 居民对相关惠民政策认知分析

表 5 – 9   康雄村农户对惠民政策的知晓程度

	安居工程	养老	合作医疗	粮食补贴	低保	沼气补贴
户数	63	51	39	34	6	1
比例	69%	56%	42%	37%	6%	1%

为了全面提升农牧民的生活水准，政府制定了许多优惠政策，该村98%的家庭对此深有感触。虽然他们难以表述政策的具体内容，但是他们一直认为惠民政策对家庭生活的影响非常大。在农牧区，各家都要面临居住和养老问题，故而关注度最高。

不过，近一半农户对新型农村合作医疗制度为主的农牧区医疗政策还是有一定了解，这从他们所采取的积极主动的就医行为中可以看出。据调查，一旦生病，当地农户中有 88 户的主要选择为就近就诊。其中，75 户家庭通常去乡卫生院就诊，因为距离近，不用花费太多的路费。1 户长期定居县城，故选择去县医院看病；11 户在拉萨租房从事劳务、服务和民族手工业的家庭，就选择在拉萨看病。除了没有老人的 1 户家庭，所有农户认为新型农村合作医疗制度对农村养老的帮助很大。88 户提供了新型农村合作医疗对农村养老的具体益处，86 户认为目前实行的新农合制度使农村的医疗点有保障，老人看病更放心。还有 2 户认为实行新农合后当地医疗点的医疗设备增加，诊断更全面，结果更科学。

四   康雄乡医院的基本情况

乡镇卫生院在医改规划中作为农牧区三级医疗服务体系中的枢纽，负责提供公共卫生服务和常见病、多发病的诊疗等综合服务。卫生院医护人员除承担辖区内农牧民的门诊、住院、出诊和巡诊等基本医疗外，还要承担医疗文书撰写、卫生统计、居民健康档案、健康教育、免疫规划等十几项常规工作。随着农牧民健康意识的提升，农牧民对医疗卫生的需求也越来越高。疾病的发生具有不确定性，需要医务人员随时准备出诊，但由于基层医务人员较少，就造成了基层医疗机构的医务人员超负荷工作的现状。目前，日喀则地区平均每个乡镇卫生院有 3~4 名医务人员，个别卫生院只有 2 名医务人员。根据平均每个乡镇卫生院核定事业编制 10 名的规定，日喀则地区县、乡、村三级医疗机构存在医务人员严重不足的问题。

康雄乡没有新农合定点医院和药店，乡医院是该乡唯一的一家公立医疗机构。2012 年夏在当地调研期间，笔者多次前往乡医院向乡医院院长多吉医生了解情况，也多次看到他接诊的过程。通过他的介绍，笔者对当地医疗卫生状况有了全面的了解。

当地的常见病和疾病谱与地理环境和卫生习惯的关系密切。当地大部分 30 岁以上的妇女，妇科疾病患病率高达 90%。此外，当地的妇女还多患有妇科炎症和肿瘤疾病，如子宫肌瘤等。当地关节炎发病率高，这主要与当地的水质、水源有关。当地政府曾考虑改水，想改用小溪水和山石缝隙中的"泉水"，作为当地的饮用水源，但是这种水的水质仍有问题。林周县、尼木县以及亚德地区（仁布县东部几个乡）患关节炎的病人最多。健康状况不佳也与饮食习惯有关，当地人多喜欢喝浓茶，烹制茶和食物的时候经常放盐过量，这导致当地肠胃疾病和高血压患者人数增多。此外，许多当地人没有吃早饭的习惯，而是早起就喝青稞酒，这也成为引发疾病的原因。当地的疫情主要是水痘、痢疾，当地还存在乙肝等传染病，村里就有肝硬化病人。笔者也在村里入户访谈时了解到这点，并建议家有此类传染病的家庭健康成员最好也去打疫苗，医生登记后可以在乡医院免费接种。

乡医院设置有内科诊室、外科诊室、放射科、预防医疗诊室、产房、住院部等。外科可以做简单的伤口缝合；儿童免疫接种记录保存在预防医疗诊室的柜子里；诊室墙上还挂着分类清晰的相关工作记录、日志等。乡医院一天平均有 20 名患者就医，其中主要因为感冒、疼痛性疾病、胃病以及肝胆疾病等。来康雄乡医院看病的不仅有当地的居民，也有来自邻近普松乡的。村民患一般常见病如感冒时会在家熬两三天，病情实在得不到缓解才会去医院就诊。由于康雄村到县城交通不便，当地人去县医院看病的不多，除了一些危重病人，如肝癌、肝腹水要转院到县里治疗。药品实行零差价销售，许多治疗是免费的，住院报销比例高，乡镇卫生院基本没有太多的收益，所以需要国家的补贴来维持。

乡医院医生多采用传统的器械治疗方法，如拔罐等，患者反映疗效好，而且这样的治疗服务是免费的。据乡医院医生介绍，放血疗法对高血脂等病患者疗效好，具体做法是先让病人喝汤药，再放血，而放出的血是黑色油性的血液。中医也有放血治疗，但是不喝汤药。多吉大夫可以简单处理外科伤口缝合等，而如阑尾炎手术等，因为没有外科医生，医疗设备也有限，乡医院无法提供此类手术服务。多吉大夫对每位病患都有详细的病案记录，详细程度超过医院的要求。

医院的医疗和办公设备由县里统一配备。医院曾有一个透视设备，一次县里组织当地村民体检，连续检查6个人后，这台唯一的X光机就烧坏了，使得放射科空有其名。而透视对患者戴节育环、骨关节病灶等检查很有帮助，可以帮助医生诊断此类病情，比医生手诊准确。医院也没有B超设备，当时正在准备购置。医院有生化检验设备，可以做简单的检验。医院一辆吉普车用于外出接诊和出诊，但没有专职司机，医生只能自己开车。当地农村居民不了解生化检验，有个别人抵触体检时的抽血检验，甚至个别人听信谣言，以为医院抽血是要卖他们的血，所以抽血的时候就说自己吃了饭抽不了血，即使医生反复解释，仍有人对个别体检项目不愿配合。

乡医院有住院部，据病人反映炎症程度重的病人住院治疗效果好，而且病人在乡医院住院可以报销90%的治疗费用。除了一些高危孕产妇等转诊到县医院，其他孕产妇都在乡医院生产。2012年刚投入使用的产科住院病房单独建在医院西边的院子里。病房里有床、取暖器，一般产妇住院时间在三到五天。接生产房和待产室也与病房在一排，产妇可以由一位家人陪同；院子一角还有一间屋子作为厨房，有简单的炊具，患者家属可以在此为病人做饭。产房有一个药品柜子，有基本药品和医疗纱布、棉签等。仅2012年上半年已经有12个孩子在乡医院出生，当地育龄妇女住院分娩率比较高。孕妇在医院住院分娩不用交任何费用，孕妇在乡医院生产的话，县里还给颁发医院100元的奖金。

该乡医院医务人员中有4位执业助理医师，其中多吉医生夫妻为藏医，还有两名西医，一名是汉族，一名藏族，他们平均月薪3600多元。另外还有一位属于公益性岗位的西医医生，月薪1200元。乡医院没有护士，护士的工作也由医生完成。整个县的医疗机构都缺少注册护士，因为即使是护士专业毕业，护士上岗也要考取资格证书。西藏目前护理专业最高学历是内地大学的护士本科学历，但是人数极少。多数护理人员是从大中专毕业，学历不高，难以考取护士资格。2012年8月笔者在乡医院调研时，一名医生请了事假，另一名休假，公益性岗位的大夫在驻村，只有多吉大夫夫妇在医院维持例行的医疗活动。通常，乡医院医生藏医西医都看，内外科兼管，尤其是多吉大夫。乡医生只有工资，没有任何年度奖金和加班费，可是乡医院医生经常要加班。有时候医生接生要忙整夜，甚至到凌晨5点，而因为医务人员少，早上还要照常上班。县医院医生则不同，医生加班就有加班费等补贴。

乡医院院长多吉医生和爱人德吉都来自山南地区，毕业后分配到昌都地区贡觉县，2012年刚调到仁布县。他们有一个不到3岁的儿子，由自己带在身边抚养。从两处乡镇医院对比来看，这里医疗条件比昌都地区好，只是人口少，效益不好。他们曾工作过的一家昌都县藏医院只进行藏医诊疗，没有西医科室。不过，昌都地区那个县有自己的藏药厂，仅一天可以核销5、6万的医疗费用，其中藏药的消费量很大。笔者调研过的昌都地区当地一个乡医院没有住院部，职工住宿条件也不好，但是就诊人员较多。

妇幼保健是乡医院预防医疗工作的重点。笔者在乡医院看到自2007年以来的接种记录比较详细。2008年多吉大夫调来后负责接种工作，并开始规范记录接种档案、登记工作档案以及孕妇产前检查记录档案等。乡里所有儿童接种详细档案记录的登记卡片是按照乡和村分类记录的，包括使用疫苗的厂家都有记录。儿童接种绿本，乡医院都要留底，以便查验。疫苗接种类型全部符合全国统一要求，如脊髓灰质炎等加强型疫苗也有。乡医院担负着实施疫苗接种工作，但是乡医院只有计划内的疫苗可以接种，没有计划外疫苗，如流感等。疫苗接种全部由乡医院实施，接种率100%，即使个别儿童如年龄太小等原因无法来乡医院，乡医院大夫也会去儿童家里为其接种。当地流动人口的接种情况也有登记，并专门标记为流动。人口流动日益频繁的当下，也有外地群众来本地探亲期间正好孩子出生，也在本乡医院接种疫苗的情况。

孕妇围产保健需要进行产前检查，医院都要进行登记，还要免费向孕妇提供叶酸。到2012年8月，该乡还没有孕产妇死亡的情况。除个别高危产妇到拉萨生产外，当地育龄妇女医院分娩率达到99%。2012年前8个月全乡46名孕产妇都在乡医院建档登记。医院实施分娩绿色通道，不仅不收取产妇家庭任何费用，陪同人员还有20元护送补贴。住院分娩的产妇可以领取300~500元不等的生活补助，其中500元是提供给低保户和难产妇女家庭的，这些费用的支取都登记在册。2012 年上半年只有一个婴儿夭亡。具体情况是，当时医院多次提醒产妇及家人要到医院分娩，但是因为这个孩子是第五胎，产妇家人自认为很有经验便没有听取医生的意见，导致产妇临盆时孩子生不下来，家人到医院要催产素时医院才知道情况。多吉大夫和另一个医生马上开车去产妇家，但由于产妇家属通知不及时，耽误时机未能把孩子抢救过来。

计划生育方面，当地妇女可以自行决定节育措施。有些妇女采取在手臂埋针的方法，劳动强度大、手臂活动多的时候有些人不适感强。多数妇女采用子宫放环的方法，有时候有节育环脱落的现象，也有不适反应。节育环 15 年要换一次，否则影响避孕效果，但许多妇女却不去换。医生建议可以打针避孕，但是针要每月都打，一直持续到 50 多岁停经的时候。加之本地交通不便，许多妇女嫌麻烦，因此不愿采取这种节育方式。每年日喀则地区妇保员来乡里实施结育和避孕的手术。笔者同时在调研访谈中得知，当地部分妇女实施避孕后不适反应多的原因之一是一些妇女不讲个人卫生，不能坚持用盐水清洗。

根据国家基本药品名录，乡医院配备了许多药品，西药有 150 多种，加上中草药和中成药，如藿香正气丸等共计 170 多种，由专人专管。药品按照零差价进药，直接由厂家供货，不同厂家价格略有差别，藏药则多使用山南藏药厂的，2012 年拉萨雄布拉曲藏药厂的藏药也进入基本药物名录。乡医院的药品是零差价，但县级医院则会收取 10% 的差价。订购藏药时多数情况下订购散装的，这样可以按照群众实际服药需求给药，可以有效降低群众购药成本。现在这些药品的种类基本能够满足当地乡村居民的需求，主要的问题是药品消费快，不管是西药还是藏药时常断货，有时候要断药一个多月。

药品发放同样也是乡镇医院面临的一个问题。乡医院上交药品的需求计划后，药品由县卫生局审批后统一发放。但是县里常常不按照医院提交的用药需求计划发药，比如乡医院申请某种药品 3 箱，可能只发一箱。整个仁布县 8 个乡 1 个镇，乡镇医院都要上报购药计划，但县里发药是平均分配，并不考虑各乡的总人数、就医人数等差异。当药物断货时，当地居民只能去尼木县或者仁布县城购买。但是如果药品过期了，就要按照过期药品的价值扣管理药品的医生的工资，而且每次药品用大车运来，都要医生自己去卸货和搬运。例如，曾经有一次县里发了80箱口服青霉素针剂，运来时乡卫生院发觉县里分配的药品太多，也不能马上退，一般药品在使用截止日期两到三个月前可以退给县卫生局。半年前乡医院有一个达娃医生，是管理药品仓库的。他外出一个月将药品仓库交给另一个医生罗布管理，但是罗布医生没有注意药品使用的日期，达娃医生回来后要调到其他地方工作，在交接药品仓库时发现有价值5000多元的药品过期，而他自己是公益性岗位，月工资只有1200元，他只能用自己5个月的工资赔偿这些过期药品所造成的损失。因此，为了减少药品过期给医院和医生个人造成的损失，乡医院在申请药品时要使用日期在一年以上的药品，拒绝接受只有三四个月就过期的药品。不过笔者去访谈的夏秋季节恰逢药品紧缺，主要是西药缺乏，但没有发现过期药品。平时群众的服药习惯是喜欢服用藏药，在药品疗效相似的情况下，西药和藏药都可以选择，相互补充。但是患者有炎症，需要消炎的时候西药因其见效快比较受患者的欢迎。

门诊报销用就诊卡，费用从家庭账户中核销。所谓家庭账户，就是全家的医疗基金全放在一个卡里，共同使用。如果卡里没有钱了，就要支付现金。除了当地农牧民，乡里干部来看病也要支付现金，刷卡和支付现金都有收据。2012年笔者到当地调研时，西藏各县中只有仁布县开始通行就诊卡，病人门诊就医直接在乡医院刷卡机上刷卡核销就行，只要支付1元的挂号费，用于乡医院办公用品等的购买。2009年医疗卡在仁布县试点，因为效果好就正式推行。不过这种方式还没有在西藏全区普及，普及之后可在西藏任何医院使用就诊卡。因高血压长期服药的患者政府有特殊政策，全县正在统计55岁以上的老年高血压患者情况。根据医保药品报销目录，门诊检查中B超可以报销，CT以及注射人血白蛋白和麝香等药品不报销。

付费都有收据，所有收据都有底单，留存医院管理。所有就诊情况都有电脑的专门软件进行数据录入和统计，也可以录入藏文。原来当地也使用医疗本，但容易遗失，笔误等错误比较多。而且统计项目比较多，医生工作量较大，自2010年7月以来所有就诊数据都可以在电脑里存档。有时因停电或电力不稳定会影响电脑的运行。

农牧民每年20元的医保筹资中，80%是大病统筹，县里将提供给每个人的门诊补贴从73元提高到133元。在乡医院的医疗报销方面，当地的门诊和住院费用都没有起付线。2012年在乡医院住院报销90%，最高可以报6万。据多吉医生讲，各地根据当地的筹资情况与财力，报销额度不同。他老家山南农村，该地区有的县乡农村居民住院一年最多报销8000元，日喀则地区比山南高，医药费用最高报销金额有些地方可以达到10万元。2009年仁布县农牧民医药费用报销最多报3万元，2010年5万元，2012年是6万元，如果到内地治疗最高可以报销15万元。

该乡大病统筹支付6万元到10万元的比较多，剩余的医疗费用村民自行支付。如果支付还有负担，则可以向民政部门申请医疗救助。据乡政府干部反映，2012年截至8月还没有村民来开医疗救助的相关证明。当地政府也在摸索方便群众的措施，如果村民没有现金缴纳住院押金，可以先在日喀则地区医院直接住院，只要乡里电话通报情况，卫生局帮助直接报销6万元内的住院费用。手续简化后当地农牧民医药费报销手续更便利了，如果病人在日喀则地区医院住院，由医院与卫生局协调住院费用问题，病人不用来回办理相关手续。一般的办理程序是：病人或者家属到乡政府开具是否加入合作医疗的证明，再持证明到县政府医保经办部门审核家庭参保情况。由于医院床位紧张，造成目前医院床位供不应求的局面。故在就诊求医时，人脉也成为能否顺利就诊入院的因素。

当地医疗机构灵活运用政策，例如当患病的贫困农户有不能报销的项目，而家庭账户中有钱，村民可以找卫生局，请卫生局把家庭账户中的钱支取出来核销些不能报销的项目，减轻家庭负担。但是，按照这个方法报销是否会影响整个医保的资金，进而影响合作医疗的共济性质是以后要持续关注的问题。

当地的健康教育主要通过村里开会和门诊时医生的叮嘱实现，康雄乡医院医生参加地区和县里的健康培训后回来也给群众宣传，乡医院也有一些图片用于平日的健康宣传。

访谈期间来了几位患者，我们就中断了访谈，多吉大夫接诊，笔者也在一旁观察到以下几个病例。

病案1

这名前来就诊的患者是一名上了年纪的妇女，名叫仁庆，时年58岁，来自邻近的普松县，由儿子骑摩托车陪同她就诊。见到病人进入诊室，多吉医生马上穿上白大褂接诊。病人自述胸闷背部和膝关节疼痛，症状持续了三天，低头的话颈部也疼。多吉医生先把脉，诊断出她血压高，心脏有些问题，血液循环不好，但问题不大。然后大夫进行了拔罐治疗。诊所有几个铜制的拔罐器，在老人背部和颈部用火燎拔罐。拔罐对此类病很有疗效，而且治疗是免费的，拔罐处皮肤发黑，拔罐大概进行了 20 分钟。之前就诊时开过药，这次多吉大夫还开了一味需服用 10 天的藏药，治疗高血压和背部疼痛和关节疼痛。大夫从药柜中捡出散装的丸药，用专门小纸药袋包装，同时叮嘱病人要在饭后服药，药物快服用完时再来复查，而且饮食上注意要清淡，不要喝浓茶和吃高盐、油腻的食品，不要吃猪肉，圆白菜要切细吃。这与老人生活习惯相悖，老人表示习惯了喝盐多的浓茶。

病案 2

一位中年男性患者腿断了，伤口长时间不处理已经感染。医生对症开了口服药和输液的药剂，其中一种进口针剂疗效好，就是比较贵，一支 28 元。平时大夫开药，会给住院病人开这样的好药，因为报销比例高，病人的负担少些；但如果门诊开这种药，农户家庭账户卡内的钱就会很快用完。

案例：康雄乡私人诊所访谈

63 岁的多吉大夫曾在江孜和日喀则学医，后来成为乡医院的正式医生。退休后他在村里开了一个诊所，诊所就设在自己家里。他家在乡政府附近，他家是西藏典型的二层楼院落，与其他农家院一样，楼下是牲畜圈上面是人的住所，一进院子迎接我们的是一头牛。

到 2012 年 8 月笔者前往访谈时，诊所已经成立十年了，诊所成立之初，多吉大夫办理许可证时审批很难，但如今这家私人诊所很受当地居民欢迎。乡里没有药店，多吉大夫自己根据当地居民的疾病谱和村民需求去拉萨、日喀则等地进药。虽然诊所的药价略高于乡医院，但由于乡医院药品时常缺乏，不少村民会就近到这家诊所看病买药，而且很方便，所以诊所的收益也增加了不少。

这家诊所就多吉大夫一个医生，他身兼数职。他家的客厅就是他的诊室，他不仅要看病、还要开药，开药时也会写药费单据和处方。挂号、检查身体等不收费，只收取药品费用。多杰大夫采用传统藏医"望、闻、问、切"等诊疗方法。他的诊所里除了听诊器，没有其他检查仪器，不过可以输液。女儿有时会帮助多吉大夫安排病人和家属依次落座，还给候诊的病人和家属倒酥油茶、清砖茶。多吉大夫行医多年，他认为当地居民的多发病主要是高血压、高原型心脏病、胃病、肝病和水痘，发病原因主要是饮用青稞酒以及食用陈旧的酥油、肉类等，所以来诊所看胃病的人居多。这家诊所日均门诊量是 10 个人左右，我们上午 10 点去，在两个小时访谈期间有 5 位患者在家属陪同下来诊所看病。

在访谈时遇有患者就医，我们就暂停访谈，在一旁观察多吉大夫治疗实况。

（1）一个老人因胃痛前来就诊。老人由于饮食习惯和海拔高患有高血压病，他一直服用西药控制血压，已经服用一个多月，血压控制得很好。

（2）一位 30 岁妇女来自帕当乡，因为娘家在本乡，故来此看病。她的症状是早上起床后感到恶心、发烧，这种症状已经持续 10 天。她说生孩子以后总有这样的症状。大夫诊断是妇科盆腔炎，开了西药和藏药。药物是大夫从散装的袋子中取出，按照服用量交给患者，并嘱咐服用方法和注意事项，西药和藏药要分开服用。

（3）一位 30 岁左右的女性患者，曾经去县医院看病，想进行体检。她向多吉大夫讲了在县医院就诊和诊断情况。她自述病情是，自从采取避孕针埋在胳膊上的避孕措施，她开始出现不适，浑身疼痛、食欲不振。大夫把脉后诊断这妇女没有高血压等其他问题，叮嘱她继续服用县医院所开的药物，并开了另外两种药，叮嘱服用方法，在药包上写下药名。因当地许多中年妇女识字不多，大夫没有和患者说药名，只是说白色药片和深色药物。

（4）一位中年女性患者先自述病情，再由多吉大夫把脉诊断。

（5）一名中年汉族妇女感冒了，要买感冒药。她是一名四川来的建筑工，参与当地尼姑庵寺管会办公用房的施工工作。那段时间当地气候多变，阴晴不定，这位妇女患上了感冒，当地又没有药店就直接来诊所开药。作为外来务工人员，她看病无法报销所以可以选择任何医疗机构看病。

多吉大夫是当地人，曾在乡医院工作，后来又自己开诊所继续从事医疗工作。据当地村民反映，他诊断病情准确，治疗效果也不错，深受当地人的信赖。通过访谈和观察，笔者也感到这位大夫经验丰富，工作细致。他的私人诊所与乡医院在治疗方式、时间以及药品种类、数量上互为补充，大大方便了当地居民。除了上述的问卷调查和访谈，笔者还在康雄村开展了入户访谈，分析六个农村家庭的基本情况，从中可以看到各家面临的困难各异，以及他们不同的处理态度和应对措施具体内容详见附录。

五 小结

1. 现状与问题分析

（1）医疗资源的配置问题依然是西藏医药卫生体制改革面临的困难。西藏不仅存在医疗卫生资源的城乡不均、地区不均的问题，即便在同一个地方，医疗资源严重不足和资源浪费的现象也经常同时存在。西藏和其他中西部地区一样，乡镇卫生院在药品加成取消以后，要留住好医生、吸引好资源比别的地方更困难。因此，目前在卫生院变差额补助为全额拨款的全国几个省份中包括西藏，政策目的是通过加大财政支持力度调整现有医疗卫生资源的配置，使之更符合当地的需求。

（2）乡镇卫生院结合各地实际执行医疗卫生政策、服务群众。根据2008年卫生部出台的《乡镇卫生院建设标准》中第86条规定："营养厨房应与住院部有便捷的联系，规模较小的卫生院可设自炊厨房。"在西藏，许多有住院条件的乡镇卫生院都配置了小厨房。例如，仁布县康雄乡卫生院在住院部专门为患者和家属建了一个小厨房。当地乡镇医院经费少，住院治疗的病人也不多，无法像大医院一样建设专门的食堂，供应病人的饮食，小厨房的使用为病人和家属减轻了就医成本。在规划基层医疗机构建设时若考虑结合当地实际来执行医疗卫生政策，会使现行的医疗政策释放更多的效益。

（3）群众对医疗卫生保障政策依赖增强、好感度高。从当地农户的访谈中，笔者强烈感受到村民对政策的依赖。他们期望扶贫政策给他们创造就业机会，希望低保政策可以增加他们的转移性收入。医疗卫生政策虽然得到大多数村民的认可，但是他们还是希望提高报销比例，增加家庭账户上国家的补贴。从他们的收入和支出结构中也可以看到，政策发挥了极为重要的社会效应，特别是新农合与大病救助大大降低了他们的治疗成本，减轻了经济压力，病人和家属的生活质量也不会降低很多。

（4）群众对基层卫生室的需求与实际情况存在差距。在本课题的问卷调查和入户访谈中，92%的受访户对村卫生室表示不满，这不仅因为卫生室没有什么诊疗设备，而且还主要是针对村医的。为进一步加强村卫生室管理，明确村卫生室的功能定位和服务范围，保障农村居民卫生服务利用的安全性、公平性和可及性，2014年6月国家卫生计生委等五部委联合制定了《村卫生室管理办法（试行）》（简称《办法》），重点对村卫生室的功能任务、机构设置与审批、人员配备与管理、业务管理、财务管理、保障措施进行了规范，其中明确提出了村卫生室承担与其功能相适应的公共卫生服务、基本医疗服务和上级卫生计生行政部门交办的其他工作。《办法》还强调在村卫生室从事预防、保健和医疗服务的人员应当依法取得相应的执业资格，建立健全乡村医生培训和继续学历教育制度，并要求村卫生室使用适宜技术、适宜设备和按规定配备使用的基本药物为农村居民提供基本医疗卫生服务。当然，该政策也要求各地保证村卫生室人员的合理待遇，鼓励提高其养老待遇。① 我们在西藏实地调查的结果显示，西藏目前村卫生室在服务上还达不到国家对村卫生室规定的基本标准，在人员素质和待遇上也存在着较大的差距。

（5）目前西藏农牧区居民普遍感到医保报销和转院转诊政策规定的程序多，对居民医疗卫生的可及性影响较大。

以课题调研地点之一的日喀则地区为例，根据《日喀则地区农牧区医疗管理办法实施细则》② 规定，县（市）及以上定点医疗机构住院报销应具有以下手续：

①《家庭医疗账户本》；

②医疗机构出具的有效出院证明；

③医疗机构出具的住院费用有效发票：公立医疗机构出具的财政统一发票，非公立医疗机构出具的税务监制的统一发票；

④医疗机构出具的住院费用明细清单；

⑤各级医疗机构出具的转院证明。

---

① 《关于印发〈村卫生室管理办法（试行）〉的通知》（国卫基层发〔2014〕33号），中华人民共和国国家卫生和计划生育委员会，2014年6月27日。

② 《日喀则地区行署办公室关于印发〈日喀则地区农牧区医疗管理办法实施细则〉的通知》，2013年4月10日。

对于转诊，日喀则地区有这样的规定，当地农牧区患者从"县（市）至地区转诊的须持有县（市）医疗机构转院证明；县（市）至自治区转诊的须持有县（市）、地区两级医疗机构转院证明；县（市）至区外转诊的须持有县（市）、地区、自治区三级医疗机构转院证明。对于特殊情况急需转诊转院治疗而又不能及时取得审核同意的，患者或其家属入院后3日内告知县（市）医疗管理经办机构，县（市）医疗管理经办机构事后予以审核"。

2. 可行性改进建议

（1）结合当地病人服药习惯，及时调整药品目录，提高医疗卫生服务的水平。不仅在本课题的调查点，在山南地区农村也存在药品基本保障目录范围窄的问题。根据有关部门在山南色乡卫生院的调查也发现，除了急症，当地农村居民习惯服用藏药，但是药品目录中藏药的品种有限。而且市场中常用药有些目录里没有。许多病只有一种药，如胃病就是胃必治（复方铝酸铋），感冒就是感康，没有别的选择。因此，许多药当地居民要自己花钱去买，影响了医疗卫生服务的可及性。而西藏乡镇的定点药店几乎没有，即使偶染风寒，农村居民也要到村卫生室或者乡镇医院开药。因此当地居民希望乡镇医院根据居民的用药习惯增加藏药和一些常用药的品种和数量。

加强和提高乡镇卫生院药品管理意识，降低药品损耗率，让农村居民用上安全、有效、价廉的药品。有调查人员对拉萨市7县1区30所卫生院医务人员进行问卷调查，发现乡镇卫生院医务人员普遍缺乏药品管理知识，管理不善导致药品损耗率居高不下。[①] 该项调查也印证了本课题发现的药品管理问题。然而，笔者从本课题的调查中也发现问题的另一个方面，西藏县卫生局统一采购配送，并没有根据各乡镇实际需求调配。行政管理不到位也造成基层药品管理的乱象。康雄乡医院的药品管理还是比较合乎规定，没有受访农户反映药品过期的问题。可是，笔者在拉萨周边的县乡却了解到，有农户在乡镇医院开出的药品中发现了过期药。没有合理的药品管理制度和对制度的严格执行，就难以根除这样的问题。

---

① 罗琼：《浅谈如何加强我区乡镇卫生院药品管理》，《西藏科技》2011年第10期。

（2）放开农牧区医疗市场，提高基层医疗服务技术。根据西藏医改和"十二五"规划，要健全以县医院为龙头、乡镇卫生院为枢纽、村卫生室为基础的西藏农牧区医疗服务网络。西藏县级医院从设备到人员、技术都很欠缺，难以承担本地区危重急症病人的抢救工作，甚至一些基本的医疗服务也无法高效率地实现，因此去地区、去拉萨的自治区级三甲医院看病成为许多西藏农牧民患大病、重病的首选，从而使中心城镇的医疗资源更为紧张。从本课题在农区的调研中可以看到，放开农牧区医疗市场，允许并鼓励私人诊所和民营医院的建设，会增加当地农户的就医选择，也会促使在当地医疗市场形成竞争的氛围，使各类医疗机构在相互竞争中提高服务质量，也有利于不同的医疗领域形成互补，增加农村居民医疗服务的效益。

（3）扩大人才来源渠道，提高医护人员待遇补助。2014年7月在《人民网》的"地方领导留言板"上，一位医务人员反映的问题和本课题调查中发现的现象相同。据调查访谈得知，日喀则地区大部分乡镇卫生院每天工作10小时以上，无双休日，且每晚都需值班。除去一年一个多月的法定休假时间外，其余时间都要在岗。超负荷工作让很多基层卫生工作人员难以承受，需要相关部门设置合理的基层卫生院作息时间、上下班以及周末休息制度。对此，日喀则地区提出合理设置乡镇卫生院医务人员的作息时间的应对三点措施：一是，加大乡镇卫生院医务人员的配备力度，多渠道引进医疗卫生专业技术人才，增加卫生人才数量，逐步配齐乡镇卫生院医务人员；二是，严格落实乡镇卫生院医务人员补助措施，对乡镇卫生院医务人员实施绩效考核制度，根据考核结果给予医务人员常规性工作补贴与奖励补贴，合理拉开收入差距，体现多劳多得，优绩优酬；三是，严格执行乡镇卫生院作息制度，进一步完善乡镇卫生院值班制度，除严格执行周一到周五白天常规上班制度外，在配备乡镇卫生院医务人员的基础上，实行夜间值班和周末值班轮班制度，合理安排医务人员作息时间。

（4）加强农牧区的健康宣传，增加健康体检的执行力度，特别是针对外出务工人员应提供及时有效的医疗咨询和服务。在调研中，笔者发现调研点有些病人是在外出务工过程中传染疾病或者是出现疾病症状的。这主要是由于许多外出务工者缺乏基本的健康常识和防疫知识，没有在复杂的工作环境中采取有效手段保护自己的健康。一些患者回到家乡后也没有进行健康检查和疾病治疗，不仅延误病情，个别人还无意中把疾病传染给家人，造成家庭成员健康状况的恶化，而务工收入远远难以缓解治疗费用的重压。目前包括调研点在内的西藏农牧区广泛开展定期体检，但是由于没有强制性措施和时间安排问题，一些外出务工人员有时会错过体检机会。应调整体检时间，加强体检和健康宣传工作的力度，扩大体检的覆盖面。同时，可以以村为单位深入开展家庭的健康宣传，通过家庭成员之间的信息沟通，可以在一定程度上弥补外出务工人员卫生知识缺乏的问题，也可以有效保护务工人员及其家庭成员的健康。

第三节　个案研究之三——班戈县佳琼二村

一　牧区医疗卫生领域的特点

西藏农业的显著特征是农牧结合，而如果专门提及牧业，是指长期以来在青藏高原上形成的草地畜牧业。西藏有中国最大的高寒草甸草原畜牧区，草场面积约 8 亿亩，是草地畜牧业发展的主要地域。从行政区域上划分，西藏牧场主要指北部的那曲地区以及阿里的部分区域。

1. 不良生活习惯严重影响牧区居民身体健康

世界卫生组织的报告证实心血管疾病、癌症、呼吸道疾病和糖尿病四类疾病约占非传染性疾病死亡病例总数的 80%，四类疾病均具有四项共同的危险因素：烟草、缺乏锻炼、过量摄入酒精和不良饮食习惯。2011 年中国疾病预防控制中心传染病预防控制所国家碘缺乏病参照实验室和西藏自治区地方病防治研究所合作进行的课题《西藏牧区居民膳食碘及营养素摄入量调查》表明，西藏牧区人群膳食中碘摄入量不足，而蛋白质、热量、维生素 A、铁和硒等营养素供给相对充足，膳食营养因素是牧区碘缺乏病患病率低的一个重要原因。[①]调研中我们发现，过量饮酒与不良饮食已成为影响牧民健康的重要因素。

---

① 杜丹、李素梅、李秀维等《西藏牧区居民膳食碘及营养素摄入量调查》，《中国地方病防治杂志》2011 年第 3 期。

2. 西藏牧区工作环境艰苦，医疗卫生服务面临比农区更多的制约

牧区医疗卫生服务工作面临人才、专业和待遇等掣肘。十年前那曲地区的医疗状况不仅能从各种报告和统计年鉴中看到理性的表述，也可以从2003年清华大学登山队科学考察分队在西藏调研后撰写的《西藏医疗卫生事业考察报告》看到感性的描述。当时那曲地区人民医院的设备陈旧落后，医疗水平不高，人才流失严重。医护人员是医疗卫生政策的执行者、实践者，但是西藏目前牧区医疗卫生队伍整体水平落后，包括人员学历职称、数量、专业水准以及工作环境和待遇。为了解决基础医疗技术人员匮乏的问题，西藏不断培养和引进医疗专业人员补充到农牧区。2010年自治区卫生厅共招录940余名大学生，全部分配到西藏乡镇卫生院工作。同时，《西藏自治区农牧区卫生人员培训方案》安排当年培训3000名农牧区卫生技术人员。[1] 为解决现有聘用卫生技术人员的待遇问题，2009年年末开始，自治区卫生厅和财政厅研究制定了为乡镇卫生院解决公益性技术岗位的工作方案，为每个乡镇卫生院平均安排2个、总计1360个公益性技术岗位，每个岗位年薪为1.2万元。

3. 服务半径较大，制约牧区医疗卫生工作

牧区地域辽阔，人口规模小，牧户的居住也很分散。卫生人力资源是反映一个国家卫生服务水平的重要标志，而卫生技术人员是卫生人才队伍的主体。虽然基层牧区医务人员的人均服务人口相对农区少，但由于人均服务区域面积广，医疗工作的开展也面临服务半径大、服务成本高的困难。笔者调研的那曲班戈县央木布村，同一个村里牧户之间最远的距离竟有40多公里。当地没有乡村公路，冬天下雪夏天下雨，气候稍有异常就难以出行，这给村医送药或者乡镇卫生院赴牧户家医治病人造成极大的不便。

因为牧区医疗服务半径大，"送医下乡"活动容易浮于表面。西藏牧区的流行传染病主要有鼠疫、伤寒、包囊虫、结核、乙肝等，其中伤寒和包囊虫在牧区较为常见。同农区一样，牧区传染病的预防由卫生防疫站负责。地区和县医院每年会组织一两次送医下乡活动，但这种医疗服务活动缺乏长效性和针对性，更多时候只是密切了上级医疗机构与基层农牧区的联系，而无法从实质上改善牧区的医疗卫生条件。

---

① 张黎黎：《西藏将充实基层卫生队伍方便农牧民看病就医》，《西藏日报》2010年2月26日。

二　西藏牧区医疗卫生政策实施状况调查——以班戈县佳琼二村为例

1. 案例调查点基本情况

（1）自然地理情况

那曲地区地处西藏北部，位于青藏高原腹地，那曲地区总面积42万多平方公里，平均海拔4500米以上，这里气候恶劣，含氧量仅为海平面的一半，生态环境脆弱，各种自然灾害频繁，年平均气温在零摄氏度以下，最低极端气温达 -42℃。那曲地区除东部少量的半农半牧区外（耕地面积约8万亩），基本上是一个纯牧区，拥有草地面积5亿多亩，其中可利用草地面积3.8亿亩。那曲地区畜产品资源丰富，牲畜主要以牦牛、绵羊、山羊和马为主，其牧业经济和畜产品产量占全自治区总量的1/3以上，是西藏牧区的典型代表。全地区共辖10个县、1个特别区，114个乡镇，14个居委会，1283个村民委员会。根据2010年第六次全国人口普查，那曲地区常住人口为462381人。"十一五"末那曲地区共有医疗卫生机构156个，其中地级4个，县级38个，乡级114个。到2010年，那曲地区农牧民合作医疗制度人口覆盖率达96.94%，每百个行政村配备村医89名，每千人拥有卫生技术人员3人，每千人拥有医院病床数2.5张。

班戈县位于西藏北部唐古拉山以北，南与拉萨市接壤，是那曲地区典型的草地畜牧业县之一，属于纯牧业县。当地平均海拔在4700米以上，气候恶劣，高寒缺氧，年平均气温为2.5℃左右，常年风速大。全县总面积为29061平方公里，1989年人口为26571人，平均每平方公里只有1人，地广人稀。全县有624个自然村，一所县医院和卫生防疫站，全县医务人员155名，50%为初级卫生保健人员。平均每名医务人员服务4个自然村。课题调查点佳琼镇距离班戈县城普保镇100公里，下辖1个居委会和6个村委会。

（2）居民生产生活及收入情况

班戈县自然条件恶劣，生态环境脆弱，草场生产能力低下，草地退化现象严重，草畜矛盾突出。2012年佳琼镇发放禁牧补贴750万元，每亩奖励补贴6元。2012年得到草场保护补贴最多的一家牧户领到6万多元。全镇外出务工人员数量少，仅占总劳动人口的1%。外出劳动力主要到铁路沿线打工，一些女性到拉萨当餐厅服务员。当地夏天有一些工程项目，如各村架水井、修建桥梁等，一般雇佣本镇本村劳动力。本地只有镇上的 7 家居民为城镇户口，多数是当地干部的家属。还有一些民主改革以前参加革命的干部有城镇户口，但是参加的是合作医疗。

以前班戈县城发电主要靠一座光伏电站及一台柴油机，每晚只能供应 4 个小时的电，其余时间都在黑暗中度过。由于电网覆盖率低，银行、医院、学校、法院等部门都是靠自备的柴油发电机解决用电问题，县移动通信也因此迟迟无法开通。2012 年 3 月，那曲地区班戈县启动农网改造升级工程，年底工程竣工投产，才改变了班戈县缺电的局面。

（3）调研点医疗卫生工作开展的实际情况

佳琼镇的医疗卫生的发展也如其他西藏乡镇一样存在基础设施差、服务水平低的问题。乡镇和村卫生室的医疗设备落后，连镇上的卫生服务中心都没有 B 超，更不要谈村卫生室。笔者在实地调查中了解到，当地村卫生室仅有的医疗设备包括听诊器、血压计等小型简易设备，许多疾病无法在乡镇医院诊断和治疗。虽然县卫生部门每年要求各乡镇提交药品需求清单，由县里统一购买发放，但是该镇医疗机构还是感到药品数量和品种都有限，常常无法应对牧民突发的一些疾病。根据当地乡镇医院的介绍和笔者的调查发现，当地村医掌握的药品也很少，医疗资源分配不均衡，有些医疗卫生政策还没有落实到乡镇，例如对考核合格的村医的公共卫生服务奖励补贴。当地村医可以领取足额补助，只是自治区财政中的 4.6 元奖励补贴当地还没有兑现。

合作医疗制度使当地人普遍受益。在报销方面，如果牧区居民住院治疗，乡卫生医疗机构住院费用可以报销 80%，县级报销 70%，地区级报销 65%，自治区报销 60%，而每年牧民只需要交纳 20 元的合作医疗个人筹资。根据西藏的村医补贴制度，2013 年村医可以获得每人每月 300 元的基本报酬，业务考核通过还有奖励补贴。

当地医疗服务半径大，村医出诊交通成问题。牧民居住分散，牧区道路遥远而艰险。村医出诊不仅存在交通安全与救治时效问题，而且村医要在没有交通补贴的情况下骑自己的摩托车出诊，增加了村医的经济负担。不过，在调研中听说政府很关注这个问题，正在考虑解决方案。村医工作时间灵活，工作量比较大。据乡镇干部介绍，有些牧民孩子半夜啼哭也要打电话请村医来家里，而因为牧民居住很分散，村医有大半的时间要用来赶路。

当地存在因病致贫的现象。五村牧户家一个 60 多岁老人曾多次住院，医药费用开支大。2012 年他曾经在拉萨住了两三个月的院，2013 年又因为痛风引发其他疾病，县医院没有医治能力，他就转院到拉萨看病，在拉萨的医院住院治疗一个多月，2013 年秋季又要去拉萨住院做手术。他的医药费用得到 2.6 万元的报销，是当地最高的。民政部门的医疗救助是针对低保户的，这位老人原来不是低保户，本来无法享受这个待遇。但是当地根据情况灵活掌握这个政策，个别非低保户家庭医药费用开支负担过大，也可以通过民政部门获得一定的医疗救助，救助额度大约是50%。尽管老人的医疗费用已经得到最高比例的报销，但是其他就医过程中的食宿出行开支让他家也感到压力很大。当地地广人稀，位置偏远，即使到乡镇看病，最远的三村到佳琼镇有 100 多公里，乡卫生院只有一辆车，交通工具不够，因此当地就诊的交通成本过高，成为外出就医的主要开支。

此外，当地牧民对医务人员的期望高，希望村医有大学学历，医术高。目前村医是从当地上过中学的甚至个别村是小学毕业生中选出，整体文化素质低，不能满足群众的医疗服务需求。例如，笔者沿途经过的该镇几个村的村医都只有小学学历。根据当地人介绍，部分村医的汉语水平离熟练掌握西医和中医技术还有差距，当地干部和居民都迫切要求卫生行政部门加大对村医的培训力度，以提高医疗服务水平。但由于语言条件的限制，多数只有小学学历的村医学习医疗卫生专业知识和进修的难度比较大。在疾控中心县卫生部门每年定期开展两次村医培训。目前一个二村的村医在县里接受培训。西藏大学对口的驻村点在该镇，曾利用该校医学院的学科和人才优势在当地开展过一次村医培训以及药物赠送等活动。牧区地域广阔，牧民身体不适时外出就诊非常不便，迫切希望就近获得适宜的医疗服务。

根据笔者观察，当地牧区寺庙少、僧尼少，宗教氛围并不浓。平时牧民患病都是去医院就诊或者自己买药吃，而不会去寺庙求神拜佛。只有牧民长期患病不愈或家中有人去世，才请僧尼念经，操办法事。一村有一座藏传佛教小寺，当地会有牧民找那里的喇嘛念经祛病。做法事供养金额不限，一般牧户丧葬仪式的法事开销最大，个别牧户的丧葬法事开支甚至上万元。据牧民讲，一村有一位喇嘛在当地从事宗教活动。一些从日喀则地区南木林县来那曲草原揉皮子的农民会念佛经，偶尔应牧民要求帮忙念念经，祛灾避难。此外，当地还有少量流动僧尼从事一些宗教活动。

（4）调查点基本情况分析

①基本情况

央木布村是笔者选择的牧区调查点。该村行政隶属班戈县佳琼镇，距离佳琼镇75公里，距离班戈县城140多公里，整个行政村下辖2个自然村。央木布村也被当地人简称为二村，是佳琼镇人口规模和经济发展程度处于中等水平的行政村。2012年全村97户374人，2013年100户363人，其中低保户15户60人，50名儿童在校就读。村里原来一位70多岁的老人去世了，现在没有五保户。2011年西藏将家庭年人均纯收入低于1450元的农村居民全部纳入保障范围。全村97个牧民家庭中有40个低保户，家庭年人均收入低于1450元，占总户数的41%。这些家庭贫困的主要原因是家中有老人、儿童、妇女或者残障人士。

当地的基础设施条件差，直到2013年村内依然不通电，牧民们只能使用国家配发的太阳能供电设备。由于气候寒冷冻土层厚，固定电话的线路铺设工程建设难度大，当地至今没有固定电话，除了在村委会办公室和两个村干部家安装了卫星电话。当地移动通信设施建设同样滞后，其他牧区的牧民已经用上了手机，央木布村及周边还没有通信信号，无法使用手机。我们离开佳琼镇赶往二村的路上手机信号时断时续，到一半的路程时就没有信号了，平时用惯手机的我们突然感到很不习惯，几乎与外界失去联系。住在村委会调研的日子里，课题组对外联络只能靠村委会的电话。可是临走时这部电话也出现故障，只能接进，不能打出。牧民贡觉却说，一次乡卫生服务中心安排了妇科检查，第二天一早进行，但是村民收到消息时已经是当天晚上。根据当时驻村的西藏大学教师们介绍，当地天寒地冻的日子占到全年的3/4，虽每年中央、自治区的资金投入很大，村里仍缺乏防寒保暖的服装和购置基础设施的资金。目前最需要解决的主要困难有基建设备缺乏，包括太阳能供电设施、运输工具以及水井。由于气候和地质原因，当地无法建设自来水供水设施，只有打井供水。村子虽然坐落在湖边，但由于湖水碱性高，不能饮用。

②居民收入情况以及就医就诊影响分析

本村可利用草场面积有 47.9 万多亩，其中禁牧草场面积有 8.6 万多亩。2012 年底各类牲畜存栏数为牦牛 500 多头、绵羊 5600 多只，山羊 2300 多只。畜产品价格上涨有利于牧户的生产经营。同时草原生态工程的实施和禁牧减畜政策的落实限制了畜牧业生产的规模，畜产品产量增长趋缓而难以满足西藏城乡居民的消费需求。2013 年笔者在班戈县买的酥油每斤 37 元，比拉萨市场的价格便宜不了多少。禁牧等政策实施的同时，为了补偿牧户的损失，国家按照草场面积多少给牧户提供补贴，成为牧民目前最大的一笔转移性收入。

村委会的日常经费不多，包括按照 2010 年人均 18 元的标准，每年的书本费 1000 元，每年文化室的经费只有 1050 元。全村有三部卫星电话，设在村书记家、一位村干部家和村委会办公室。每年通讯经费为 1000 元，超出的费用由个人支付。

对西藏和平解放以来当地牧户生活的变化，嘎玛老人很感慨。原来当地牧户少，常常受到来自果洛地区强盗的骚扰。牧民们住牦牛毛织就的帐篷，帐篷里的家当主要有羊皮做成的垫子和小柜子、小铁炉等，有时用石头和泥土简单地搭成简陋的灶，当地官员家里才有家具。那时牧民在冬季和夏季草场游牧，不定居，最贫困的牧户畜力有限，家当也少，在转场时只能让狗来驮东西。冬天草原上很冷，缺吃少穿，交通不便。冬季牧民家里主要食物是肉类，夏季是奶制品。当时最富裕的牧户有上千头牲畜，和平解放后，随着人口的增长，分户后家庭的户数大增，户均的牲畜数量有所减少。现在最富裕的牧户拥有四五百头牲畜，最差的牧户因为家庭经营不善，没有牲畜。无畜户主要是分家出来的年轻人。政府为保护草场而实行禁牧政策，需要持续五六年时间，因此户均的牲畜也就越来越少。这样牲畜的饲草料基本可以保证，但是遇上恶劣天气、大风雪，饲草就不够牲畜吃了。现在村里已经有人盖了二层的小楼，吃穿不缺。牧民定居后冬季居住在定居点，房子的保暖性好，冬季不必再挨冷受冻了。只是本村的老人们看不惯一些年轻人平时骑着摩托车，开着录音机，悠闲玩耍的样子。他们认为，好逸恶劳是现在不少年轻人的毛病，这也使这些家庭的收入得不到保证。

长期的生活环境造就了牧民饮食习惯。当地牧民的食物主要由肉和奶制品组成，蔬菜匮乏。当地人每天要饮用酥油茶，是由砖茶、酥油加上盐熬制成的。酥油的脂肪含量达到 80% ~ 90%，并含有蛋白质、钙、磷、铁、维生素 A、核黄素、烟酸等成分，其热量高达每斤 4000 千卡。酥油茶中与酥油搭配的砖茶不仅可以解牧民饮食中肉和奶的油腻，也正好补充了当地人缺乏的维生素。由于酥油的高脂肪、高热量的特点，农区许多人有时会熬制不放酥油只有茶叶和盐的清茶，但我们访谈期间没有看到有人喝清茶。有些现金少不富裕的家庭即使酥油不能自给，也会去买一些内地生产的用植物油仿制出来的"酥油"食用。

水资源的匮乏与分布不均使当地用水紧张。牧民们也无法顾及个人卫生和清洗衣物，也就难以坚持一些基本的卫生习惯。自从西藏大学驻村工作队来到，为该村申请到几个水井项目，大大提高了当地用水的便捷度。我们去村书记家做客，和他的小儿媳贡嘎扎西聊天，看到他家有内地市面常见的某品牌洗发水。在用水量能保证的情况下，当地人还是愿意讲究个人卫生和个人健康，希望保持一个良好的卫生习惯。

当地社会保障政策已经落实到户。村里 60 岁以上的老人都领到了基础养老金。西藏新型农村社会养老保险分为"基础养老金"和"个人账户养老金"两种类型。60 岁以上的老人无须个人缴费，每人每月可领取基础养老金。政府对基础养老金进行全额补贴。西藏新型农村社会养老保险基金主要以个人缴费、集体补助、政府补贴等三种方式进行筹集。个人缴费标准设为每人每年 100 元、200 元、300 元、400 元、500 元 5 个档次，之后缴费标准新增加 7 个缴费档次，设定为 100 元至 1200 元 12 个缴费档次。新农保基础养老金从制度实施初期的每人每月 55 元，经过 2012 年、2013 年和 2014 年连续三年的调整，2013 年为 105 元，2014 年达到 120 元的待遇标准，而且待遇已经和城镇居民一致，在该领域实现了城乡的一体化。

医疗健康政策很受当地人欢迎，就是由于各种交通、文化素质、健康观念等因素影响了政策效应的发挥。牧区医疗机构在医治疾病时采取西医和藏医并重的诊疗方法。对待急症，牧民喜欢服用西药，感觉疗效显著。尤其是青霉素，什么病都想用青霉素、阿司匹林解决。当地一位老妇人感冒时曾经服用过一片去痛片（索米痛片），当时感冒的不适情况缓解了许多。此后，老妇人就每天服用一片去痛片，药物成瘾。当地产妇多数去医院分娩，到县医院生孩子可以得到 500 元补助，但是孕妇去县医院做产前检查人数不多。2012 年村里一个孕妇快到预产期，西藏大学驻村工作队帮忙把孕妇和家人送到县医院待产。但是他们在医院住了好几天孩子还没有生，因此他们又回到家里待产，结果就在他们回到家里的当天晚上，孩子出生了。据西藏大学驻村工作队老师分析，当地孕妇很少去做产前检查，预产期时间不准确造成了孕产妇难以及时入院待产。农村特困牧户的医疗救助率可以达到 90%，普通牧民家庭的医疗救助率可以达到 70%。与农区一样，牧区多数村医也没有任何医学理论基础，只是其文化程度在当地青年中算是较好些，如完成了小学教育，总体文化知识水平距离能掌握初级卫生技能还有一定距离。从目前农村的医疗需求来看，培训农牧区村医的接生和急救技能，使当地孕妇可以就近安全生产，让危重急症病患者在到达县级以上医疗机构前可以得到一定的紧急护理是目前偏远农牧区群众急需的也是当地能够短时间内实现的医疗服务。

二　央木村医疗卫生问卷调查分析

1. 央木村基本情况概述

那曲班戈县央木村有 97 户家庭 374 人。许多家庭搬迁或者暂时居住在县城、那曲地区那曲镇或者拉萨市等其他地方，多数已经不从畜牧业生产。2012 年冬季到 2013 年春季进行的问卷调查，实际调查了 53 户，覆盖人口超过 200 多人。

问卷调查的家庭户主及访谈对象年龄以中青年为主，53 人中 60 岁以下的 41 人，占总人数的 78%。访谈对象的性别比例中男性的比例高，占77%。这些家庭的顶梁柱受教育程度普遍低，有识字能力的只有 71%，文化水平最高的也就是上过小学。虽然本村中老年居民的受教育程度不乐观，但是当地也有许多牧民子女坚持求学，学业优秀，成为西藏各个行业的人才。在 20 世纪七八十年代因为家庭原因急需劳动养家，一些牧民错过国家"科教兴国"战略提供的良好的学习机会，而未能顺利完成学业。这也是当地牧民文化程度低的一个原因。

家庭经济状况方面，接受调查的 53 户家庭的户主自述家庭生活水平中等以上的占 57%。但是在其他生活水平较低家庭访谈中，调查者发现这些收入水平低的家庭主要是年轻夫妻分家出来或者单亲妈妈带两个孩子，这些家庭拥有的草场有限、养殖业投入少造成家庭牧业生产经营收入少。还有一些牧民没有分到家庭草场，或者没有养殖牲畜也没有从事其他产业，家庭生活水平低于乡邻。对于牧民而言，牲畜就是人生的主要财富和生活的保障。这里的牧民几乎家家饲养牛羊。如果根据牲畜数量评判贫富，牧户牲畜多寡不等，没有牲畜的一些牧户只能依靠出租草场或打散工来维持生活。这种情况出现的原因一方面可能是家庭生产率水平的差异，另一方面可能是生活消费方式的差异，还有就是牧业生产的脆弱性。一场突如其来的自然灾害和瘟疫都有可能让一些牧民变得一无所有。

2. 牧民收入情况概述

由于商品化程度极端低下，牧民一般都是用各户所拥有牲畜数量来衡量各户经济水平的。家庭年收入指的只是现金收入，这一指标仅能作为牧民家庭经济状况的一个参考指标而已。受访家庭绝大多数是当地从事养殖业的牧民，其中27%的家庭在从事畜牧业之余也进行商业经营和外出务工。只有4户年轻夫妇带着孩子，因为家里没有草场和牲畜，家庭收入全部来源于外出务工。在纯牧区里，非牧业收入占家庭总收入比例高，其常见的原因不在于牧民有较高的非牧业收入，而在于牧业商品化程度过低，牧业产品转化而成的现金收入很少。在藏北牧区，牧民普遍存在"惜杀、惜售"的现象，牧民家的牧业收入通常只是牛羊皮毛和奶制品的收入。这种现象使得牧业的经济效益难以实现，而且大量长期养殖牲畜也不利于抵御自然灾害以及对草场的利用和保护。

根据西藏自治区2011年开始实施的草原生态保护补助奖励机制，牧户每年每亩草场可以获得6元的禁牧补助和1.5元的草畜平衡奖励。在这种大力度的奖励机制作用下，有草场对当地人来说就意味着有收入。根据2010年对全村97户牧民家庭的统计，42户家庭没有养殖牲畜，其中31户没有草场。这些没有牲畜和草场的家庭绝大部分目前不住在当地，而是迁居到城镇生活。而剩下少数居住在当地牧区的家庭如果依旧靠牧业生产收入维持生活，没有了生产资料的他们必然是贫穷的。因此外出打工、从事第二三产业是这些家庭主要的收入来源。一般来说，牧民其他的转移性收入还包括牲畜良种补贴政策，但是有两个村没有享受到这个政策，另外五村得到政策补贴。有些补贴政策执行的不到位，例如：2007年和2008年政府发了草保补贴，2009年和2010年由于资料没有整理完成就没有发。

乡干部说正在整理相关资料，没有完成。当时家具家电下乡有农牧民优惠政策，但是有人拿农村优惠的证明去买摩托车，国营商店却并不认这种证明，他们购买时也没有享受到政府规定的补贴优惠。2012 年有一家牧户在采买拖拉机时也没有得到政府的补贴。生活补贴方面，每户每年有 500 元使用液化气补贴，液化气罐和炉子由政府发。现在县里每年还要组织体检，参加体检的牧民每人可以获得 50 元补贴。

3. 牧区商业化水平与政策补贴情况统计分析

村里商业活动不活跃。除了佳琼镇有一个由政府补助统一兴建的万村千乡店，调研的二村没有。驻村工作队出资兴建了村里第一个商店，并交给一个家庭条件差但是比较勤快的牧户经营。由于该村有几户家庭自己兼营小商品零售，村里牧民的消费能力有限，商店经营没有太大起色。多数时候这家牧户忙于牧业生产，也无暇经营商店。

当地牧民的工资性报酬有两个来源，外出务工和担任村干部。村主任和党支部书记每年分两次获得 2800 元的报酬，即一年为 5600 元。村委会成员一个季度的报酬是 1435 元，即一年为 4305 元。村小组的组长每年获得的国家补贴由 600 元增加到 2012 年 800 元。为执行草原保护政策而设置的草场监管员有 18 人，每人每年的补贴是 5400 元。

牧区的商品化水平不高，加之在大部分牧民的意识中，都是先进行充分消费，剩余的才进行商品交易，因此对于自己生产的产品如酥油和肉类，牧民都有着相对较高的消费量。大多数家庭每年在适当的时候都会宰杀一头牛、三五只羊供全家消费。饮食结构是反映社区生活水平和生活习惯的重要指标。除了肉和奶制品，当地人平时主要食用糌粑、大米和面粉。作为牧业地区，多数蔬菜当地难以供应都是从外地种植并由商人贩卖而来的，因此只有一定收入水平和食用蔬菜的饮食习惯的牧民才购买蔬菜。"惜杀"的思想依然主导着牧民的生产和生活。牧民生活水平的提高也体现在耐用消费品及其他主要财产的拥有量方面。许多牧户购买汽车进行运输，从事第三产业。牧区地广人稀，拖拉机和摩托车作为牧民与外界联系或进行产品交易不可缺少的工具，逐步走进了牧民家中。

在传统牧区，牧民居住的是帐篷，逐水草而居。和平解放前那曲草原上基本看不到牧民的住房。20 世纪 80 年代实行草场承包责任制后，草场划块经营，牧民有了相对独立的草场，不再进行大规模的迁徙，牧民们开始建房定居。通过多年的牧民定居和扶贫开发工程的实施，牧民们逐步结束了逐水草而居的游牧生活。从游牧到定牧定居，对牧民的生活而言是一次大的变革。西藏实施安居工程，每户国家补助 2.1 万元，贫困户补助 2.5 万元。有了建房补贴，调查点的 99 户居民每户都有自己独立的土石结构住房。

4. 牧区增收所存在的困难与培训政策期望分析

当地牧区居民在生产经营中的困难因为生产活动的单一，大致呈现两个特点。

首先，36% 的家庭面临的最大的困难是农忙时节家庭劳动力缺乏。这与当地牧业产业化程度较低紧密相关，解决这一困境的关键在于提高牧业的产业化和商品化程度。劳动力缺乏也使这些家庭对医疗卫生服务的可得性差。一旦家庭成员患病，放牧等牧业生产活动对劳动力的需求使患者难以及时就医。如果有人染上重疾，给家庭增加的经济负担则愈加沉重。26% 的家庭抱怨自家的草场规模小和饲料不足，显然粗放型牧业发展已经遇到草场资源瓶颈的制约，需要提高牧业生产效率。当前为了草场可持续利用和草畜平衡而实施的控制牲畜饲养量的政策并没有得到 15% 的牧户的认可，他们不希望减少自家牲畜的饲养数量，因为对多数当地牧户来讲牧业仍是他们收入的重要来源。此外，牲畜疫情防治技术水平有限，需要在兽医科技人员的培养等多方面下功夫。当地牧业生产总体上还停留在靠规模、靠自然的阶段。

当地多数牧户只从事畜牧业生产，受访户中有 24.5% 的家庭外出从事非农业生产。其中除了一户是从事餐饮业，其他家庭中劳动力到建筑工地打工。21% 的牧民家庭也希望做好畜牧业这个老本行来增加收入，其中有 4 户家庭希望通过购买新品种畜产品，增加农业投入达到增收的目标。5 户家庭希望农产品市场价格上扬，由此可以提高售价。53 户受访牧民家庭中只有一户明确提出自己家要勤劳致富，剩下 17% 的家庭对怎样致富还没有清晰的想法。

其次，91% 的牧户家里没有人在近三年里参加过任何培训。牧民拉层 2007 年在那曲地区参加过为期一个月的木工培训，之后在畜牧业经营间隙参加不同的建筑工程队打零工。虽然他学习了木工技术，但是当时学习时间短，技术水平不高，难以凭借木工技术获得就业机会。因此拉层觉得那次木工技能培训对增加他家庭收入的作用不明显。受访牧户中只有6户家庭里有人在近三年中参加过培训，内容有医疗知识培训、电脑、驾驶以及兽医。除了层多的儿子参加电脑培训，在课题组调研期间培训还没有结束，其他参加培训的牧民都反映培训对家庭增收的作用明显。其中多数牧民希望通过培训掌握新的劳动技能，在未来获得收入更高的就业机会，其次希望培训使他们获得新的技能可以拓展他们的就业空间。受访户中36%的牧民相信通过培训，掌握新技术，提高经营管理能力，通过从事新的经营项目可以致富。20%的牧户对国家和地方政府的政策则有更多的期许，希望能够通过政策红利使得他们直接受益。除了一户家庭希望政府通过扶贫项目直接发给他家牛羊，其他所有牧户希望政府可以放宽目前实施的草原生态政策。这些牧户认为为保持草畜平衡实行的限牧政策让牧民无法通过增加牲畜饲养数量而获益，因此他们希望这一政策能放宽。看来，政府为了万里羌塘草原生态的可持续性而实施的草畜平衡政策并没有得到这些牧户的理解。在草原超载，国家制定并实施限牧政策的今天还有牧户等着国家发牲畜给他们，可见这个政策的落实还任重道远。牧区"等、靠、要"的思想观念仍在作祟。此外，对政府政策的可持续性也提出了更高的要求，当一个切实关系农牧民生活的政策出台时也应该全面评估政策对当地居民的影响。以限牧政策为例，政府在控制牲畜数量的同时已经考虑到对牧民当前生活的影响，因此设计了按照草场面积补贴的政策以弥补牧户的损失。但是牧区产业和就业渠道的单一使某些因减少牲畜而富余出来的劳动力无所适从，不利于牧区劳动力的自我发展和人力资本的有效利用。培育牧区产业，增加农畜产品的产业链和附加值，增加技能培训，吸纳更多当地富余劳动力实现有效就业，是提升牧区人力资本整体水平的关键。

不少家庭认为参与培训，学习新的技能可以增加牧民的就业和致富的机会，为此笔者做了一次关于牧民技能培训期望的相关调查。在受访的53个家庭中，30%没有明确的培训计划，30%的家庭希望学习驾驶技术。随着西藏经济建设中基础设施建设的大力发展，各地涌现出许多修路、搭桥以及建筑工程项目，也产生了对建材运输的司机的需求。笔者在农区调研也调查到类似的培训意愿。在其余40%家庭中，50%的家庭根据自身的兴趣和具体情况提出了各种不同的培训愿望，如摩托车和汽车的维修、绘画、电脑、木工以及牧业科技和服务业以及包括藏医的医疗卫生培训等。17%的家庭没有具体的学习目标，以学有用的、能挣到钱的技术为参加培训的标准。村医是从本村挑选出的小学毕业生，小伙子自愿从事乡村医务工作。每村有 2 个村医名额，村医受聘后在拉萨接受了 2 个月的培训。2011 年那曲地区组织农牧民驾驶培训班，在地区政府所在的那曲镇参加 6 个月的培训后，参训学员马上可以拿到驾照，但是每人需要交纳 1200 元学费。2012 年又要举办汽车驾驶培训班了，每人学费是 1500 元，各村只有一个名额。如果培训期间学员食宿自理，大概整个学习阶段每个牧民学员要花费四五千元。近几年当地工程项目开展得多，驾驶员的工作机会就多，劳动报酬高于其他工作，因此此类培训很受当地牧民欢迎，以至于大家要通过抓阄决定参训名额的归属。

5. 牧民生活支出情况统计分析

受访牧户绝大多数的支出主要是生活日常开支。21%的家庭主要的开支用于看病就医。其他家庭花销包括子女教育、农业生产和赡养老人等。由此可见，医药费用开支已经成为当地 1/5 牧民家庭的经济负担。由于牧区地理位置偏远，摩托车是牧区主要的交通工具，汽车也开始走入一些牧户家中。交通工具的燃料开支也成为牧户家庭需要现金支付的重要开支。近几年西藏各地严格执行汽油销售制度，在班戈县也是一样，只有在加油站实名制办理登记手续才能购买。因为牧民几乎家家拥有摩托车，汽油是易耗品，需求量大。个别村的干部按照政府规定的手续在村里销售汽油，因为有进货的运输等成本，2012 年 8 月村里销售的汽油 90#一公升 9.5 元，同样标号汽油在班戈县加油站的价格是 7.9 元。就近可以买到汽油无疑大大方便了牧民，还节约了他们的出行时间，但是这种近乎垄断的销售方式无形加重了牧民的出行成本。

6. 牧民家庭成员卫生健康状况及医疗卫生开支统计分析

43%的受访家庭的家庭成员健康状况良好。53 户牧户中有 15 户家庭有家人长期患病，家庭成员患病而需要治疗一段时间的有 4 户，家庭成员病情严重需要住院以及手术治疗的家庭有 10 户。53 户受访家庭中多数是家人患有慢性顽固性疾病，如肠胃疾病、高血压、关节炎等，这个比例达到受访家庭总数的 49%。家庭成员患有大病、重病的只有 3 户。

60%以上的家庭感觉医药费用是家庭一项沉重的负担。这样的家庭多数是家里有长期患病者，既不能为家庭生产做贡献，还要消耗家庭的收入、增加家庭生活的成本。许多牧户没有太多增加收入的渠道和手段，劳动力是家庭重要的生产投入。因此家有长期患病的病号就造成这些家庭长时期的经济负担。不得不说，保障牧民医疗卫生服务可及性和可得性的政策对这样的家庭显得尤为重要。

7. 牧民新农合参保情况统计及认知评价分析

西藏农牧区目前实行的新型合作医疗制度在当地的参保率是100%。这不仅因为政府对这项政策非常重视，进行了大量的宣传工作，而且因为这项医疗政策的具体内容和实施方式也非常符合农牧区群众的需求。除了1户家庭成员身体健康的牧户没有给予评价，其他所有受访家庭都对目前的新型合作医疗制度表示满意。课题问卷将医疗卫生制度评价分为几个大类：补偿药品的种类、医疗点药品价格、药品补助范围、药品质量、医疗设备、医生和医务人员的服务。受访牧户满意度最高的项目是医生的医疗服务水平，79%的受访家庭对目前乡级以上特别是地区和省级医院医生的医术和服务态度感到满意。其他项目的满意度按照降序排列，依次为药品质量、医务人员的服务、医疗设备，平均满意度为70%。当地牧户对报销药品目录里的药品种类、药品补助范围、医疗点药品价格满意度略差，其中牧民对药品价格最不满意，满意度只有62%。由此可见基层农牧民对药品价格的敏感远高于对医疗技术服务的追求，这是由他们的收入状况决定的。

随着牧民就医所选择的医疗机构的不同，他们对各级机构报销制度的了解也不同。平时多数牧民就近到乡卫生服务中心看病，然后根据病情选择地区医院或者拉萨的医院就诊。43%的家庭对乡级报销制度表示不清楚或者没有回答，对县级医院报销比例不了解的人达到71%，而对地区级以上医院的报销比例只有15%的家庭比较清楚。这15%的家庭多数是因为家有成员长期患病，有到县级以上医院就医的经历。

8. 牧民家庭常见疾病分析

在53户牧民家庭常患的疾病中感冒占41.5%，是当地最常见的疾病，其次是非感冒性头痛和非病性胃病。牧民们自己认为患病的主要原因有抵抗力弱、饮食卫生与健康的问题以及生活习惯问题。自述抵抗力弱的牧民提到的症状多是非感冒性的头痛。受访牧民中有同样多数量的人认为自己的病因是饮食没有注意清洁和卫生，一些人习惯食用储存时间长而变质的食物。因为那曲草原牲畜宰杀是在冬季膘情最好的时候进行。牲畜宰杀后牧民会将肉类储藏起来，供全家人一年内慢慢食用。为了便于保存，一些肉还会被制作成风干肉。虽然草原上气候干燥，常年气温较低，适于肉质的保存，但是毕竟存放时间过久，有些肉会出现不同程度的腐坏。对此，牧民只做简单处理就继续食用，故此草原上牧民肠胃疾病发病率高。

表 5 – 10　受访牧户常见疾病 *

	感冒	非感冒性头痛	非病性胃痛	风湿	血糖高	肝胆疾病	关节炎	其他
感冒	41. %	15.1%	1.9%					
非感冒性头痛		5.6%	1.9%					
非病性胃痛			13.2%					
风湿				1.9%	1.9%	1.9%		
肝胆疾病						1.9%		
关节炎							1.9%	
其他								24.5%

* 横项、竖项内容相同，表示病人只患同一类疾病；内容不同表示病人同时患有这两类疾病。

9. 不良生活饮食习惯与牧民健康状况关联度分析

牧区也存在食品安全问题。一些牧民抱怨现在乡村零售店出售的零食大多营养价值低、质量差，甚至造成食物中毒。笔者在当地和西藏其他地区的乡镇商店和乡村小零售点常常可以看到一些价格低廉的小零食，五毛钱的方便面、一块钱一包的饼干、果冻以及饮料。据同行的旺久老师说，他小时候也就是在 20 世纪 80 年代拉萨的小食品店就有一种叫"北京方便面"的食品在出售。这种方便面现在还在销售，可以说是小食品中的"常青树"。笔者来自北京，在北京从未听说过有这种小食品。就像北京街头一度出现过的"加州牛肉面"并非来自美国加州一样，食品如此命名也是为了博得消费者的关注，由这些大地方命名表明产品"出身高贵"。有时这样的命名确实有效。这些食品以低廉的价格、浓郁的口感、华丽的包装吸引着那曲草原的儿童以及不少成年人，甚至一些老人也会买来品尝。多位受访者提到，这些小零食不仅没有营养价值，而且已经造成健康危机。

有人直言这些小食品就是垃圾食品。笔者在拜访乡医院时也看到有一个少年因为饮用小店销售的饮料引发食物中毒，住院治疗。牧区基层食品安全状况不容乐观。

21%的牧户认识到生活习惯影响他们的健康，使他们容易患上感冒等疾病，处在亚健康状态。在笔者所观察的不良生活习惯中比较突出的有不太讲个人卫生，不注重饮食的健康和营养。许多草原上的牧民自出生后就没有洗过澡，更不要讲日常的清洁。当然，当地清洁用水的极度缺乏也是客观原因之一。村子虽然坐落在一汪碧蓝的湖泊旁，但据说湖水碱性大，不能饮用。那曲高寒草原常年气温低，湖水寒冷刺骨，也没有人去挑水洗浴。而且，当地的燃料主要靠牛粪，需求量大，作为做饭的燃料也往往不够用，更难以用来烧水沐浴。当地因为海拔高、植被不易生长，不要说蔬菜，就是谷物也难以种植。所以当地牧民饮食主要以肉、奶制品为主，秋冬多食用被称为"红食"的肉类，春夏多食用被称为"白食"的奶制品。四季使用的粮食青稞要用肉、奶换购。从蔬菜、水果植物纤维和营养成分的摄入量太少，牧民的营养不均衡，容易引发多血症、高血脂等疾病。

10. 牧民应对突发疾病措施的统计分析

一旦家人突发疾病，牧民们应对的态度和方式各有不同，54.7%的家庭陪同病人立即前往医院就诊或者请大夫到家里诊治；39.6%的牧户首先采取忍一忍的态度，其中47.6%的牧户在病情紧急、病人无法忍耐的情况下会采取进一步的措施；以自己的一些医学常识先自行处理病情，再考虑是否去医院；受访户中5.7%家庭遇到这种问题不知所措，没有应对措施。

对于新型农村合作医疗的了解，受访牧户中90%的家庭表示不清楚，只有各一户家庭分别举出了药费便宜、孕产妇免费在医院分娩、儿童接种疫苗这三项公共卫生领域的工作。在入户访谈中，笔者逐步意识到出现这种现象有两个方面原因：一方面是一般牧民思想简单、知识结构单一，医疗政策长期润物细无声的作用使他们认为这些政策是国家与政府应当给予的，将这些医疗政策与其他民生政策看作政府一揽子政策的一部分，没有更细致地认识和区别；另一方面就是还存在医疗政策重实施、轻宣传的问题，使政策成为自上而下的政府发力的行为，基层群众的呼应与互动不足。因此，当地牧民理解的新型合作医疗政策就是报销药费，因为患者的直接感受来源于他们在该政策中可以直接获得的经济帮助。

在问及牧户们对新型合作医疗的希望时，56.6%的家庭都提到卫生室的建设；其中47%的牧户希望村卫生室正常运转，而且有医术好的医生在卫生室工作；另有11%的家庭甚至希望村卫生室能收治病人住院治疗。这种诉求反映出当地群众居住分散、距离医疗机构远、交通成本高所引发的就医难的问题。还有个别牧户提出希望提高药品质量、提高报销比例、县乡医院住院有床位、在拉萨看病能有更多的优惠政策等医疗卫生领域的诉求，也有15%的家庭没有提出具体的想法。

11. 牧民医药费用开支情况统计分析

牧户医药费用的开支分为两类，一类是当地牧户在本县就医的开支情况，另一类是他们到本县之外地区的就医开支情况。受访牧户中32%的家庭感到自己支付的医药费比医保报销的费用少很多，因此参加合作医疗是很划算的。其中有1户平时居住在县里，就医很方便，占总访谈户5.7%的3家牧户就医过程中的交通费用和误工损失大，和能报销的医药费相差不多。64%的家庭对自家医药开支情况不清楚，因为他们多数使用新型合作医疗的家庭账户通过门诊治疗和开药，当时就能核销医药费。牧户的家庭账户资金基本能满足这些家庭平时的医药费用开支。总体上，当地牧户能承受在本县就医时的医药费开支。

在本县之外的地方看病，22%的当地牧户体会到报销的医药费用多于自己需要支付的自费药品以及交通、食宿成本。2户家庭感到自己支付的费用与报销的医药费相差无几。但是有1户家庭明确表示他们为了报销医药费多次往返县城，其交通等方面的花销比能报销的药费还多。这位受访者是嘎热老人，他家人口少，劳动力缺乏。同时他们家人健康状况良好，去县外就医的医药费开支不大，而多次往返县城报销使他们有这样的怨言。73.6%的受访牧户不清楚自家医药费开支的确切数字，原因也多是门诊报销直接在家庭账户中核销，而且许多牧户家庭没有住院治疗疾病的经历。牧民扎达一家几年前曾经去拉萨看病，因为治疗费用高昂而且在城市候诊居住的成本高，所以放弃了治疗。

转院治疗是指当本地医院无法提供病患者需要的医疗服务，病人可以到上一级医疗条件更好的医院进行治疗。当地81%的家庭没有这样的经历。在曾经通过转诊治疗的10家牧户中6户认为目前的转诊手续烦琐。

60%的家庭认为办理转诊的花费大。有 4 户家庭在办理转诊手续中交通等开支大，因此他们觉得不值得奔波去办理转诊手续。还有 3 户家庭为了不耽误病情自费去上一级医院进行治疗。对于居住在羌塘草原上的牧民来讲，由于距离县城远，他们出行成本高，出行是一件难事。乡村道路等级低，一些地方甚至连低等级的乡村道路也没有，只有在草原上穿行。我们从佳琼镇到二村的一段路就是汽车沿着草原上的车辙印行进的。因为当时整片草原上只看得到我们一辆吉普车在行驶，县里的司机还一度开错了方向。路上车胎爆裂后只有自己去换，换胎就耽搁了一个多小时。仅这一次经历就让课题组深深体会到牧区出行的不易，更可以理解牧户外出求医中时间成本、交通成本、食宿成本给他们造成的困难是一时难以克服的。考虑到牧区的具体情况，当地政府允许危重病人可以先去就诊，或直接转诊到上级医疗机构治疗，再补办证明。如果牧民为转诊到城镇卫生行政部门和县相关机构陆续开证明，可能会耽误病患的救治。

12. 西藏医疗卫生服务政策与牧民认知评价分析

为了解决一些城乡在享受相应的医疗保险制度后，家庭基本生活仍难以维持的困境，根据城乡家庭具体情况，西藏安排了医疗救助。具体政策是，救助额在 1 万元以下的由县（市、区）民政部门审批；1 万元以上到 3 万元以下的由县（市、区）人民政府审批，3 万元以上到 6 万元以下的由地（市）民政、财政部门审批，并报自治区民政厅、财政厅备案。每人年度医疗救助最高额度为 6 万元。但是受访牧民 53 户家庭中除了 2 家听说过大病补充医疗保险和民政部门的医疗救助，其他牧户不了解这个政策。

从 2011 年 7 月 1 日开始，自治区政府出资为西藏农牧民投保，实施了大病补充医疗保险。在农牧区医疗管理制度中规定在每年 5 万元的农牧区基本医疗报销封顶线基础上，农牧民可以申请大额医疗费用商业医疗保险赔偿，每人每年封顶线为 7 万元。[①] 针对超出农牧区基本医疗制度报销封顶线的大额医疗费用，农牧民可持有效凭证到县卫生局或医管办申请大病补充医疗保险。中国人保财险公司西藏分公司采取"十五日赔付"理赔机制，即在资料齐全的情况下，自收到申请材料之日起，十五个工作日内做出赔付。

---

①　《西藏农牧民大额补充医疗保险政策问答》，《西藏日报》2013 年 9 月 12 日。

针对新型农村合作医疗制度实施以来当地医疗点的变化，牧户的感受不同。34%的牧户认为目前医疗机构的专业设备有所增加；40%受访牧户感受到了周边医疗点整体条件有所改善；只有1户牧民提出县乡医院条件改善了，但是目前当地村级医疗服务还是和原来一样，没有变化；14%的牧户认为目前医疗点的医药费得到相应报销后自己的负担减轻了；9%的牧户看到医疗点的医生接受了更多的培训；13%的牧户感到目前的医疗机构数量比原来多了；2户家庭感受到医生医术和服务态度有所改善。根据笔者的观察，当地医生的态度普遍较好，对此西藏农牧区居民没有太多的争议与不满。另有11.3%的牧户对实施新型农村合作医疗以来医疗点的变化感受不深，这也与其中一半牧户家庭成员身体健康而没有太多医疗服务体验有关。

13. 牧民就医就诊前后的评价及困难统计分析

在乡镇以上级别的医疗机构就诊中，当地近70%牧民认为自己遇到的最大困难是只有住院才能得到报销。症结在于当地牧民因袭旧有的看病报销的思想，觉得家庭账户中用于门诊的资金是国家应当给予补偿的。由于考虑西藏农牧民的生活水平，医保的筹资水平低，家庭账户整体的资金额度少，因而往往无法满足全体家庭成员的门诊治疗需求。而住院涉及大病统筹资金使用，通常报销数额大，患者和家属对医保惠民政策的体会深。个别家庭求医中遇到不同困难：如有个别医生开药不负责、能报销的医药费没有就诊过程中自己负担的费用多、个别医务人员态度不够好等。访谈中虽然笔者问的是牧民们对乡镇以上级别医院的看法，但依然有一牧户提到当地村医的医术不高。20%的群众没有或者提不出具体的意见。到上一级医院就诊需要办理转院，而转院是否方便也关系当地牧民的就医选择。17%的受访牧户认为办理转院的手续和需要的证明多，需要经过审核才能办理，感到有些不便。而其他牧户没有人住过院，对此还不了解。

14. 新农合政策对养老影响的统计分析

对于新型农村合作医疗制度的具体内容85%的牧户并不清楚，或者不知怎么表述，其中多数牧户表示对医疗制度一点儿也不了解，13%的牧户经别人提醒可以讲出一些内容。这样的现象反映出当地农牧民文化素质偏低，以及整体西藏农牧区居民医疗观念淡薄。当然在地域辽阔的西藏农牧区开展医疗宣传不够也是原因之一。基层群众还是希望加强医疗政策的宣传。在宣传方式上，24%的牧户倾向以开会、组织学习的方式，由专人宣讲政策；15%的牧户希望得到政策的宣传册等资料；剩下的多数牧户没有想到这个问题，或者不知用什么宣传方式好。这也从另一个侧面说明，当地的牧民普遍缺乏对公共事务的关注和积极参与的意识，基层牧区利益表达机制的长期欠缺使他们习惯了不去运用对公共事务的"发言权"，哪怕这些事务与自己利益密切相关。对于自己急需的公共服务不努力争取，逐渐会形成牧民利益表达的客观必要性与表达意识缺失之间的矛盾。此外，在西藏农牧民心目中，政府如能为其提供一定的公共服务，就充满了感激，不敢有太多奢求；与此同时，官员和有关部门在公共服务提供中表现出一种施惠者的心态，无暇倾听农牧民的要求。甚至个别干部还会视那些想要表达更多要求的农牧民为"无事找事"。这种缺乏回应的态度与行为，往往会遏止有效需求的表达。从技术与能力上，多数牧民难以准确而充分地表达其需求，他们不能清楚有效地识别、区分、展示和表达其真实需求；同时，他们也缺乏充分的表达机会与表达渠道。

在养老问题上也可以看到医疗对当地牧户的重要性。21%的牧户担心自己日后年老，身体各项机能下降，而到时候医疗支出的负担过重；45%的牧户担心年老后自己不能照顾自己；51%的受访牧户担心自己老了之后丧失劳动能力，增加子女的负担。这些牧户中有一半人忧虑自己日后医药费用的开支会成为家庭特别是子女的负担；有4家牧户为日后精神生活空虚而担忧；有2户认为目前实行了减畜政策后今后自己生活就没有了保障；有1户的户主担心自己年老后会被子女嫌弃。11%的牧户没有考虑到这个问题，其中有4户没有回答这个问题。只有索朗1户反倒是很信任目前的医疗和养老政策，觉得即使家人年长了也不会在养老方面有大的困难。所有受访牧户中85%的家庭认为农牧区的养老需要政府的政策扶持。剩余的家庭家里没有老年人，因此他们中一半不在意政府能否扶持养老政策，另一半家庭不知如何回答，因为这个问题目前还不是这些家庭面临的主要难题。

在调查当地牧民对新型农村合作医疗制度对养老的影响时，58%的家庭认为目前的医疗制度让当地贫困老年人买得起药品，看得起病，生活不会因为疾病受太大的影响。38%的牧户认为目前的医疗制度在一定程度上减轻了子女的经济负担。还有 3 户肯定农牧区的医疗政策为农村的养老营造了良好的社会氛围。13% 没有老人的家庭对此不太清楚，有 1 户认为没有太大的影响。这项调查既反映出养老政策对牧区医疗卫生政策实施具有促进作用，同时也可以看出，当地牧民对未来生活中政府惠民政策的期待和对民生政策的可持续性的担忧。

15. 牧民对国家相关民生政策的评价及期望分析

受访牧户已经告别 20 世纪 50 年代前住帐篷的游牧生活，全部住进土木结构的平房。2012 年当地安居工程贫困户资金标准每户 2.65 万元，包含贫困户标准资金 1.2 万、抗震加固费用 5000 元以及地区配套 1500 元、提标款 8000 元。其他当地民房改造资金标准每户 2 万，其中除了抗震加固费用 5000 元以及地区配套 1500 元一样之外，民房改造标准资金 1 万和援藏配套 3500 元。由于国家实施安居工程，当地牧户建房得到了国家不同程度的补贴，其余自己支付的资金也不等。其中自己支付建房款在 1 万元及以下的家庭占 22%；24.5% 的家庭自己支付了 1 万~2 万元的资金；13%的家庭建房款支出超过 2 万元。5 户对建房花销的具体金额说不清楚，其中 1 户因为建房款是用牲畜换的，无法换算成货币。还有 3 家低保户的建房款是国家出的，自己没有额外支出。逐渐定居下来的牧民已经不是全年处在游牧状态，对老人和孩子过安定的生活有积极的影响。通过相对稳定的定居生活，牧区医疗卫生服务的可及性增强。通过观察和入户访谈，笔者发现由于定居使饮食起居更有规律，劳动强度减少，牧民的营养摄取更全面，定居生活在逐渐改变牧民的健康状况。

就村里建公共设施这个话题，笔者询问了本村的牧户，并请他们就公共设施的重要性排序。调查结果是，64% 的牧户把医疗保健院放在第一位；26% 以上的人认为村里最应该修建的是学校和幼儿园。牧民希望当地能兴建医疗保健院和学校。目前牧区居民社区不满意的公共设施按照选择次数多少排列依次为：饮用水、卫生室、用电、手机信号、学校、道路，而其中多数人把饮用水和道路选为最不满意的公共设施。虽然卫生室没有被列为最不满意的项目，但有 62% 的受访家庭还是提出希望改进卫生室的工作。总体上看，医疗与教育仍是当地牧民最关切的公共服务项目。

三　调查点医疗机构调查

1. 县卫生服务中心

（1）基本情况统计及发展概述

2013 年 7 月底笔者前往班戈县卫生服务中心调研，与中心索主任和副主任进行了座谈。笔者了解到 1959 年班戈县成立了西藏和平解放后第一所公立医疗机构—县卫生所，也就是现在县卫生服务中心的前身。当时县卫生所只有三四名医务人员。国家不断加大在医疗领域的投入，卫生所规模逐步扩大，发展成为县医院、县卫生服务中心。"非典"以后政府对医疗卫生更加重视，特别在资金、医疗人员方面投入力度很大。原来当地医院看病不分科室，现在服务中心已经形成规范的四个大科室：内科、外科、妇产科、儿科，藏医科单独分出来成立藏医院。由此，该中心形成 4 家机构：人民医院、藏医院、妇幼保健院和疾控中心。全中心有 63 名医务人员，包括专业医师 20 多名，其中内科医生 11 名，妇产科医生 6 名，外科医生 5 名。医疗管理和辅助人员占到 2/3，包括 2 名后勤、2 名会计和 2 个司机。

中心的医疗设备有所增加，但是还是无法与地区和拉萨的医院相比。服务中心配备的基本医疗设备有小型 B 超，没有 CT 和核磁共振等医疗设备。2013 年该中心得到 1000 万元投资，2014 年将建设综合楼，包括门诊、病房和职工食堂等，并将配备 200 多万元的医疗设备，包括 CT、核磁等设备，使医疗设备基本齐全。

该中心日门诊量达到 230～240 人次。住院人数一年有 800 多人次。内科主要治疗多血症、高血压、风湿病和消化道疾病。外科以胆结石科和疝气治疗为主。妇产科主要治疗项目是住院 2～3 天的结扎手术和剖腹产手术。原来结扎手术是门诊手术，但是为了手术治疗和观察病患者术后情况，现在一般让病人住两天医院。据笔者分析，住院报销比例高于门诊。在基金允许的情况下让可住可不住的牧民病人住院治疗，以减轻他们的医疗负担。县卫生服务中心每年组织两次巡诊，每次在农牧区巡诊十天左右。考虑到牧民居住分散，县服务中心有时会让牧民集中到乡镇，由县医院医生进行健康检查。2013 年调研期间，当地农牧民体检资金没有落实，由医院先垫资开展了部分牧民的体检，并建立健康档案。《西藏日报》

2013年初刊登的《2012年度全区城乡居民暨在编僧尼免费健康体检工作先进集体和先进个人名单》中包括该中心。

（2）牧民健康状况统计及医疗卫生服务分析

当地疾病谱的分布主要有高原性心脏病、高血压，特殊病种有风湿病、由于气候和海拔高引发的多血症又被称为红细胞增多症，以及脑供血不足。当地居民体检中发现人体自身免疫性疾病——类风湿性关节炎发病率高。通过体检中心进一步掌握了全县居民的健康状况，也发现了原来未察觉的病种。近年来中心在牧区巡诊时发现门当乡等地的牧民妇女和青年人中静脉曲张发病率上升。中心副主任最近去三个乡给牧民体检，也检查出许多疾病，就包括静脉曲张。许多牧民经常头疼、头晕，原来在县医院检查，查不出原因，到拉萨的医院检查后诊断出是脑供血不足。中心可以治疗的疾病有阑尾炎等。多血症发病率高，但是目前没有疗效好的药物，病人到海拔低的地区就会好转。作为公立医院，服务中心要贯彻母婴健康项目中的"降消"内容，就要做好住院分娩的服务工作。医生和牧民都反映国家的母婴保健政策在基层贯彻得好，农牧民孕产妇住院分娩所发生的医药费用均得到全额报销补偿。此外，为了鼓励农牧民孕产妇住院分娩，对住院分娩的产妇和护送人员分别给予10～50元不等的奖励。"降消项目"中县根据农牧民产妇是否贫困、是否难产等情况，还向产妇发放100～500元不等的生活补助经费。部分县还对住院分娩的农牧民产妇发放一些生活日用品。班戈县住院分娩产妇家庭大致获得的补助总额达到450元，难产的产妇家庭得到的补助是530元。当地落实这个政策以来，孕产妇住院分娩率增长。中心还要对门诊、住院、手术等详细数据进行统计，每隔半年上交县卫生局。

班戈县牧民多数还是使用口服药治疗慢性病。病人有急症和炎症时多采取西医疗法，抗菌消炎也用西药。藏医治疗方法中的药浴具有很强季节性，主要分冬、春两季进行。放血疗法主要治疗多血症。当地人说"桃花开的时候泡汤祛病"指的是春天，当地关节炎病人到春季会选择去泡温泉。

（3）医护人员能力及待遇提升情况分析

班戈县的医生每年轮流参加在地区或者拉萨大医院举办的业务培训，或者去对口支援该中心的南京八一医院参加为期一年的培训学习。通常那曲地区每两个月举办一次医生培训。每年春季由该中心组织村医培训，2013 年 8 月有 10 个村医一边在县卫生服务中心学习医学理论，一边在该中心各科室实习。村医选拔以健康、非文盲、男性为基本条件，学历越高越好，因此村医文化程度不一，从小学毕业到高中毕业的都有，都没有医学知识基础。为了能让村医们达到执业医师的水平，每年村医要参加 3～4 个月的培训，由县医院各科室骨干上课。入学前这些村医还不会包扎伤口，操作达不到无菌消毒，培训结束时他们已经可以为患者输液和注射了。

牧区医务人员数量少，有时需要跨专业开展诊疗工作，工作难度和强度大。索主任最初学习外科麻醉专业，又为医院培养了两个麻醉师。我们在办公室座谈期间，一个 21 岁牧民妇女带着婴儿找主任看病。她患有泌尿系统疾病，而医院没有泌尿系统科室。由于索主任原来给这个病人看过病，病人很信任他，专门找他看病。他了解病因，就根据她自述的症状和化验结果开了药。访谈期间陆续有一些牧民来办公室找主任和副主任看病。由于县乡医院缺少医生，医院专业科室设置也受制约，而牧区各种疾病的出现和牧民健康状况的变化对医疗服务提出不同的需求，这些县乡医生在这些诊疗工作中逐步锻炼成内外科兼修的全科医生。

中心医务人员待遇低于内地城市同行，除了 5000 多元的月工资，医生没有其他收入。专业人员中藏医、疾控中心人员学历普遍低，多数是初级职称。由于职称评定要通过全国统考，分数线高，通过率低，当地医生获得高级职称普遍较难。截至调查期间，该服务中心没有高级职称的医生。医务人员的工作量大，不仅要开展日常的诊疗工作，还要进行居民健康检查，并要经常下乡巡诊跟踪疫情。

该中心根据国家和自治区颁发的基本药物目录向县卫生局提出药物需求目录，由县卫生局招标购买。中心每年消耗价值 100 万元药品。各乡卫生院自己统计提交申请目录，原来一个季度上交一次订单，后来根据需求由卫生局灵活供应。该中心的藏药主要从西藏自治区藏药厂和拉萨雄布拉曲藏药厂采购。

（4）新农合与医疗服务机构关联度分析

班戈县新型农村合作医疗报销比例分别为在地区以上医疗机构住院报销 70%；县医院住院报销 75%；乡医院住院报销 85%，报销比例越到基层比例越高。全县牧户的参保率达到 100%。现在县里有 2 家私人藏医诊所，1 家私人西医诊所。曾经有 2 家私人诊所因为行医不规范，已经被勒令停业整改。私人诊所主要服务对象还有城镇居民和外来务工人员。医药价格相地公立医疗机构高一些，医药费用也无法报销。尽管如此，私人诊所还是因其就诊手续便捷、营业时间灵活获得了许多人的认可。

在提高公共服务均等化方面，班戈县积极探索，并采取了具体措施。班戈县和西藏人民医院、自治区第二人民医院和军区总医院建立农牧民住院优先制度，被称为农牧民就医的"绿色通道"。医疗开支负担重、家庭难以承担而且病情严重、当地医院无法治疗的农牧区急重病患者可以直接到上述三个医院免押金先住院治疗，报销事宜由班戈县政府和这三家医院直接计算核销比例。患者治愈出院后再到县卫生局，支付县里按比例报销后剩余的医药费用。城镇职工和城镇居民医疗保险工作由县劳动局管理。

2. 佳琼镇乡卫生院

（1）基本情况概述

佳琼镇卫生院总共有 4 位医务人员，1 个正式编制和 3 个公益性岗位。药剂师贵桑来自山南地区是位藏医，从青海医学院毕业。原来还有一个正式编制的医生，刚调到县里工作。正是编制和公益性岗位医生的收入差距很大，福利待遇也不一样。贵桑大夫月工资 4800 元。2012 年经过调整后日喀则地区和林芝、昌都、那曲地区一样，公益性岗位每月补贴标准为 1080 元。如果加上社会保险补贴，公益性岗位实际月收入也只有 1538.1 元。正式编制的医生有休假待遇，公益性岗位医生则没有休假待遇，全年工作。三名公益性岗位医生中两名是内科、妇产科大夫，一名外科大夫。这三名医生的学历水平也不高，一名是初中学历，另两名只有小学学历。因此平时乡医院很难达到全员在岗，医生们要轮流参加业务培训。特别是 20 世纪 90 年代以来这些乡村医生多次参加县里举办的培训班。西藏乡镇医院医生医疗服务的半径大，卫生资源量少质差，医生的工作量大；牧民随时来就诊，医生们基本没有节假日。医生们虽然所学不同，但是乡镇医院的从医经历要求医生们应对各种疾病，医疗实践中他们成长为全科医生。

因为编制对学历的要求高，当地医生达不到学历要求，就无法获得正式编制。从前是村医的院长，从当医生的邻居处学习到很多医学知识，并在从医生涯中不断积累医学经验，但是他也是公益性岗位。2013年笔者调研期间，乡镇就乡卫生院工作召开会议，重点讨论了当地医生少、工作量大的问题。

夏秋季节牧民多数前往夏秋草场放牧，医院就诊患者少；冬季牧民们回到定居点，也有更多的时间就医。当地许多常见病如感冒也与季节、劳动强度有关。医院门诊量最多时每天达到200多人次，最少也有15人次。平时上午10点多来就诊的患者最多，病人几乎是随到随看，医生工作时间很有弹性。

每年乡卫生服务中心药物发放金额达到60万元，还是满足不了患者的需求。许多牧民居住偏远，门诊开药时要求多开一些，以减少往来就诊的次数。如果个别药物有剩余，为了怕药物过期，保质期在3个月内的药物由县里统一收回和销毁。过期药物造成的经济损失主要由县里承担，乡医院最多承担5%。2013年7月底乡镇召开乡村卫生会议对开药时间做了规定，要求医生只能开3～5天的药物，主要担心一些牧民开多了药服用时间长可能会出现药物过期的情况。这一规定也意在杜绝乡医院药品申请数量大，有些药物无法及时消化，造成经济损失。乡医院医生巡诊期间，曾经有牧民质疑医生给他们发放过期药品，经调查，当地医生没有做过这种有损牧民健康的行为。为了加强药品管理，乡卫生院设有药品公示栏。藏药许多是散装药，有那曲地区生产的，也有拉萨药厂的药。政府加强对基层药品数量的管控，却造成乡镇医院和村卫生室缺药现象，当地牧民希望放宽药品供应的数量。

乡卫生院设有门诊室、疫苗接种和资料存放室、住院病房、藏药房、西药房、药品仓库、器械仓库。器械仓库里保存着一些不能用的器械、担架、闲置的病床、印制好的藏汉文宣传单等。医院走廊建成玻璃屋顶的阳光房，非常适合高寒草原的气候环境，抗风保暖。病人来输液都喜欢坐在医院的"阳光走廊"，因此该卫生院因地制谊，走廊里安置了几个简易的挂输液瓶的挂钩和长椅子，成为医院的输液区。门诊室后面的一排平房就是住院部。当时有三个住院病人，课题组到时病人都不在病区。这些病人的病情不同，有阑尾炎、风湿病和因吃街头店铺销售的小零食所造成的食物中毒。病房里有灶台，病人自己可以做饭。阑尾炎病人住院时，治疗方式以输液为主。

乡卫生院的医疗设备有 X 光胸透、胎心监测设备、氧气罐、医用疫苗保存箱（有恒温功能）、担架、微波治疗仪等。由于当地电压不稳，X 光机烧坏了，还没有配备新的。县里已经有乡镇医院设备配备计划，每个乡镇计划配置 3 万经费的设备，但是听说主要配备只能是桌椅和病床，还无法配置 B 超等医疗设备。

该乡镇医院只有一辆救护车。由于牧区地域宽广，牧户居住分散，许多情况下乡镇卫生院车辆难以满足出诊需要。例如，前几天同时有两个村的牧民打电话来，有病人需要医生紧急出诊，但车辆无法安排，出诊医生只得骑自己的摩托车前往。有些时候考虑医院经费紧张，为了节约车辆的油费，医生们包括格顿院长只得骑自己家的摩托车去 40 多公里远的牧户家出诊。医生们每个月摩托车油费开支大致花费 500 元，多数用于出诊，而政府拨付给乡医院的油费不够用。最近县里和佳琼镇开会专门讨论医生出诊的交通成本问题，计划提供村医出诊的汽油费用补贴，具体细则还没有公布。

（2）牧民疾病情况统计与食品安全关联度分析

到乡医院就诊的病人常见病有风湿、"培根"病，还有高血压、心脏病等。藏医所说的"培根"即涎液、有体液调节、食物消化等功能。当地"培根"病的主要病因是当地牧民将冬季宰杀的牛羊肉储存起来供家人来年食用。有些肉放到夏天已经陈旧变质，引发肠胃疾病。即使牧民没有食用过期变质的食品，但长期食用高脂肪的肉和奶制品也会造成营养不均衡。冬季是牛羊膘情最好的时候，也是宰杀季。原来就算是肉被放坏、变质，当地牧民也会食用。现在通过健康教育当地牧民已经逐渐改变了这种生活习惯。风湿病患者增加的主要原因是骑摩托车的人越来越多，对膝盖保护措施不够造成的。一些干部和外来人口普遍有高原反应，妇科疾病也是常见病和多发病。与年龄无关，还有不少患者因为营养不均衡，营养无法良好地吸收而患"隆"病。根据藏医理论，"隆"病相当于中医中的"气"，有维持气血运行、分解食物的功效。藏医认为饮食起居无序容易造成身体机能失调，引发"隆"病。据卫生院医生讲，有些患者用剂量大的猛药，反倒使病情加重。当地患有黄疸性肝炎的患者也比较多。与以前相比，当地人高血压患者人数有所增加，一方面与饮食习惯有关，另一方面也受到高海拔和寒冷气候的影响。

当地食品安全同样也是个大问题。小商店出售的垃圾食品还有劣质方便面、过期饮料等，常常引发消化系统疾病和其他健康问题。西藏很早就有打着"北京方便面"招牌的小食品，因为价格低廉，购买的小学生和年轻人多。1991 年，当地曾发生小学生因为食用 5 毛钱的劣质小食品食物中毒的事件。笔者到达牧区前几天发生了一起小学生因为饮用小零食店出售的饮料中毒的事件，患病八天，住院四天，共花费 140 元，其中 28 元是自费的。县食品监督行政部门定期对小商品进行安全检查，主要涉及食品生产日期、质量情况、技术设备能力等内容。由于监管人员数量少、技术手段有限等制约因素，劣质食物饮品依然在市面经营，屡禁不止。

（3）其他相关情况统计分析

乡镇卫生院的经费收缴渠道极其有限，例如病人住院床位费，每天 5 元，其中医保报销 4 元，住院病人自己只需要每天支付 1 元。这个收益交到乡政府，用于乡村卫生会议经费，例如制作表彰的奖状、会议用餐等，还要支付医院卫生的清洁费，医院一年的清洁开销大约为 2000 元。用于做饭等用途的燃料（牛粪）冬天要用两车，每车 700 元。每个医生每年外出出诊补助有 300 元。病人挂号不收费，肌肉注射一次收费一元。

妇幼保健是乡卫生院的工作重点，儿童疫苗接种手续和接种证齐全，全部由乡医院统一管理，比较规范。所有儿童均可得到疫苗接种。如果当地牧民孕妇去不了县医院分娩，请乡镇医生出诊在家接生。

全乡镇有 12 名村医。原来一个村配备一名村医，现在人员配置标准是配两名。乡医院医生也要去各村巡诊。原来当地一些村医是从医经验的民间医生。县医疗机构招收了 20 多个公益性岗位医务人员，都是临床经验丰富的乡村医生。对新聘用的村医，先由乡医院组织实施两三个月培训，教授生理解剖课、外内科、儿科、妇科等课程，并培训村医给药、注射等技能。这之后由县医疗机构组织业务培训。自治区也会安排村医轮流参加培训。乡镇举办的业务培训需要村医食宿自理，每个参加培训的村医每日补助 30 元。每个村子本来计划设一个村卫生室，当时设想将卫生室与村委会的文化室安排在一起，因为一般村文化室有三个房间和书屋。但是目前还没能真正落实，因为驻村工作队居住在村子里的文化室，有些村医把医务室设在文化室的一个房间。多数村医把自己家作为临时卫生室，医疗器械和药品也放在家里。

政府安排的农牧民体检项目正在开展，全乡健康档案基本建立起来，每户牧民有一张体检表留在镇上。2013 年 6 月，县政府安排一支 5 人的医疗队给该镇牧民进行体检。当时县医院带来一些体检设备，但是没有带 B 超，也没有血常规检查，因为镇上的电压不稳，机器运行有困难。

电力是乡医院的大问题。镇上有电，可是线接到医院后因为电压不稳，医院使用起来还是不方便，只能靠国家发下来的太阳能供电设备——"金太阳"来发电，电量也极为有限。2012 年，在"3·28 百万农奴解放日"庆祝活动开展之时政府提供给每户农村家庭一个小型手持太阳能照明设备，但是乡医院连这种太阳能灯也没有。这样的供电情况也让一些医疗设备无法使用，无法提供许多基本的医疗服务。疫苗的储运对疫苗的安全性来说至关重要，缺乏合适的储藏或运输条件会造成严重的后果。医院有一个光伏设备，可以保证疫苗冷藏柜的正常运转。

当地健康教育的形式主要是县里每个季度下发的健康宣传单。乡医院自己也有一些专业学习光盘在观看学习。多年前有国际非政府组织来班戈县进行乡村医生培训，院长对此还有印象。在对比政府组织的培训和多年前国际非政府组织的培训时，当地医生感觉后者的培训更贴近基层需求，所传授的技术更有可操作性。当时非政府组织安排的培训教师全是藏族，所用教材也全部翻译成简明通俗的藏文，方便乡村医生短时间内掌握其中的专业知识。

（4）医护服务实例分析

2013 年 8 月 3 日，笔者再次来到乡卫生院进行调研，亲眼看见扎西大夫和才旺大夫给病人看病的情景，在此做一个简单地叙述。扎西大夫虽然没有专业学历，但是有 40 年丰富的工作经历。

门诊病例：

①一位 55 岁老人，牙痛和头痛一周，已连续输液两天。

②一位 51 岁妇女，在家负责放牧，劳动强度大，体质一直很差。2013 年夏天她的腿肿起来，关节疼了一周。当天她骑了半小时摩托车来看病。针对关节疾病，大夫开了 1.9 元的药。针对她患的多血症，大夫开了维生素 C。

③一个中年男性，三年前打架，眼珠被打出来，自己放进去的。为

此，他曾经去位于拉萨的自治区第二人民医院就诊，已经没办法做手术。现在他一只眼睛看不见红光和太阳光，应当是视神经受损。他另一只眼睛是白内障。但是他还没有拿到残疾证。笔者只得建议他到医院开证明，再去申请残疾证。

④当地小学的厨师来为母亲取药。他母亲有心脏病和高血压，一直在服药。医生开了三四天的药。

⑤患者是一个6个月大的婴儿，平时家里人喂孩子羊奶，但是婴儿总吐奶。医生诊断孩子有炎症，开了庆大霉素的消炎，用药剂量不大。

⑥一位50岁汉族中年人，来自四川，是建筑队工人，在镇上给小学修建校舍。他原来就有风湿性关节炎，希望用庆大霉素治疗。他来到班戈县才5天，第一次看病，挂号不缴费，大夫开了抗生素药物头孢，并进行了皮试。他觉得当地的药便宜，类似的药物内地要300多元。

⑦一个五年级的小学生，14岁，拉肚子。医生把脉，诊断为肠胃炎。按照制度规定，农村小学生参保城镇居民基本医疗保险。学生在校学习期间生病，可以在校卫生室开药。放假期间农村的学生们看病通常使用家庭账户报销医药费用。当时正值放假，这个孩子就被带到乡卫生院看病。

⑧一个年轻人，2012年在拉萨人民医院诊断为胃病，一直在服药，当天就诊也是来开胃药。一直以来，受城乡医保体系分设等因素制约，乡镇卫生医疗机构承办任务重、经办网络建设头绪多，城镇居民医保参保人员在乡镇无法实现即时结报。作为拉萨职业技术学院的中专生，年轻人的城镇居民医疗保险的医保卡无法在乡镇医疗机构使用，就拿家里的新农合家庭账户来核销药费。上学期间有病在校医务室看，买药要自费。他没有住过院。

（5）小结

乡村医生长期在基层工作，是基层卫生服务的提供者。他们的服务性质、服务对象及工作范围等与全科医生的职责也很接近，他们是提供基层卫生服务的中坚力量。要把乡村医生培训成为合格的全科医生，向个人、家庭与社区提供医疗、预防、保健、康复、健康教育和计划生育技术"六位一体"的基层卫生服务，就需要对基层医务人员进行临床技能的培训，更重要的是要让培训对象充分了解全科医学的理念。从西藏牧区基层的医疗需求看，对全科医生的需求是迫切的。

3. 班戈县藏医院

2013 年夏天笔者拜访了位于班戈县普保镇的县藏医院。当时藏医院共有14 名医务人员，其中有 5 位医生、1 位药剂师，医生中 2 名是专家。医生多数是从西藏藏医学院毕业的，学历为本科。医院周一到周五有门诊，日均门诊量为 30 人。周末藏医院有值班医生，但是笔者 8 月 3 日周六那天上午去医院时大门是紧锁的。这家医院是 2012 年从县卫生服务中心分出来的，总体来看就诊人数不多。住院部也还在建设中，暂时不能收治住院病人。

来藏医院就诊的患者多数患有慢性病，如多血症、高血压、胃病和肾病等。据当地医生介绍，肾病也是因为生活习惯造成的。当地胃病发病原因主要是食用变质食品。当地牧民家里没有冰箱储存食品，使得牧民经常食用陈旧腐坏的食品；另一个原因是牧民去山区天然水源地取水，因水质问题引发胃病。① 因为海拔高、饮食结构问题如营养不均衡、酥油和肉类食用过多造成多血症、肾病和胃病频发。风湿性关节炎和碘缺乏性甲状腺肿大的发病率下降。

除了让患者口服药物，藏医院大夫还采用传统的诊疗方法医治这些慢性病。笔者在藏医院访谈期间，有一家人带着一个婴儿来治疗肝下垂。大夫诊断这种疾病主要由于幼儿自身体质弱，形成黄疸。虽然小患者有吐血症状，但是医生确定门诊治疗三四次就可以治愈。笔者观察了整个治疗过程。大夫让家长把婴儿放在诊疗床上，用铜制器具来回按摩婴儿腹部，把肝脏按摩回原位。医院的大夫也用传统方法治疗其他疾病，如通过药浴治疗风湿病，采用放血疗法治疗痛风等。由于医院规模小，药浴器具有限，有时就诊患者还要排队候诊。这是笔者在医院看到的唯一一个需要排队的地方。

四 小结

牧区基础设施滞后对医疗卫生政策的落实、牧民健康状况的改善造成

---

① 2005 年在藏北开展的一项课题显示，当地生活饮用水存在细菌学、毒理学、化学等指标超标，长期饮用会引起神经系统、呼吸系统、消化系统、血液系统的一系列疾病，如胃肠炎、胃肠溃疡等。李素芝等著《藏北某部生活饮用水水质影响因素的特点及其改善对策》，《职业与健康》2008 年第 15 期。

的影响持续存在。以"十一五"那曲地区在农村公路建设项目的投资为例，投资额7.8亿元，新建、改建公路6637.52公里，新建桥梁515座，惠及人口46万，项目覆盖面积42万平方公里。日喀则地区同期投入9.97亿元，建成6563.43公里的农村公路，架设19座总长1174.5米的独立桥梁，项目惠及人口70.33万，覆盖面积18.2万平方公里。两相对比，显然由于地广人稀，居民居住分散，牧区人均投资额略高于农区，同时，牧区单位面积投资效益要低于农区。总体看，巨大资金投入牧区草原所发挥的效用有限，基础设施的滞后仍严重影响牧区包括医疗卫生在内的公共服务水平的整体提升。

西藏能源结构中电力以水电为主，地热、太阳能、风能等多种能源互补。西藏能源基础设施落后，能源供应体系很不健全，能源消费远低于全国平均水平。水电供给季节性强，冬季枯水期电力常常出现短缺，供需矛盾突出，直接影响医疗活动中的设备用电和治疗照明。调研中笔者目睹乡村卫生院因为电压不稳，致使医疗设备被烧毁或者无法使用。电力供应不足也致使乡卫生院不能开展简单的手术。一般而言，在农村通信建设中，线路的投资占到总投资的70%。牧区通信建设成本高昂。例如，1995年西藏电信开始实施农牧区电话建设工程，投入了近1.5亿元，每部农村电话的成本高达3万~5万元，而每月收入只有几十元，成本回收遥遥无期。由此看来，交通、能源、通讯等基础设施的滞后阻碍了当地牧民医疗卫生服务的可得性。

建立国家基本药物制度是国家保障群众基本用药、提高全民健康水平的一项重大决策，是实现人人享有基本医药卫生服务的基本要求，也是推进医药卫生体制改革的重要环节。2010年西藏分先后两批实施国家基本药物制度。2011年班戈县所在的那曲地区作为第三批开始安排基层医疗机构实施这一制度。交通的制约也引发药品管控与牧民需求之间的矛盾。

当前西藏牧区的生产方式影响着当地教育的发展，进而对牧区的公共卫生也造成了影响。原来部落和公社时期的集体劳动将自身生产能力弱的一个个家庭组织起来，既可以对抗恶劣的自然环境，也可以有效地进行劳动分工。随着牲畜归户和草场承包制度的实施，牧区的生产转向以家庭为单位的小农生产方式。每个家庭都要养殖种类不同而数量不多的牲畜以维持自给自足的生活。家庭内部分工取代了集体的分工后，各类牲畜都要专人放牧，而且有些畜群要分开放。由于各家不同畜群的数量不多，专人放牧占用整个劳动力有些浪费，家里也没有那么多劳动力，不少家庭就让孩子放牧。这一现象造成的后果是，即使西藏各部门非常重视教育，强力推行义务教育，学校能保障低辍学率，但是牧区学校的在校率并不高。相对于农区，牧区生产生活条件恶劣，牧户的收入与劳动力数量有密切的联系。当牧区还处在小农生活水平时，西藏牧区要建立市场经济秩序，要实现生产方式的转变必然导致牧区学校疲于维持学生在校率，有时无暇顾及教学质量，造成劳动者素质低下。由此对农牧区公共卫生造成了两个方面的影响：首先是作为医疗卫生政策实施的对象——牧民们缺乏健康意识和足够的知识去接受健康和卫生宣传和教育；其次，西藏牧区现有的人力资源状况难以为牧区急需建设的村卫生室等输送合格的卫生后备人才。

相对其他地区而言，牧民中"等、靠、要"的思想依然较为严重。笔者在西藏农区和城郊调查的时候，被访农户由于生产生活中的困难提出各种各样的诉求，如"国家政策好点、多提供技术帮助、提供资金贷款支持、提供打工机会"，等等。他们多数希望通过政府的扶持和自身的努力提高收入，改善家庭生活状态。牧区一些牧民在访谈过程中则希望政府国家能直接发点牛羊之类的生产资料给他们，或者发些生活必需品和现金。严酷的生产生活环境与国家长期的帮扶政策使这些牧民形成一种依赖政府的思维惯性，不利于他们发扬自力更生的精神。

由于牧民汉语水平低、文化知识有限以及交通不便致使牧区也存在医疗服务的可及性差的问题。医疗卫生服务的可及性包括经济可及性、地理可及性和文化可及性，而收入、教育、到达医疗机构时间或距离、医疗服务价格和费用、医疗保险则是影响基本卫生服务可及性的主要因素。西藏牧区居民常常为医药费用报销中的复杂手续、沟通困难等诸多问题困扰。因此建议在设计报销程序等政策时简化手续，减少农村居民与医疗卫生部门的对接，实现由他们支付自付部分后、报销部分以医院和卫生管理部门直接对接的解决方式。

不论是问卷调查，还是入户访谈，笔者从牧民的家庭、经济生活、日常生活等各个方面均感受到牧区的发展与变化。与此同时，我们看到与城镇和农区相比，牧区在社会、经济、文化发展方面依然存在差距。牧区的历史与现实决定了牧区的发展将是一个长期而艰难的过程。特别是在医疗卫生领域，由于牧区生产生活的特殊性需要国家的大力扶持，在制度设计上应制定一系列符合牧区特点的实施办法。在这个过程中，牧民也要转变观念，通过努力去改变自己的命运。

第六章 "十二五"时期西藏医疗卫生领域民生改善政策的优化路径与对策

第一节 对现有政策的反思

中国提出全面建设小康社会，医疗卫生事业是其中重要的组成部分。西藏在建设小康社会的实践中直面与内地省份的差距，一直在奋起直追，为此提出了"跨越式发展"的战略。提高公共服务供给水平、改善民生是执行该战略的重要部署。医疗卫生政策在全社会的关注下不断进行调整，随着国家的大政方针和西藏发展的步伐演进。目前，西藏民生政策的制定和调整都是基于长期的实践经验，都是充分考虑西藏地方实际而进行的。然而，西藏的客观环境还难以在短时间内改变，政策制定时存在的问题也依然困扰着社会。我们对"十二五"期间民生政策进行可行性分析，仍需要正视这些问题与挑战。通过本课题的调查研究，我们看到西藏医疗卫生领域政策在实施过程中既面临着与全国其他地方一样的共性问题，也存在西藏所特有的困难和挑战。本章通过对"十二五"以来西藏三类地区实施卫生政策的范例调查，根据现行医疗卫生政策在西藏基层各地区执行过程中的实际情况，对政策执行上的不足做如下几点总结。

一 公平需要与效率难以兼顾

民生政策属于公共政策范畴，在制定与实施时面临如何均衡效率和公平的问题，医疗卫生政策更是如此。中国医疗卫生体制经过多次改革和调整，从低水平的公费医疗到市场机制引入，其间出现了部分问题。西藏的医疗卫生事业在发展过程中也存在各种各样的问题，因此，也需要谨慎地进行调整。西藏自治区党委政府在"十二五"规划中，为五年内医疗卫生改革确立了合理的基本目标。为此，西藏医疗卫生事业要秉承公平与效率相统一的原则，需要充分发挥政府主导作用，并与发挥市场作用有机结合起来，针对不同层次和范围的医疗卫生服务实行不同的保障和组织方式，深化医疗卫生体制改革。

1. 城乡医疗卫生服务的供给差异明显

（1）西藏城乡基本情况比较分析

西藏地广人稀，根据西藏自治区 2010 年第六次全国人口普查数据，2010 年人口密度仅为 2.5 人/平方公里，约为全国平均值的 1.7%。尤其是广大农牧区，人口居住过于分散，人口与物资流动不频繁，难以形成一定规模的区域市场。一些地处高寒偏远、交通不便、信息闭塞的农牧民仍然遵循着传统的生产生活方式。农牧业抵御自然灾害的能力弱，发展速度缓慢，城乡差距明显。地处交通要道、气候自然条件较好的区域，农牧民的物质生活水平高些。2002 年西藏的城乡居民收入差距达到了 5.1∶1，2010年西藏城乡收入差距为 3.62∶1，城乡收入比值有所下降，但是差距的绝对值还在继续扩大。

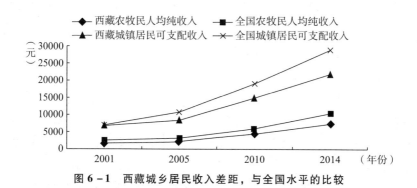

图 6－1 西藏城乡居民收入差距，与全国水平的比较

数据来源：中国统计年鉴和西藏统计年鉴，以及西藏自治区统计公报。

地区间经济社会发展不平衡加剧了城镇和农区、牧区和牧区之间的社会事业发展差距，医疗卫生事业同样如此。由于交通便利、自然、历史条件好，西藏中心城镇是各地区政治、经济、文化中心，人口集中，物资丰富，发展速度较快，社会保障体系也比较健全。城镇居民消费水平的大幅度提升和消费结构的调整，与城镇职工和城镇居民基本医疗保险在内的社会保障水平的提高有密切的关系。城镇居民的恩格尔系数也随之产生了变化。根据联合国粮农组织的标准划分，恩格尔系数在 60% 以上为贫困，50%～59% 为温饱，40%～49% 为小康，30%～39% 为富裕，30% 以下为最富裕。2011 年西藏恩格尔系数为 49.85%，与 1990 年的 66.3% 相比有所下降。西藏城镇居民的生活水平基本能达到国内其他城镇居民的平均水平，而农牧民收入状况比大部分省份的农民低，农牧区的社会保障体系建设才起步，社会事业发展总体水平相对较低。

（2）西藏基层医疗设施与经费投入的差异分析

长期以来，西藏基层卫生医疗设备陈旧落后，缺少必要的维护和更新。大部分乡镇医院仅有的医疗设备是老式的 X 射线机、黑白 B 超、心电图机、生化分析仪，村级卫生室绝大部分仍旧是听诊器、血压计。由于缺乏必要的医护专业技术人员，一些基层医疗机构的新型医疗设备没有人会使用，出现闲置现象。而且基层的医疗设备也缺乏维护人员和维护措施，大大减少了设备的使用寿命。基层医院利用医疗设备应对重大传染疫情及突发公共卫生事件的能力也比较弱。

西藏公共卫生建设滞后，也体现在卫生技术人员数量和质量双方面的欠缺上。以每千人口医疗机构床位数作为医疗卫生服务水平的指标分析，城市医院、乡镇卫生院和农村卫生室在床位数上差距很大，最直观体现在每千名农业人口乡镇卫生院床位数这一指标上。2010 年每千城市人口医院和卫生院的床位数是 2.81 张，而每千农业人口乡镇卫生院床位数只有1.29 张。为了西藏医疗卫生区域间的均衡发展，未来政府财政资金在医疗卫生领域投入的重点应是农村地区，尤其应增加对乡镇卫生院医疗卫生设施和经费保障的投入，将医疗卫生资源和政府医疗卫生经费更多地向农村地区倾斜。

乡镇卫生院设施和经费保障投入是西藏基本公共医疗卫生服务均等化的一项重要内容，近年来医疗卫生服务均等化取得了较大进展。这主要体现在财政支出上，人均医疗卫生支出水平有较大提高。

2. 卫生资源配置不合理，利用率不高

在医疗卫生资源配置上，西藏对农牧区预防保健的投入明显低于城市。卫生系统内部也存在着机构设置不合理、急于追求规模的问题,造成内涵建设和整体效益方面的缺失,进而演变成卫生资源不足和浪费并存的怪象。80%的西藏医疗资源集中在城市,农牧区的卫生投入明显低于城市,其中2/3的投入又集中在大医院,使城市卫生资源相对集中,但利用率低,而农牧区卫生资源严重不足。长期以来,在卫生机构的设置上,主要受"大而全,小而全"观念的影响,基本上县县都设立了县医院、防疫站,部分县还设立了藏医院和妇幼保健站,把摊子铺得很大,在人、财、物等资源配置上存在浪费。不少县医院床位设置偏多,据调查病床使用率只有40%。而且这些医院每人每日门诊量仅为4~6人,卫生资源利用率很低。诸如此类问题导致西藏农牧区基础设施欠账较多,卫生人员不足,医疗设备陈旧落后,落后的农村卫生条件削弱了当地农牧民维护健康的能力。

3. 不同地区医疗卫生管理能力和医护人员专业水平差距较大

医疗基础设施的改善和医保覆盖范围的扩大,并不等于医疗服务水平的提高和百姓看病难、看病贵问题的有效解决。在医疗设施方面,拉萨市医疗机构的医疗设施与服务总体水平是西藏最好的。西藏唯一一家医院床位在500张以上的城市就是拉萨,拉萨还有两家床位在200张以上的医院。拉萨市区除了有几家大公立医院外,还有众多的社会医疗机构。可是,其他地区的医疗条件仍有待改善。例如,阿里地区没有一家床位数量超过100张的医院。即便如此,根据2010年统计阿里地区医院的床位利用率只有31.94%。医师日均诊疗人数又与西藏全区水平相同,可见多数就医患者以门诊治疗为主,医疗卫生服务水平的局限使当地医疗机构无法收治重症病人,难以治疗疑难病症。大型和先进的医疗设备价格昂贵,数量有限,无法配备给所有医疗机构。2010年西藏百万元以上医疗设备全部应用于综合医院、民族医院和自治区级及市属疾控中心,55台50万元以上的医疗设备只有一台交给县属疾控中心和一家乡镇卫生院使用。基层医院的疾病诊断、检测设备落后,客观上会延误患者的诊治,因此许多患者遭遇大病重病后会想方设法到拉萨就诊,或者到内地省市就医。由此可见,急需加大医疗设备的投入力度,实现西藏医疗资源的综合利用,提高医疗服务水平。

二 政策资源分配不公与政策执行乏力

自西藏和平解放以来，西藏卫生事业经历了从无到有、从小到大、从极端落后到比较先进的转变，农牧民缺医少药的问题逐步得到了解决，医疗保健水平不断提高。以拉萨为中心，辐射西藏全境城乡的医疗卫生网络已经基本建立，整体服务功能逐步增强。随着经济的发展和人口素质的提高，城乡居民对医疗卫生和计划生育的需求迅速增长，对社会医疗保障体系和政府的执行力提出越来越高的要求。反观西藏公共卫生政策实施的环境，许多惠民政策的效果还没有完全显现出来。

1. 新式管理方法和新型医疗技术在基层医疗机构的应用还有提升空间

（1）现行困难和挑战概述

西藏自治区城镇职工医疗保险制度启动之初，一些参保人员反映，参加医保后，到医院看病手续烦琐，很不方便。2002年，西藏自治区联合数家银行发行医保卡。参保职工拿着医保卡就可以到区内定点医疗机构、定点零售药店就医、购药，还可以查询个人参保情况及个人账户资金使用情况等信息，避免了在医院、药店、医保中心和医院之间来回奔波，极大方便了参保人员的看病就医。然而，由于地域上的距离和网络发展的不平衡，各地区、医院、医保定点网络之间缺少互联互通，各网络的信息数据不能及时共享，造成了医保卡在很多定点单位无法使用。虽然有了医保卡，但很多参保人员和医保定点单位却为"不能刷医保卡"而犯难，医保卡便捷、经济的优势未能充分发挥。

不少民营医院、药店并不是西藏的定点医疗机构，城乡居民无法在这些机构使用医保卡。一些地区和县级医疗机构也存在系统匹配、升级等问题，即使安装了系统，也无法刷卡就医，以致一些病人先在卫生服务站或者卫生院看病开处方，再拿着处方到附近药店刷卡取药，然后再回到卫生服务机构输液或者继续其他治疗。基层医疗机构繁杂的看病程序难以吸引病人就诊，致使不少患者重新转向"看病－取药－打针"一体化的大医院。此类问题妨碍了西藏基层医疗机构应发挥的作用，影响了"应保尽保"等医疗卫生政策的落实。

种种情况表明，在西藏自治区这个特殊的环境中，医疗政策的运行还面临着不小的压力。在优质医疗资源供给不足和分布不平衡以及医保资金紧张的状况下，要为众多病人提供更人性化、高效、经济的服务就要建立网络平台，通过网络，在医疗、药店、医保中心、银行等医保相关单位建立紧密的联系，简化业务流程，实现医疗资源的共享，方便参保人员刷卡消费和医保中心统一管理。

（2）现行解决措施分析

西藏建起全自治区的医保专用网络后，医保中心对定点医院、定点药店的监督管理工作更为方便有效。如医院的诊疗项目、处方、用药、收费的检查，定点药店是否严格按医保药品目录结算、药品价格等情况都可以通过网络检查。同时，现参保单位和参保人员的审核、管理、交费核定、基金征缴和参保人员医疗费用支付、结算及定点医疗机构和零售药店审批等工作也可以通过网络完成，可大大促进医保制度的推广。

医保网络的建成将方便医保参保人员在自治区内异地就医、实时结算，再也无须来回奔波报销医疗费，可促进规范就医服务行为，合理支付医疗费用，减轻参保人员个人负担。采取网络等新技术提升西藏医保政策实施的效率，也可提高相关政府部门对医疗卫生政策的执行力。日喀则地区自 2006 年 9 月 1 日正式启动城镇职工基本医疗保险制度改革以来，共确定定点医疗医院 23 家和定点零售药店 11 家。地区医保网络已全面建立，定点零售药店可以刷医保卡。医保业务的管理实现了计算机化，各定点医院和药店的消费数据及时上传审批，不仅可以保障医保业务的实时处理和医保费用的及时结算，实现对医保账户的实时管理，而且可以提高医保资金的使用效率，确保医保系统有效运转。

2. 医疗卫生机构管理和医保基金的风险问题分析

2013 年，有关部门对医疗机构管理中的乱象进行了明察暗访。据调查，有的医院特别是个别民营医院存在收治只需门诊即可治愈的患者住院，允许患者挂床住院，容许患者用他人医保卡等现象。这些现象的出现一方面是由于个别医院只顾追逐经济利益，不考虑医保基金的安全；另一方面也在于部分患者法制观念淡薄，不知道骗保的危害。

西藏公立医院收费标准均按照政府物价部门核定价格标准执行，全区二级以上医疗机构均实行住院收费日清单制。为落实医疗机构合理、规范收费，2008 年各级医疗机构进一步建立和推行医院电子收费系统，以杜绝不合理、不规范收费现象。西藏医疗收费标准低于全国平均水平，个别医疗机构存在擅自提高药品价格和收费标准的情况，需要规范医疗行为，促进合理用药，减少不必要的辅助诊断。同时按照属地管理原则，西藏各地区的卫生部门应加强对辖区非公立医疗机构的管理，规范医疗行为，一旦发现医疗机构有违规收费现象，应严格按照相关规定处理。

3. 基层医护人员的业务能力与现行政策认知、执行上的差距

根据课题调研发现，不论城镇、农区还是牧区，基层卫生技术人员入职时业务素质普遍不高，需要通过在岗业务培训，提高业务水平。受管理水平和业务素质的限制，西藏医疗卫生领域从业人员对医疗政策的执行力也受到影响。

业务知识的局限使当地医务人员难以通过国家统一考试，达到高一层次的职称。而职称与待遇挂钩，直接关系医务人员的切身利益。一位牧区基层医疗机构的医务人员反映，因为通不过全国职称考试，全医院没有一个人具有高级职称。也有个别医务人员反映所学专业与从事的工作不符，影响他们参加职称考试。例如，一位医生大学专业是中医专业，因为工作需要从事了西医临床工作，并完全能够胜任。但考职称成了他的一个大问题，考自己的本专业，因为平时工作不用，原有的中医知识生疏了，而新知识也没有学习，很难通过职称考试。《中华人民共和国执业医师法》已将考试报名资格相关规定修订为：报考人员应按个人取得学历的医学专业和与之相一致的试用期合格证明报考相应类别的医师资格。虽然有些医务人员从事西医工作，但取得的学历为中医专业，按照该规定，就须报考中医类执业医师资格考试。待取得助理医师资格证并达到报考上一级职称年限时，由考生所在单位出具证明，经上级主管部门审核通过并报西藏自治区卫生厅同意后，方可报考其他专业执业医师资格考试。医务人员跨专业的从业经历与职称考试之间的矛盾不仅影响医务人员的职称问题，也影响医护人员的职业归属感和工作积极性。

4. 多种因素影响妇幼保健政策的顺利实施

影响西藏妇幼保健政策的因素不少，有些因素是有西藏特色的。2007年有研究人员采用人口比例抽样法，对西藏6个地区15个项目县72个乡镇的1513名3岁以下儿童的母亲进行面对面的问卷调查。结果显示西藏项目地区住院分娩率为46.4%，仍有53.6%的妇女在家分娩。在未住院分娩者中，17.6%的妇女是因为经济困难，14.5%的妇女是因为路途。产前检

查的覆盖率为83.7%，平均检查次数为3.55次。在接受过产前检查的妇女中，仅有23.5%的妇女做过5次及以上的产前检查，孕早期检查的妇女占14.5%。妇女受教育程度、丈夫受教育程度、地区、海拔高度、是否看到过住院分娩的宣传画、是否进行了产前检查和产前检查次数5次、是否接受过住院分娩动员这些因素都对妇女是否选择住院分娩有统计学意义。其中，接受过产前检查的妇女住院分娩率是未接受过产前检查妇女的2.89倍。① 综上所述，这些调查结论与本课题所获得的信息和调研结论有类似之处。根据本课题的调研，西藏城市、农区、牧区妇女都有在医院分娩的意愿，而且这些调查点的住院分娩率均达到70%以上。产前检查的次数也在2~3次。与2007年这些研究人员的调查结果不同的是，西藏农牧区经济社会的发展，家庭生活水平的提高，经济困难已不再是西藏妇女不去医院分娩的主要原因。长期以来的医疗卫生政策宣传和教育效应也发挥一定作用，西藏妇女逐渐接受了健康的生育观念，反倒是原来位于次要原因的交通问题成为阻碍西藏农牧区妇女进行产前检查、住院分娩和围产保健的主要因素。看来，农牧区的基础设施、医疗资源的分布和水平限制了妇女儿童充分享受医疗政策。由于教育水平、卫生服务可及性等方面的差异，西藏城镇妇女较早形成了一定的保健意识，在妇幼保健尤其是生育方面越来越多的城镇妇女采取以积极的态度和科学的方法维护自身和家人的健康。

5. 西藏免费体检普惠性强，但是执行效率和质量有待提高

西藏自然环境极端恶劣，极端气候对居民身体器官的官能有重大损害。一些常见的高原病，如高原脑水肿、高原肺水肿、高原心脏病、高原红细胞增多症、高原血压异常（包括高原高血压和高原低血压）、混合型慢性高原病（即心脏病与红细胞增多症同时存在）等在西藏的发病率逐年增高。加之医疗卫生条件差，城乡居民健康意识淡薄，不少农牧民常常是小病拖成大病，大病拖成重病。即使在拉萨，去体检的也是少部分人，除非单位组织。很多居民察觉身体不适时病情已经十分严重，错过了治疗的最佳时期。为此，2012年初西藏启动实施了全民健康体检工程，以行政手

---

① 崔颖、杨丽等《西藏农村妇女住院分娩影响因素研究》，《中国妇幼健康研究》2008年第1期。

段推进这项公共卫生服务项目。

2012 年 6 月西藏启动城乡居民免费体检活动，援藏省市、中央企业也派出医疗队为对口援助的农牧区群众开展免费健康体检。这项活动为医疗援助的制度化和经常化提供了一次有益的尝试。据调查得知，这项免费体检检查项目全面、效果突出，反响普遍较好。政策实施中的主要问题是西藏农牧区的服务对象多，居住分散；根源还是参与体检的医疗人员少，内地医疗队短期、突击式的工作模式造成医务人员劳动强度大，也影响到包括体检在内的许多医疗活动的效果。医疗援助还是要探索长效性的政策设计方案。

城乡居民和在编僧尼免费健康体检工作是西藏"十二五"时期的重大惠民生工程之一。其间政府的组织能力得到极大发挥，通过各有关部门协同合作，社会广泛参与，体检工作开展顺利。截至 2013 年 12 月 31 日，共完成城乡居民健康体检 257.5 万多人，占城乡居民总数的 99.2%。同时，完成对所有在编僧尼的免费健康体检。为进一步规范健康体检项目并建立规范化健康档案，医疗卫生行政部门专门制定印发了 61 万册《西藏自治区农牧民健康档案》，供农牧区所有农牧民及部分城镇居民家庭使用。西藏自治区农牧民健康档案分个人基本信息表和健康体检表 2 大项目，24 分项，120 余小项。在完成纸质健康档案统计整理的同时，各地医疗机构也开始建立城乡居民的电子健康档案。只有通过全民健康体检工作的实施，全面掌握了解城乡居民的健康状况，才可以做到对各类疾病"早发现、早诊断、早治疗"。

第二节　政策的再审视：国家倾斜政策是改善西藏医疗卫生领域民生政策的关键

建立城乡医疗保障制度，就是为了民众能够看病不贵、就医不难。然而，作为一项兜底的医疗卫生政策，它只能保证无法就医的边缘人群、弱势群体能够看得起病、吃得起药，而无法保证每一个人都从这项政策中受惠。否则，这项政策就失去了它最大的价值——公平与效率的均衡发展。政府提倡的是大病统筹和兼顾一定的覆盖率。实际上，这是一个关于公平与效率的两难选择。

改革开放 30 多年来，内地省份市场经济意识逐步深入人心，医疗机构在市场大潮中遵循"效率优先、兼顾公平"的原则管理并执行医疗政策。这实际上使医疗卫生摆脱了原来福利政策的性质，转变为半市场半福利性质的公共产品。医疗卫生产业化发展趋势日益明显，驱动了逐利行为，效率和效益发生不同程度的提升。由于医疗服务能产生日趋增长的经济效益，各种市场主体不同类型的医疗涌现，为社会提供多样化的医疗服务，使得行业在竞争中得以发展。

西藏是中国大家庭的独特成员，是历史包袱重、发展严重滞后的中国最后一个成立的少数民族自治区，中央政府为西藏制定公共政策时一直遵循稳健谨慎的方针。在医疗卫生这类公共产品的供给方面，始终执行普惠性高的政策，体现出公平优先、社会效益优先的原则。即使在国家和地方财力有限的情况下免费医疗的实施水平有限，但是在较短时间内政策惠及西藏城镇和乡村，使广大城乡居民获得了全面的基本健康保障。特别是西藏的医疗卫生政策实现了低收入人群的卫生服务可及性，基本上保证了全体居民获得基本卫生服务。

西藏独特的高原高寒地理环境造成了其不同于其他地区的疾病谱，许多疾病的治疗效果还达不到内地的水平。高原地区特殊的寒冷、干燥和缺氧环境，使高原地区内科疾病谱具有明显的特异性。进入21世纪以来，随着改革开放步伐的加快，社会和市场经济的不断发展和人们生活水平的提高以及疾病谱和疾病传播途径的改变，西藏防疫工作重心已延伸到新传染病的防治、突发公共卫生事件应急处置和慢性病防治等相关领域。2003年后西藏完成了自治区、地（市）、县三级卫生防疫机构向疾病预防与控制机构的转变，通过中央转移支付等各种项目和地方财政补贴加大对疾病预防控制业务的投入力度，西藏疾病预防控制事业进入了一个全面发展的新阶段。

第三节　回顾与期待：全国卫生援藏与西藏医疗卫生事业的发展

一　卫生援藏工作的开展

1994年召开的第三次西藏工作座谈会确立了以"分片负责、对口支援、定期轮换"为原则的援藏方针。援藏工作从资金、人才、技术和市场等多维度着手，为西藏经济社会各项事业的发展带来了新的发展机遇，同时也使西藏其他行业获得了前所未有的大发展。

其中，医疗援藏一直是医疗援助中的重要内容。自 1973 年起，卫生部直属单位以及内地省（市）卫生系统陆续向西藏选派医疗队，2002 年卫生援藏被纳入各省（市）党委、政府统一组织的对口支援西藏范围。2006 年以来，北京、天津、湖北等 17 个省（市）和中国医学科学院、中国疾病预防控制中心等 7 个部局属（管）单位承担对口援藏任务，选派医疗队和援藏干部深入西藏 7 个地市和 74 个县（市、区）的各级各类医疗卫生机构工作。特别是中央第五次西藏工作座谈会以来，医疗援藏工作从项目入手组织实施对口支援专项规划，开展智力帮扶，推动西藏深化医药卫生体制改革。

2010 年中央第五次西藏工作座谈会与"十二五"规划公开以来，按照中央的统一部署和卫生部的工作要求，各对口支援省（市）卫生厅（局）和单位着力加强组织领导，调整充实了对口支援工作领导小组；科学编制专项规划。大力推进建设项目，改善受援地区医疗卫生条件、提高医疗服务能力；积极开展智力支持，截至 2014 年 9 月各对口支援省（市）和单位派出援藏医疗队 168 批次、1266 人次，在藏工作 7 万多天，共接诊 41 万人次，实施各类手术 1.4 万人次；派出援藏管理干部和技术人员 1200 余人，接收受援地区进修人员 1000 余人，开展培训和现场指导 5400 多人次，在藏培训基层医护人员 7 万多人次；为西藏 257 万多名城乡居民和 2.7 万余名在编僧尼开展免费健康体检，累计初筛和复查儿童 111 万多人次，确诊先心病患儿 2597 人并免费开展治疗。①

二 "十二五"时期卫生援藏工作的目标

"十二五"医改规划明确了卫生援藏工作重点。按照卫生部新时期卫生援藏工作指导意见明确的任务要求，以深化医药卫生体系改革为统领、以组织实施对口支援专项规划为手段、以安排实施支援项目为抓手、以开

---

① 《国家卫生计生委贯彻落实中央对口支援西藏工作 20 周年会议精神部署推进卫生计生援藏工作》，国家卫生计生委官方网站，http://www.nhfpc.gov.cn/caiwusi/s3578c/201409/2b5c2cc353974aafb541df64ea075f09.shtml。

展智力帮扶为重点，健全工作机制，确保各项目标的完成。

"十二五"期间，按照《卫生援藏工作中长期发展目标》继续坚持卫生援藏工作，即"到2015年，西藏自治区初步建立起覆盖城乡居民的基本医疗卫生制度，人民群众主要健康指标达到西部地区中上水平；到2020年，西藏自治区基本建立覆盖城乡居民的基本医疗卫生制度，人民群众主要健康指标达到全国平均水平"。人人享有基本医疗保障和基本公共卫生服务，医疗卫生服务的可及性、可得性以及各族群众的满意度明显提高。《卫生援藏工作中长期发展目标》从以下几方面对卫生援藏工作提出了工作要求，具体内容如下。

一是突出支援重点，认真落实卫生援藏各项任务。认真实施专项规划，细化工作方案，坚持质量第一，绝不能出现豆腐渣工程，强化监管措施，加大督促考核力度。全力落实医改任务，加快健全全民医保体系、巩固完善基本药物制度和基层医疗卫生机构运行新机制、积极推进公立医院改革，实现"三医联动"。着力解决实际困难，加大卫生人才援藏工作力度，切实提高西藏卫生专业人员的服务能力和水平，充分发挥现代信息技术对解决和提升受援方医疗技术水平的重要作用，继续加大对中医药、藏医药扶持力度。

二是突出智力帮扶，提高服务能力和水平。健全对口帮扶机制，通过"传、帮、带"等有效方式，为受援地培养培训优秀卫生人员。发挥援藏干部作用，切实加强援藏干部队伍建设。提高自我发展能力，坚持外部支持与自力更生相结合，促进受援地区卫生事业可持续发展。

三是通过保障和改善农牧民健康，直接让包括特殊社会群体在内的基层民众受益。积极开展健康干预，全力推进降低婴儿死亡率、孕产妇死亡率和提高人口预期寿命工作，做好儿童白血病和先天性心脏病救治，支持开展农牧民健康体检工作，组织开展西藏6个月到2岁"婴幼儿营养干预项目"试点。拓宽基层服务方式，充分运用适宜技术，努力保障各族群众医疗服务需求，使广大农牧民群众直接享受优质医疗服务和卫生援藏工作带来的实惠。①

---

① 《卫生部部长：加快西藏和四省藏区卫生事业发展》，中央政府门户网站，www.gov.cn，2012年8月23日。

三 卫生援藏工作任务目标的可行性分析

卫生部扶贫开发与对口支援工作领导小组全面支援西藏和四省藏区卫生事业发展，重点支援西藏的医改等卫生重点工作；支援开展基层医疗机构基础设施建设和基本设备购置，着力提高硬件设施和服务条件；加大基本公共卫生服务补助力度；继续开展农村卫生人员培训、万名医师支持农村卫生工程、县级医院骨干医师培训等项目；全面推进基层远程会诊系统建设；着力推进藏医药事业发展。卫生援藏工作阶段性目标圆满完成，卫生系统已经成为对口援藏工作一支不可或缺的重要生力军。

卫生援藏改善了受援地区的医疗卫生条件、提高了当地的医疗服务能力。早有学者讨论过医疗援助对西藏基层医疗服务提升的正效应。在援藏制度建立之初，罗绒占堆在对西藏农村长期的调研中对西藏的计划生育问题专门做过探讨。[①] 内地高水平的医务人员组成的医疗队深入基层为农牧区居民诊疗，已经成为当时深受群众欢迎的援助形式。当地卫生技术人员也在与内地医生的工作中得到了业务上的指导与帮助。那时候这样的医疗援藏并未常态化，更没有制度化。即使到现在，智力援助中医学专家援藏依然起着业务上的"传、帮、带"作用，以岗位培训的形式为受援地培养了不少医务人员，是对受援地最有帮扶效果的援助形式，特别是在西藏部分偏远和贫困地区效果更为显著。

城乡居民和在编僧尼免费健康体检工作是西藏"十二五"医疗领域民生政策的重要内容。该政策得到西藏自治区政府的重视，政府发动多个有关部门协同合作，动员社会广泛参与，使得体检工作进展顺利。援藏省市和大型对口支援的国企也在自治区的统一要求和安排下，出资金、派医疗队，承担任务完成难度最大的农牧区居民的体检工作。西藏城乡居民体检在较短时间内开展迅速，覆盖面广，此次政策采用了卫生系统牵头、多部门协作的实施模式，充分发挥了政府的主导作用。

---

① 罗绒占堆：《西藏的贫困与反贫困问题研究》，中国藏学出版社，2002。

第四节 对"十二五"时期西藏医疗卫生领域民生改善政策的建议

"十二五"时期西藏医疗卫生政策是以科学发展观、以人为本理念为指导思想而制定的。西藏医疗卫生政策的实施遵循了这样的指导思想,出台了一系列政策,如《西藏自治区深化医疗卫生体制改革意见》《西藏自治区农牧民健康促进行动方案(2009-2015)》等,不断加大医疗卫生改革力度。在城镇,这些政策以正式制度的形式保障职工和农牧民等社会不同群体的权利和义务,规范各项社会保险费缴纳比例和社保金给付标准的确定、调整,并出台了各项社会保险基金的管理与投资运营的原则和办法以及社会保险管理费用的提取比例、使用范围与开支办法等,促进各项社会保障事业运行的法制化和规范化,发展城镇医疗卫生事业,为城镇化的快速推进和人口集聚创造条件。这些医疗卫生保障政策的实施推动城镇、农区、牧区公共卫生服务水平迈上新台阶,更重要的是它促进了当地居民健康水平的提高。

一 西藏医疗卫生政策的总体布局现状、资源投入问题的改进路径

1. 调整农牧区医疗制度,推动城乡医疗制度一体化进程

农村居民占西藏人口比例的一半以上,农村的发展和农民的生活状况直接影响到西藏的整体发展水平。而目前的西藏农村与全国各地一样面临着社会的转型,从传统的农业社会转变为现代社会,从传统上的农民转变为居民。加强农村的社会保障制度建设,使农村的公共服务水平快速提高,满足农牧民对公共服务的需求。作为民生政策重要内容的医疗卫生制度因其普惠性等特点需得到更多的关注。

首先,在制度建设上要进一步修订完善《西藏自治区农牧区医疗管理办法》,同时在全区范围内提高农牧区医疗补助标准和报销补偿水平。西藏全区农牧民医疗补助标准为380元,筹资率达到97%以上。2015年拉萨市再次提高农牧民医疗补助标准,人均补助达到了420元,拉萨市农牧民医疗个人筹资额提高到25~30元,筹资率达到100%。对于拉萨市这样一个整体经济水平较高的首府城市,小幅度提高个人筹资额度,就可以随之

提高农牧民的医疗补助标准，增强保障能力。西藏其他地市也要根据自身条件，尽可能提高本地农牧民的医疗补助标准，提高农牧民医疗保障水平。此外，经过调研，笔者深切感受到简化农牧民报销补偿手续的必要性，因此西藏应当全面推行即时结报工作，逐步开展门诊统筹和支付方式改革试点。2015年，西藏乡镇卫生院门诊费用和县医院住院费用全部实现了即时结报。对于儿童先天性心脏病、白血病等重大疾病，完善大病补充医疗保险制度，及时改善患者的健康状态，有效缓解重病患者家庭的负担。

其次，目前西藏卫生的政策实施重点应继续放在农牧区，在基层全面实施《西藏自治区农牧区基础设施建设规划》和《西藏自治区农牧区初级卫生保健纲要》。根据上述两个文件出台的《西藏自治区农牧区医疗管理暂行办法》的条例规定需要认真贯彻执行。家庭医疗账户、大病统筹和医疗救助相结合的农牧区医疗制度建立后还需要进一步完善，扩大制度的覆盖面。要积极引导乡镇卫生院逐步转变服务模式，重点做好预防保健、基本医疗服务等；加强对乡村医生队伍的管理，开展对《乡村医生从业管理条例》的学习宣传；做好城市支持农牧区卫生的工作，并逐步使之规范化和制度化。

长期以来西藏二元经济结构稳固，地区间医疗卫生服务水平差距明显。散居在广袤土地上的农牧民依然将第一产业作为赖以生存的主业。依靠中央政府大力的产业嵌入和资金的注入发展起来的城镇与经营着传统农牧业的广大农村间的经济联系并不紧密。城镇和农村各自形成独立运转的经济体，两者之间的差异难以松动。20世纪八九十年代改革开放在全国的推进，也得到西藏热切的回应，人们积极探索符合西藏自身发展的改革路径。政府制定了更为灵活的政策，发挥市场配置资源的作用，激发出城市的活力，也带动了农牧区多种经营的转变。不仅如此，城市和产业发展对劳动力数量和质量的需求不断加大，创造了大量就业机会。

中央和西藏自治区政府通过"新农村建设""安居工程"等一系列政策措施改善农牧区的生活环境，提高农区、牧区居民的生活水平。西藏农牧业的生产效率逐步提高，对劳动力的需求减少。冗积在农牧区的年轻劳动力来到城市，在建筑工地、餐厅、环卫部门、交通部门等就业，成为城市建设中不可或缺的劳动大军。2007年西藏农牧民劳务输出总人数达70

万人次,比 2001 年增长 1.33 倍。"十二五"期间,西藏每年安排培训资金 500 万元,培训转移劳动力 1.2 万人。但令人惋惜的是,这些来自农牧区的外来务工人员在城市就业,而在户籍的制约之下社会保障服务尤其是基本公共卫生服务则处于缺失状态。

农牧区劳动力过剩的问题无法在当地通过转移就业完全解决,劳动力还要流向城市。这些外来务工人员的基本公共卫生服务保障情况如果不改善,他们就无法安心在城市工作,无法为城市提供良好的服务。回不去家乡,又难以在城市安心生活的人们会彷徨于城乡之间,从而引发更多的社会问题。

再次,根据各地区特点处理政策细节与实施方案在西藏已经有许多成功的经验。西藏的医疗卫生政策目前主要体现在区域的差别上,更需要关注不同的社会群体,毕竟医疗卫生更具有个人化的特点。人口在社会中流动迁徙,医疗政策也应当有所针对性,特别应关注进城务工的农民工这个社会群体。根据政策规定,农牧民在统筹地区以外务工、探亲、旅游时发生疾病住院的,住院医疗费用先由农牧民个人垫付,出院后持有效票据、证件及相关医疗证明材料到户籍所在地农牧区医疗管理经办机构报销医疗费用。需要农牧民在入院后 5 日内告知所在统筹地区县级农牧区医疗管理经办机构;县级农牧区医疗管理经办机构办理报销补偿的时间最长不得超过 3 个月。由于交通不便,不少农民工通常无法及时完成报销手续,以致多数人就放弃了相关权益,使得医保政策有时对他们起不到保障作用。看来原有的医保政策已经不适用西藏的发展。特别是对农民工群体来讲,实施城乡一体化的医疗政策既可以减少政策运行的管理成本,也可以通过简化许多手续,提高医疗卫生服务的政策效应。可以设想的是,有了城乡统一的社会保障制度,会为城乡劳动者筑起安全的篱笆,免除他们的后顾之忧。在医疗卫生政策上,逐步向城乡一体化推进是未来全国体制改革发展的方向,也是西藏今后改革发展的趋势。

最后,西藏需要加强不同层次的、适应当地需求的城乡卫生服务体系建设。通过充分挖掘、整合现有资源,西藏今后可以加强公共卫生设施建设,推进疾病预防控制和突发公共卫生事件应急救治体系建设,建立健全"非典"、艾滋病等重大传染病防治工作的长效机制。加快县级医疗机构和乡镇卫生院建设,继续抓好农牧区和重大项目建设区的疾病预防控制工作；完善以免费医疗为基础的农牧区医疗制度，进一步扩大覆盖面；逐步健全城镇基本医疗服务体系，发展社区医疗卫生机构，提高医疗卫生服务水平。特别是在医疗卫生服务薄弱的农牧区，加强基层医疗卫生基础设施建设，努力提升县、乡（镇）和村卫生机构服务能力和水平，建设标准化县卫生服务中心、乡镇卫生院和社区卫生服务中心。进一步推进农牧区卫生管理体制和运行机制改革，应加强乡镇、乡村人口相对集中地区的中心卫生院和卫生服务设施建设。

实际上，西藏医疗救助已经迈出城乡一体化的步伐，并已取得比较显著的成果。2012 年，西藏医疗救助实现了城乡一体化和全社会覆盖，不再区分门诊和住院，取消了病种限制、起付线和个人承担比例，简化了医疗救助程序，提高了救助标准。与内地相比，西藏的医疗卫生政策优惠力度大，农牧民住院没有设起付线，城镇居民的起付线最高也只有 400 元。相比较而言，内地乡级医疗机构住院报销起付线为 100 元，与西藏城镇居民一样；最高起付线 2000 元是为到外省就医规定的。

2. 健全医疗社会保险制度，增强政策间的互补性和衔接性

所谓医疗保险制度，是指社会劳动者由于病、受伤等原因需要诊断、检查和治疗时，由国家和社会为其提供必要的医疗服务和物质帮助的社会保障制度。西藏建立了与社会主义市场经济体制相适应的医保制度，通过社会统筹和个人账户相结合，既要保障城乡居民享有基本医疗服务，又要将这种保障水平控制在各级政府可以承受的范围内。新的医保制度在发挥社会效益基础上，也要使制度有可持续性。个人承担适当的经济责任，通过建立医疗保险个人账户、个人支付部分医疗费用等形式，以期达到有效制约个人医疗费用、减少浪费的目的。

医疗卫生领域建立了大量有激励机制的政策，其中政策效果比较突出的是妇幼保健领域的住院分娩奖励制度。经过长期的健康宣传与奖励制度，西藏农牧区妇女生育观念有了极大变化，到医院分娩的人数大幅度增加。然而，还有一些妇女在家生产，究其原因一方面是前面提到的交通问题，另一方面是围产健康的奖励机制不配套。具体来说，许多妇女不去进行产前检查，而无法确定确切的分娩日期，进而难以及时赴医院待产。在此次课题调研中我们发现，几个调查点妇女产前检查比例都很低，并没有达到某些材料中的数据。而且几个受访妇女在家分娩的原因都是缺少产前

检查导致预产期不准确。广东志愿援藏医生尤三力通过他在西藏县级医院开展治疗活动的经验,中肯地提出:"虽然目前政府奖励孕妇来医院分娩的政策是非常正确的,但是仅有这个政策,没有相应的产前网络配套,没有深入的宣传,没有交通的便利,孕妇到医院分娩恐怕很难全面实现,保证母婴平安只能是一句空话。"鉴于此,生育奖励政策如果能延伸到产前,激励孕妇到医院做产前检查,会更利于提高西藏孕妇的住院分娩率。

3. 保证中央财政支持力度,同时探索多元投入机制

国家依然应把深化西藏医药卫生体制改革作为财政支持的优先领域,完善财力与事权相匹配的财政卫生投入机制,规范财政补助范围和方式,整合卫生专项资金,优化财政资金支出结构,确保政府卫生投入增长幅度不低于经常性财政支出增长幅度,着重支持农牧区卫生、公共卫生、基本医疗保障和社区卫生等工作。

对于新型农村合作医疗的基金来说,中央财政应该根据西藏经济社会发展情况,保证新型农村合作医疗的资金安排到位。西藏尽管全力以赴加速发展,但地方财政收入也远远少于开支。仅凭西藏自身的发展力量目前还无法支撑医疗卫生制度的有效运行,更无法保障城乡居民获得基本的公共卫生领域的服务。2008 年到 2012 年五年时间里西藏地方财政收入、财政支出分别达 232 亿元和 3121 亿元,财政收支差距大。财政支出中包括教育、卫生、就业和社会保障、保障性住房和公共安全领域的投入达 1000 亿元以上,占总支出的 1/3。以 2012 年为例,这一年西藏完成地方财政收入95.71 亿元,比上年增长 48.3%。西藏自身财力增长的同时,当年地方财政支出 929.74 亿元,比上年增长 19.9%。在 905.34 亿元的一般预算支出中,社会保障和就业支出 62.16 亿元,增长 7.8%;医疗卫生支出 35.80亿元,增长 1.4%,其中中央财政补助突破 800 亿元。显然,国家对西藏的财政支持也在随着西藏发展的需求相应增加。特别是在涉及社会保障、医疗卫生等民生项目方面。因此从西藏财政收支的现状看,中央财政发挥了巨大的支撑作用。

2009 年 4 月《中共中央国务院关于深化医药卫生体制改革的意见》公布,指出中国到 2020 年的改革方向和框架,其最大的亮点是把"基本医疗卫生制度"所提供的服务看作一种公共产品。这种制度所提供的是一种惠及全民、人人受益的公共产品,标志着政府职能向服务型政府的

进一步转变。改革开放以来，中国医疗卫生体制改革的基本走向是商业化、市场化，虽然通过竞争以及私营资本的介入，中国的医疗机构能向病人提供更多的床位，医院技术装备水平和医生素质也大大提高，但也带来了公平性下降和卫生投入效率低下等后果。因此加强医疗卫生制度的普惠性，也为今后中国经济体制、社会体制以及行政（政治）体制深化改革和成功实现现代化转型奠定坚实的社会保障基础。尤其在西藏，公立医院肩负着提供公共卫生服务的责任。西藏许多农区、牧区甚至城镇的患者在当地医治不好疾病时会到拉萨看病。究其根源，拉萨集中了西藏几个大医院，而且都是医保定点医院，不仅有公立医院，还有民营医院。民营医院的创建很好地弥补了原来拉萨医疗服务供应的局限。社会资本进入医疗市场带来竞争，对提高城市医疗服务水平很有裨益。在地方政府财力有限的情况下需要加大中央财政持续拨款的力度，保证所有公立和民营的医保定点医院享有同样的政策待遇，发挥各自的专业领域和特色诊疗方面的优势。三甲医院更是在业务、科研和管理上成为行业的楷模，发挥在疑难杂症医治方面丰富的临床经验优势，使许多患者不必为治疗某种疾病远赴内地。由此可见，无论是从改善医疗制度的角度出发，还是从执行医疗政策的角度出发，对具有广泛民生意义和价值的医疗卫生领域，中央财政还需要持续支持，并在公共卫生等项目上加大财政拨款的力度。

西藏医疗卫生政策中资金的投入方向是引导卫生资源配置变化的关键。通常，人们关注医疗卫生领域资金投入的总量。重视资金投入的方向，把握资金在各个项目中的比例有利于提高资金的利用率。因此，西藏各级政府在加大对卫生事业的投入力度同时更应注重资金投资的领域，支持医疗机构向社会提供良好的卫生服务，对基层医疗卫生采取倾斜政策。目前内地和西藏本地的许多社会团体、企业很关心西藏的医疗卫生，可以动员这些社会力量，多渠道招募人才、筹集资金，帮助政策难以惠及的病患群体，使之成为西藏医疗卫生服务的有益补充。

在增加对卫生事业投入的同时，优化西藏现有的卫生资源配置。尤其在基层面临医疗服务规模小、资源分散、医疗服务效率低下的情况下应统一调配卫生资源，集中有限资源发挥最大效益。例如，西藏的县级医疗机构应组建医疗、预防、妇幼、优生优育"四位一体"即多功能一体化的县卫生服务中心，通过人员职能合并，设备统一使用，进而承担起医疗、防疫、妇幼、优生优育工作、乡镇和村卫生技术人员的培训。目前与城乡居民的医疗需求相比，基层医疗机构的资源拥有量和效率还有待提高，需要按照现有规划逐步落实城镇社区卫生服务中心和乡镇、村卫生室建设，提高西藏基层卫生服务水平。

建立健全科学合理的绩效考评体系，对医疗卫生机构及其提供的医疗卫生服务进行量化考评，并将考评结果与政府投入相结合，可以提高政府资金使用效率。应完善政府宏观调控下的卫生服务价格管理政策和管理形式，调整不合理的卫生服务价格，充分体现医务人员的专业技术价值，促进各医疗机构之间有序竞争。还应完善相关政策，鼓励社会资本举办医疗机构，形成多元化办医格局。

4. 落实基本公共卫生服务项目，促进城乡居民公共服务均等化

目前，在中国的医疗卫生服务领域，出现了市场失灵和政府失灵并存的现象。市场与政府双失灵导致这样的后果：无论是市场主导的还是政府主导的医疗卫生资源，都涌向城市、涌向经济发达地区；在农村地区，在经济落后地区，在城乡接合部，不仅高层次医疗卫生专业力量不足，设备不足，甚至连机构的数量也不足。解决的思路有两条：一是全面放宽对社会资本进入医疗卫生服务领域的管制，为所有的医疗机构（不论民营还是公立，不论是非营利性还是营利性）创造一个公平竞争的制度环境；二是政府将新增公共资源更多地投入市场不足的地方和市场失灵的领域，从而引导整个医疗卫生服务体系健康均衡地发展。[①]

目前，西藏的公共卫生政策通过"项目化"的方式予以实施。在城乡基层医疗卫生事业单位逐步实施建立居民健康档案、健康教育、预防接种、传染病防治、儿童保健、孕产妇保健、老年人保健、慢性病管理、重性精神病管理等九项基本公共卫生服务项目。对65岁以上老人和5岁以下婴幼儿这样的重点人群开展健康检查，对高血压、糖尿病和重性精神病患者进行健康管理。结核病、鼠疫、碘缺乏病和大骨节病是西藏发病率高、危害性强的重大疾病，需要继续实施防控。

调研中笔者与各地区居民进行了交流，深切感受到国家免疫规划、农

---

① 顾昕：《政府转型与中国医疗服务体系的改革取向》，《学海》2009 年第 2 期。

牧区孕产妇住院分娩等重大公共卫生项目政策在西藏产生的良好效果。"十二五"时期西藏还将实施五项国家重大公共卫生服务项目，包括全面做好为15岁以下人群补种乙肝疫苗、为农牧区妇女孕前和孕早期增补叶酸预防神经管缺陷，贫困白内障患者复明、农牧区妇女乳腺癌和宫颈癌检查、农牧区改水改厕，以及为农牧区学校一至六年级学生接种麻疹、腮腺炎、流脑和甲肝疫苗项目。诸如此类，分别涉及青少年、农牧区妇女、贫困家庭和乡村环境卫生等几个医疗卫生政策中亟待关注的领域。

妇幼保健服务体系的规范化建设需要通过提高业务素质和采取经济鼓励措施，实现妇幼卫生中的"降消"项目和"母子系统保健"项目的目标。例如，在技术和投入方面西藏应当加强产科急救能力建设和改善基础设施条件，推广新生儿窒息复苏项目。目前，西藏医保定点医院对每一位住院分娩的农牧民产妇和护送者分别给予20元、30元的奖励补助，发放婴儿服一套；并根据农牧民产妇家庭经济情况、产程情况，提供100～500元不等的生活救助，由此吸引更多的农牧区产妇到医院分娩。这些技术的运用和经济奖励政策可以实现孕产妇死亡率和婴儿死亡率的下降，推进提高出生人口素质和减少出生缺陷的综合服务工作进程。

随着西藏旅游业的快速发展，旺季赴藏旅游人数近年来呈井喷式增长，外来流动人口不断增加，对于公共医疗卫生条件、卫生安全应急机制和抢险救护提出更高的要求，需要加快建设基础设施，配备完善的设备，加强相关人员的培养。笔者不止一次听说，也亲耳听到旅游者抱怨西藏医疗卫生服务水平。许多自驾车或者骑自行车到西藏的旅游者感触更深。他们途经一些乡村遭遇意外时往往无法获得及时有效的医疗急救服务。此外，西藏还需要建立和完善公共卫生安全预警应急机制，有效预防、及时控制突发公共卫生安全事件。西藏主要传染病和地方病的防治工作力度也需加大。

5. 因地制宜执行基本药物制度，合理调配卫生资源

基本药物制度难以贯彻的原因是全国普遍存在的，其中包括：基本药物目录中的药品种类太少，无法满足群众就医需要。基本药物制度不允许乡、村医疗机构使用非基本药物，药品种类因此大幅下降，导致一些本来可以在乡镇卫生院解决的常见病，由于没有相应药品无法得到诊治。因此，2014年国家卫生和计划生育委员会印发《关于进一步加强基层医疗卫

生机构药品配备使用管理工作的意见》,调整了基层医疗卫生机构只能配备使用基本药物的办法。今后基层医疗机构,如城市社区卫生服务中心和农村乡镇卫生院,除了基本药物外,还可从医保或新农合药品报销目录中,配备使用一定数量或比例的非基本药品,落实零差率销售。目前,我国基层医疗卫生机构平均配备基本药物有500种左右,有些省份达到600种,远远高于世卫组织推荐的标准。2012年版的国家基本药物目录药品达到520种,增补后有些地区达到800多种,已接近医保目录品种总数。

西藏所有公立基层医疗卫生机构已经全面实施国家基本药物制度。新一轮医改实施以来,结合基层医疗机构用药特点和疾病谱,西藏确定了《西藏自治区基本用药目录(2010年版基层部分)》。该目录由国家《基本药物目录(2009年版基层部分)》和《西藏自治区基本用药增补目录》两部分组成,共增补品种502种,其中藏药品种占增补药品总数的96%,以满足西藏参保患者对传统药品的需求。2012年西藏乡镇卫生院的药品增加到100多种,虽然基本满足了农牧区常见病、多发病的诊治需要,使农牧区缺医少药问题得到了缓解,但是药物品种依然有限,需要增加品种,使患者有更多的选择和更加对症的治疗方案。因此,2015年西藏卫生部门提出的年度工作目标包括地(市)以上医疗机构使用基本药物的比例不低于75%。今后,随着疾病谱的变化和医保服务水平的提升,医保目录还要相应进行调整,药品种类还要有所增加。

西藏自治区在实施国家基本药物制度时,要做到及时拨付政府财政补贴。西藏努力加快药品招标采购平台建设,进行药品招标采购、配送管理和落实"零差率"销售政策,提高患者用药安全,降低用药成本。西藏自治区财政厅于2010年3月制定出台《西藏自治区实施国家基本药物制度财政补贴办法》,通过财政补助自治区与地(市)、县分级负担的办法,按8:1:1比例承担补助经费,并分别于2010年7月和2011年2月为西藏自治区第一、二批实施国家基本药物制度的5个地(市)、432个基层医疗机构下达实施国家基本药物制度财政补贴资金共计570.6万元。西藏自治区卫生厅资料显示,自2011年5月1日起,西藏所有基层医疗机构实现了取消药品加成,一律按采购配送价格实行"零差率"销售,享受政策的人口达250万。根据684个基层医疗机构报送的2011年1月至9月监测评价数据统计,与2010年同期相比,基层医疗机构的药品销售总额增加6.46%、门急诊量上升14.09%、住院量上升10.51%，药品实际平均销售价格下降15.02%、人均门诊费用下降7.36%，人均住院费用下降9.91%，患者的用药负担大大减轻。

随着疾病谱变化，人口老龄化等因素造成慢性病发病率不断攀升。根据历次人口普查数据，1982年以来西藏60岁以上老年人口比重增长比较缓慢，2010年还没有达到总人口的10%。从人口的绝对数量和增速趋势看，西藏人口老龄化进程正在推进。① 西藏高出生率、较低的死亡率以及人均预期寿命的提高使得老龄人口数量逐渐增加，中老年人慢性病发病率高，慢性病例也有所增加，给地方财政和家庭都带来一定的经济压力。为遏制慢性病危害，改善老龄人口的健康状况，根据卫生部发布的《中国慢性病防治工作规划（2012－2015年）》，西藏也应该制定慢性病工作规划，重视预防和监控。西藏高原性疾病等地方病和传染病的危害依然存在，可以增加这些疾病基本药物的供应品种和报销比例，降低这些疾病的发病率，减轻患者家庭的经济负担。提高医务人员业务素质也有助于药物的合理利用，发挥药品的最大效用。

二　影响卫生服务能力的硬软件条件梳理

1. 改善基础设施，消除瓶颈制约

在实地调查中，笔者多次深切感受到交通等基础设施的滞后对西藏农牧区甚至城镇居民改善健康状况的制约。由于基层医疗卫生的服务能力有限，在偏远农牧区许多常见病也无法在乡镇卫生机构得到妥善的医治。遇到急症，或者稍微危重的病情患者就要转诊到县级以上医院就诊。多山、冰冻和居住分散影响了急性病的治疗。西藏许多地方地形以高山为主，冬季还会大雪封山，致使这些地方交通条件恶劣。而疾病的突发性和时效性要求便捷的交通。此外，西藏地广人稀，尤其是农牧民，由于居住分散，医疗机构等基础设施无法得到相应的配置。上述因素的存在势必延误急性病的治疗，甚至使患者因不能得到及时治疗而半途死亡。即使患者病情不那么紧急，也容易在办理转诊过程中耽搁，致使病情加重。如果再考虑病

---

① 段玉珊、王娜、李伟旭：《西藏人口老龄化现状与发展趋势预测》，《西北人口》2013年第6期。

患家庭转诊求医中的庞大开支,就更让人望而却步。因此,至今有不少居住偏远的农牧区居民患了小病多数会扛着或者自己服用常备药。笔者在课题调研中了解到,许多基层医务人员也面临着交通问题等当地基础设施条件的困扰。显然,农牧区基础设施的改善对西藏农牧区居民卫生条件的提高至关重要。基础设施建设尤其是交通条件的改善将更好地发挥医疗政策的效应。

2. 提升医护人员专业素质,优化医疗队伍结构

在当前的情况下,提高农区、牧区医护人员队伍的专业能力和学历层次是改善医疗卫生领域人才资源状况的重要着力点。西藏医疗卫生人才的缺口一直很大,主要是基层。"十二五"规划专门就基层医疗卫生领域制定了具体目标,如每个村卫生室配备两名村医等,以加强医疗队伍建设。村卫生室是农村三级医疗预防保健网的网底,是落实人人享有基本医疗卫生服务的平台,具有卫生防疫、妇幼保健、卫生监督、健康教育、康复指导、一般性疾病初级诊疗等作用的公益性卫生机构。按照《乡村医生从业管理条例》,村卫生室工作的乡村医生,必须持有乡村医生执业证书或具备助理执业医师及以上资格。为了达到一村两名村医的目标,需要培养的乡村医疗人员数量多,质量也需要保证。然而,课题调研得到的现实情况是,许多农牧区为了实现规划目标,在当地卫生技术人员缺乏的现实情况下,只得在当地中小学毕业生中挑选村医。这些村医的学历从小学到高中不等,没有任何医学基础,甚至一些人文化知识水平也不高。根据统计数据,西藏村医数量已经基本达到"十二五"规划的目标。未来面临的迫切工作就是对村医的业务培训,如果严格按照国家相关条例要求考核业务水平,许多村医要被淘汰。如今"十二五"已近尾声,村医的专业水平仍不容乐观。短时间内培养出合格的村医很难,需要放宽达标时间和增加培训时间。最好从待业在乡的大学毕业生中招聘,以此获得有较扎实的知识功底的乡村医疗后备人才。

针对农牧区医疗技术人员缺乏的情况,政府应继续采取公招、引进以及通过城市医生支援农牧区、上级卫生机构培训乡村医生和利用援藏省市组派医疗队等办法,为乡(镇)卫生院和村卫生室输送合格的卫生技术人员。根据《西藏自治区卫生人力发展规划(2013-2020)》,西藏已经为基层医疗卫生机构公开招录 761 名卫生技术人员,西藏卫生人员总数达

14335 人。目前，专业技术人员招考存在的弊端主要有以下三个方面。一是从应届大学毕业生中每年招录公务员和事业单位职工时，采取先招录公务员序列，再招收事业单位岗位工作人员的形式。本来每年医学专业毕业生并不多，但是按照考试顺序这些学生参加了公务员考试，被录取后就进入行政机关，专业也就基本放弃了。如此致使各地急需的医疗卫生人才大量流失。二是西藏的特殊气候环境造成的不适应也是人才引进的障碍，本地人才学历、专业上不去，内地人才因为气候、海拔等因素进不来。三是不少待业在家的大中专生并没有真正"人尽其才，物尽其用"，使国家和家庭培养的人才大量闲置。破解难题就要采取特殊措施，以高薪和委托培养等形式引进和培养西藏急需的医疗卫生领域高层次、紧缺型人才。

医护人员的专业培训可以根据当地居民的疾病谱以及卫生资源的分布情况，进行有针对性的能力提高和专业培训。例如，西藏可以采取与内地专业院校合作培养或者委托培养的方式，扩大本科、专科医学专业学生的入学人数，有重点地培养研究生以上技术骨干。通过采取从数量上增加医护人员的在岗数，先充实基层医疗卫生队伍，再提升医护人员专业素质和行医能力。通过这种方式，达到逐步提升农牧区医疗卫生服务水平的目的。医学专业的成人教育也是在职医务人员提高文化素质和专业水平的渠道，更适合基层医务人员缺口大的县乡医疗机构的卫生技术人员加强业务素质。那曲在医学专业职业教育方面做了这样的尝试。从 2012 年开始索县中学开办藏医中专班，学制三年。① 考核合格后这些学生基本可以承担村医的工作。学校免除了藏医班学生的学杂费，第一批就吸引了 55 名学生就读。与目前一些村医每年只能接受三五个月的培训相比，这批藏医中专班的学生将成为当地农牧区村医人才的重要来源。应根据西藏实际灵活办学，探索多种形式的基层医护人员培训机制；促使在职的基层医护人员参与到政府建立的卫生技术人员终身教育体系中，在基层医疗卫生机构营造一种良性竞争、互补提高的氛围；通过轮流参加培训，促使在职人员在学习和工作中提高业务素质。对卫生队伍的专业布局也需要合理调配，逐步

---

① 黎华玲、索朗德吉：《从 2012 年开始索县中学开办藏医中专班》，2015 年 2 月 8 日。

提高医务人员的学历层次。西藏应制定适合当地医疗卫生技术人员实际水平的政策,调整基层卫生人员职称评定、职位晋升的条件。

西藏地处高海拔地区,偏远乡村生活条件更加艰苦。为了能够吸引和留住医疗卫生人才,应健全基层医务人员补贴补助机制。从 2010 年 1 月起,自治区财政厅、卫生厅下发的《关于完善乡村医生补贴制度,规范乡村医生服务范围的通知》规定①,为每个行政村核定 2 名乡村医生,自治区财政通过专项转移支付,将乡村医生的基本报酬由过去的每月 35～45元,提高到每月 200 元,全年 2400 元,按月足额发给。除了正式编制,自治区还为每个乡(镇)卫生院安排解决 2 名公益性技术型岗位,提高长期聘用在乡(镇)卫生院工作的乡村医生的工资补贴及 5 项保险待遇。稳定和壮大基层卫生专业人才队伍还需要逐步建立基本公共卫生服务考核补贴办法。根据乡村医生基本公共卫生服务工作考核奖励制度,对认真履行职责、较好地完成基本公共卫生服务工作的乡村医生,经考核合格,在该自治区下达的一般性转移支付中,按农牧民人均 4.6 元安排基本公共卫生服务奖励补贴资金,年底一次性奖励补助给乡村医生。考核基本合格或不合格的,减额补助或不予补助。但是调研中笔者发现个别地方并没有完全落实自治区的有关政策,需要政府追踪政策落实的情况。相对于类似住院分娩奖励机制,医疗卫生服务的实施对象有了政策上的保障,但基层卫生人才队伍的激励机制并未落到实处,不利于调动医务人员的积极性。尤其在县级以下医疗机构工作的医务人员工作环境差,公共卫生服务任务重,待遇却不如其他事业单位的工作人员。在制度出台、政策设计上应当根据基层医护人员工作量和成效进行政策性奖励。只有调动起医务人员的积极性,惠及民生的医疗卫生政策才有可能真正落到实处。

在西藏卫生人才的培养方面,要加强以全科医生为重点的基层医疗卫生队伍建设,建立健全全科医师培训制度、住院医师规范化培训制度、农牧区和城市社区卫生人员在岗培训制度,鼓励农牧区卫生技术人员参加学历教育。加强住院医师规范化培训基地建设。推进城乡医护人员待遇均等

---

① 《西藏将大幅提高农牧区村医补贴每人每月 200 元》,《西藏日报》2009 年 12 月 15 日。

化，进一步提高基层医护人员待遇水平。加强医疗卫生队伍作风建设，强化行业自律，规范执业行为。为了保证医疗服务的质量，要按照"公开、平等、竞争、择优"的原则，对现有卫生技术人员实行竞争上岗。对非专业技术人员和未被聘用人员，通过考核和一定时期的培训学习，符合条件的重新聘用，不符合条件的进行分流。实施竞争上岗也可以加速医疗卫生业务水平的提升，是激励医务人员终身学习的有效办法。

3. 规范藏医药行业发展，提高传统医疗卫生事业的科技水平

国家出台《关于扶持和促进中医药事业发展的指导意见》等有关文件，要求在深化医改工作中提升传统医学的科学性和广泛性。在西医医学技术快速发展的今天，西藏传统藏医药更是面临着继承和创新的问题。藏医在西藏有广泛的群众基础，也很受当地患者特别是农牧区患者的欢迎。藏医药要走规范化道路，就需要加强自治区藏医药临床研究基地建设，充分发挥藏医药在医疗、保健、预防、康复和处置突发公共卫生事件等方面的重要作用。藏医药政策要注重把传统医学与现代科技有机结合，进行探索与研究，提高传统医学的诊疗技术和水平。

在西藏，迄今已有 2500 多年历史的藏医药学和藏医疗法不仅没有衰落，西藏基层藏医医疗机构依然能运用藏医火灸、金针疗法、藏药浴等技术，开展常见病、多发病、慢性病和疑难病的诊治。部分县级藏医院及藏医部（科）利用本地藏药材资源，自制近百种常用藏药制剂。至今仍有一大批基层藏医活跃于广袤的草原、深山峡谷和农田间。笔者调研了不同地区，普通群众对藏医药的疗法信任度高，对藏医药的需求也很大。藏医适宜技术的继承和推广将加大藏医药的治疗效果，符合西藏基层农牧民的就医习惯，方便了居民的治疗选择。西藏现有 33 所藏医机构，包括 1 个自治区级、6 个地（市）级和 22 个县级藏医院，其他县级医疗机构均设有藏医科。全区藏医机构病床达 1364 张，藏医在编人员 1901 人。更为重要的是，作为全区基层医疗机构及医护队伍的一个重要部分，西藏 75% 的乡镇卫生院和约 13% 的村卫生室都能提供藏医药服务，其中，40% 的村医能用藏医诊疗手段为群众防病治病。2013 年西藏县级藏医院和乡镇卫生院订制了 900 套藏医传统医疗器具，鼓励县、乡、村各级基层藏医机构开展藏医适宜技术服务。

资源取自当地、制作工艺传统，能最大限度地服务当地民众的是藏

药。2013年西藏将藏医药纳入基本公共卫生服务项目,结合藏医药特色制定了《藏医药健康管理服务技术规范》,并在西藏逐级开展培训。大量藏药材取自野生动植物,而由于气候、环境等问题,一些珍贵的药材正濒临灭绝,如何保护和加强科研力量实施人工种植和养殖,以及如何寻找替代品等仍是需要探索的重要课题,是关系藏医药可持续发展的问题。

4. 提升行业管理水平,规范医疗卫生市场主体行为

医疗机构是医疗服务的提供者,需要职能部门加强对医疗机构的管理和监督。所有医疗卫生机构,均应由所在地卫生行政部门实行统一规划、统一准入和统一监管。

西藏已经建立了定点医疗制度,西藏城乡都分布着定点医院和药店。定点医疗单位之间只有形成合理的竞争局面,才有助于提高医院的医疗质量,改善服务态度,督促医生合理检查和用药,降低过度医疗的开支。由于西藏卫生资源有限,许多城镇定点医院是民营医院。相对于公立医院,这些民营医院会有更强的经济诉求。政府医保机构应对定点医疗和定点销售药品的单位进行资格审定和定期检查,包括民营医院。

政府需要强化对医院和医护人员的市场监管职能,通过法律、经济和行政等手段,纠正市场失灵,对医疗机构和药店医疗行为、服务质量和价格进行有效管理,加强用药管理,规范临床用药行为,防止逐利行为所带来的资源浪费以及对居民健康的损害。城乡医疗机构中农牧区基层医院、卫生院、卫生室的医疗服务能力弱,亦应是政府关注的重点。此外,应做好医疗专科建设和管理,提高疑难重症诊疗能力和突发事件医疗救治能力;加强医疗技术准入和临床应用管理,规范技术应用,加强对护理工作管理。

应建立高效规范的医疗卫生机构运行机制,使公共卫生机构收支全部纳入预算管理,由政府合理确定人员编制和经费标准,明确各类人员岗位职责,严格人员准入,加强考核管理,提高工作效率和服务质量。应转变基层医疗卫生机构运行机制,明确规定使用适宜技术、适宜设备和基本药物,维护公益性质,切实加强和完善内部管理。应建立规范的公立医院运行机制,以病人为中心,优化服务流程,规范用药、检查和医疗行为;完善卫生专业技术人员职称评定制度,建立分配激励机制,充分调动积极性。

三 鼓励社会资本进入医疗卫生行业，增强市场活力和扩大居民选择范围

1. 鼓励民间资本参与医疗卫生服务的市场竞争

20 世纪 80 年代兴起于西方发达国家的公共部门改革的基本趋向是市场化和民营化。但是，过度依赖市场，其逐利动机必然会对公共服务的公益性造成侵害。20 世纪 90 年代发源于英国的公私伙伴关系（Public-Private-Partnerships，PPP）在实践中开启了修正"市场教义"的新思路。与民营化将服务或企业的所有权转交给私人部门不同，公私伙伴关系的目标是在将投资与效率引入系统的同时保持政府的所有权。① 从本质上来说，公私伙伴关系是对曾经在一段时间里狂飙突进的民营化改革浪潮的一种修正、折中和均衡，是民营化在某些领域遭遇阻力后产生的替代方案。公共卫生领域政策具有公益性内涵，然而在实施中政府的低效和企业的逐利都使得政策无法顺利有效地执行。引入公私伙伴关系可以促进公共部门和私人（民营）机构一起努力为公众提供更好的服务。

村医以公益性岗位身份进入基层社区，为居民提供基本的医疗卫生服务，这种比较独立的不占用国家卫生事业编制的基层卫生服务形式与市、县、乡共同构成了西藏医疗卫生服务体系。因此，从某种意义上说，这是在基层公共卫生服务领域中具有中国特色的公私伙伴关系。它在西藏实施的现实条件是，西藏人口密度小，基层医疗机构的地理服务半径较大，因此平均的服务人口比内地大部分省份少。以同为西部省份的陕西省为例，2012 年陕西规划每个行政村设置 1 个村卫生室，人口在 5000 人以上或居住分散、交通不便、服务半径超过 3 公里的边远行政村可增设 1 个村卫生室，服务人口较少或服务半径不超过 1 公里的村卫生室可合并设立。具体要求是，服务人口在 1000 人以内的配置 1 名乡村医生；1000 人至 2000 人的配置 2 名。西藏乡村卫生规划的目标是实现一村一个卫生室。笔者调研的农牧区两个社区行政村总人口中牧区人口 600 多人，农区行政村总人口更是不到 400 人。不过，这两个村子都设立了村卫生室，也配备了村医。

---

① 〔美〕E. S. 萨瓦斯：《民营化与公私部门的伙伴关系》，周志忍译，中国人民大学出版社，2002。

截至 2013 年年底，全区乡镇卫生人员达 3049 名，平均每个乡镇拥有卫生人员 4 名；村卫生人员达 11099 名，平均每个村有 2 名村医。考虑到西藏的实际情况，在基层医疗机构的管理上可以尝试引入社会力量，开展公私伙伴关系基础上的合作，发挥私人经营的效率与公立机构的计划性和公平原则。

改革西藏医疗卫生体系，促进多元化和公平竞争。医疗市场主体多元化有利于医疗服务水平的提高。笔者在调研中认识的个体医生，以及接触到的私人诊所、民营医院无不在当地医疗卫生领域发挥着重要的作用。尤其在偏远的乡村，这些无官方背景的医疗力量丰富了乡村居民的就医选择，是公立医疗机构难得的补充。诚如有研究者建议的，在有限开放医疗市场的基础上，通过资格认定和报销规定等制度安排，将个体乡村医生的服务纳入合作医疗体系，并鼓励他们参与服务质量的竞争。[1] 政府需要对现行卫生服务体系进行重大改革，通过与民营医院、私人诊所和村医建立合作的伙伴关系，提高卫生服务的效率。为此，政府需要转变职能，鼓励社会资本进入医疗服务领域，鼓励公平竞争和多元化，提高质量，降低费用；同时，要建立协调统一的医药卫生管理体制，进一步明确和强化卫生行政管理职能。

2. 形成医疗援助、医疗扶贫的制度化、常态化和多元化

医疗援藏一直是医疗援助中的重要内容。特别是中央第五次西藏工作座谈会以来，医疗援藏工作从项目入手，组织实施对口支援专项规划，开展智力帮扶，推动西藏深化医药卫生体系改革。在援藏制度建立之初，内地高水平的医务人员组成的医疗队深入基层为农牧区居民诊疗，已经成为深受当地群众欢迎的援助形式。当地卫生技术人员从内地医生同事中得到业务上的指导与帮助。通过派援藏医生和赠送医疗器械充实西藏县一级医院的医务力量，可以促进解决基层医疗机构医疗设施短缺和医务人员匮乏的问题。然而这样的医疗援藏并未常态化，更没有制度化。

西藏有些地区还停留在依靠内地援藏省份出资买设备或者指望内地医疗队到西藏进行短期巡诊的"等、靠、要"阶段。根据西藏医疗的现状，技术援藏、定期请内地医疗专家担任医疗机构的技术负责人往往能发挥更

---

①　参见朱玲《西藏农牧区基层医疗服务供给》，《湖南社会科学》2005 年第 2 期。

大的作用。调研中，笔者了解到一些基层医疗机构缺少医疗设备。走访一家乡镇卫生院时刚听说有一笔设备资金要拨付下来，笔者很为这个简陋的卫生院高兴，后来才知道这笔资金是用来买桌椅的，可是这样的卫生院确实很缺乏基本的医疗设备。不过，有设备时没人会用更是件尴尬的事。调研中，笔者得知一个乡卫生院曾派人去县里学习某种医疗设备的使用方法。结果在两天的培训中，县里教课的大夫也只会设备的开关，而参加培训的医护人员至今不了解设备的使用方法。归根到底，基层最需要的是人才和技术的援助。2012年6月西藏开展全区城乡居民免费体检活动，农牧民由援藏省市、中央企业派出医疗队免费进行健康体检。这项政策为医疗援助的制度化和常态化提供了一次尝试的机会。目前整个体检项目效果不错，显现出的问题主要是西藏农牧区的服务对象多，居住分散，再加上参与体检的医疗人员少，许多检查完成的并不细致，体检的效率与质量还存在一些问题。医疗援助还是要探索有长效性的政策设计。

在医疗人员培训方面，援助单位可以采取内地专家赴藏授课、西藏卫生技术人员到内地研究学习和对口挂职等形式。此外，西藏可以拓展援藏的模式，发动内地企业和社会团体参与其中。目前一些乡镇卫生院已经得到了内地企业提供的医疗设备。但是社会力量在医疗卫生领域的援助还没有形成规模。

卫生领域吸引社会力量介入要健全制度，完善机制，积极争取人、财、物等多领域的援助，重点在于加强农牧区卫生、公共卫生、社区卫生和卫生队伍建设，加强对医疗市场中社会投入的管理，提高社会援助的效率，发挥社会力量对西藏医疗卫生事业发展的补充和促进作用。

3. 增强居民的健康意识，建立畅通的利益表达机制与有效的参与机制

从课题调研结果看，许多农牧区还缺乏有效的健康教育和宣传机制，城乡居民总体健康意识淡薄。医疗机构要改变重治疗轻预防的工作方式，加强卫生知识宣传。虽然西藏各项公共政策中医疗卫生政策民众的满意度最高，但也不乏批评的声音。一方面，随着西藏经济发展和社会进步，公众健康意识增强，对自身健康的关注度更高，对医疗卫生服务的要求也逐步提高。另一方面，他们的卫生知识还存在不足，一些生活方式成为疾病的诱因，新的健康问题不断涌现，使公众对医疗服务提出更高的需求，对医疗服务水平、药品价格等更加敏感。

在调查点笔者一方面感到当地城镇和农牧区居民的热情，另一方面也感慨他们生活习惯的诸多问题，如饮食方面他们普遍吃重盐、过度饮酒等。藏族有食用生肉的习惯，常见的肝包虫病由此而来。嗜酒引发的酒精性肝病、胃病在西藏的发病率也很高。一些不当的生活方式也导致高血压、高血脂、心脑血管病、糖尿病等疾病的发病率增长。医务人员通常在诊疗时会对患者进行疾病防治的简介和普及。但是总体上，对城乡居民的疾病预防保健知识的教育指导还没有在西藏公共卫生服务中形成系统和规模。值得庆幸的是，目前全民体检已成为西藏卫生知识普及的有效途径。

2012年5月底，西藏自治区制定下发《实施全民健康体检工程方案》，做出为全区城乡居民和在编僧尼免费健康体检的决定，实现对危害农牧民健康的各类疾病做到"早发现、早诊断、早治疗"。目前西藏城镇和农牧区陆续开展健康体检。健康体检内容包括生化全套17项、尿检11项、B超、内科、外科和五官科等常规检查。同时，还针对不同人群开展不同的体检项目，0到6岁儿童重点筛查先天性心脏病，60岁以上老人则重点检查高原性慢性疾病。所有健康体检结果按户全部录入《健康体检簿》，为今后进行健康管理建立基本数据库。通过体检，许多城乡居民对自己的健康状况有了一次基本全面和客观科学的了解。体检进行中医生的诊断和结束后医生对结果的判定和健康建议不仅让城乡居民了解到更多的保健知识，而且能帮助他们掌握科学的生活方式，降低西藏民众的患病率，促使其对疾病和健康有了更客观的认识从而也有助于改善医疗卫生政策的实际运行成效。

目前，随着西藏城乡居民健康意识的逐步增强，就医就诊率不断上升，政府财政压力持续加大。但是换个角度看，在城乡居民收入稳步增长的情况下，民众的营养状况将得到进一步改善，保持健康的能力与意识也会增强。那么，在不良生活习惯得到潜移默化的改变之后，疾病和就诊率都会下降，医疗费用上涨趋势将逐步放缓，有利于更好地释放医疗卫生政策的社会效益和经济效益。

城乡医疗卫生政策是党和国家保障民众健康的具体体现，理应贯彻"以人为本"的执政理念。对此，从中央到地方，各级政府都给予了充分重视，都相应成立了新型农村合作医疗办公室和城镇医保机构。该政策的实施也由政府组织、引导，资金依靠政府和个人筹集，但主要依赖于政府的投入。可见，政府在这项工作中投入了很大精力，目的也很明确，同时也有种种因素限制了医疗卫生政策的运行绩效，其中一个重要的原因是西藏居民政策参与度不高，以及利益表达机制欠缺。

完善的利益表达机制是维护和实现公平正义的客观要求，既是维护人民群众合法权利的要求，同时也是保障利益表达渠道公正地向所有社会成员敞开的要求。建立完善的利益表达机制有助于协调各方面的利益关系，有助于通过妥善、及时的救助，最大限度避免社会生活中的利益差别与不平等，打破利益固化的藩篱。这无论对于让人民群众共享改革发展成果，还是对于维护和实现社会公平正义，都有着十分重大的意义。

知识的局限和专业的壁垒往往让普通百姓难以在公共卫生事务的讨论中表达自己的观点。公共政策制定中公众的参与是关键环节，但调研显示城市和农村的居民缺乏对公共事务的看法，就连与自己切身利益相关的医疗政策也不甚了解。同时，笔者发现西藏的一些社会类广播节目和电视节目在一定程度上起到了启发公众参与公共事务的作用，网络的迅捷也给公众参与公共政策的制定打造了平台。如何建立利益表达机制，打造灵活多样的公众表达渠道，引导西藏民众积极主动地参与公共事务也是政府需要考虑的问题。公众的参与将有助于完善政策中各项指标的制定和监督对政策细节的落实情况，使包括医疗卫生在内的西藏民生政策更加贴近民众生活，真正发挥政策的最大效应。

落实西藏医疗卫生领域的民生政策、推动西藏医改顺利实施既离不开"自上而下"的顶层设计，也需要民众"自下而上"的积极参与。建立有效的民众参与机制、加强服务供给方和需求方之间的信息流动必不可少，如此，地方政府和卫生服务的提供者才能对民众的需求做出及时的反应，并对卫生服务和相关政策进行有效的评估和调整。

附录　调研笔记

由于正文篇幅有限，对调研中事例的完整叙述只得记录在附录中，整个调研对象的生活状态可以通过这些详细的调查笔记更为完整地呈现出来，有助于对调研对象所持的健康观念和对医疗卫生政策的认识加深印象。因为本课题的主要调研点是城镇、农区和牧区，调研事例也据此进行排列。

一　城镇部分

2013 年 8 月笔者在拉萨市老城区所在地的铁崩岗社区进行入户访谈，根据对其中五户城镇居民家庭的访谈，从服务对象的角度对西藏城镇医疗卫生领域民生政策的实施状况有了细致的了解。2012 年初笔者曾经探访日喀则地区康雄乡的尼姑寺，2014 年又走访了拉萨的寺院，对宗教从业人员的医保情况有了一定的了解。根据新医保政策，西藏在编僧尼享受城镇居民的医保待遇。因此，也收录于城镇部分。

1. 德吉家

德吉，38 岁，女性，初中文化程度。德吉家有 4 口人，夫妇两人，大儿子 14 岁，上初一；上小学的小女儿 9 岁。他们夫妇在该社区已居住了 9 年。丈夫是社区保安，这份工作是市政府为解决当地市民就业提供的公益性岗位。丈夫工作稳定，月工资 1380 元，每月还有 400～500 元的补助。德吉在一个单位做清洁工，每年工作时间是夏秋季节的 6 月到 9 月，月工资 1400 元。

大儿子从小身体不好，患有胸部疾病。2002 年大儿子在拉萨住院治疗，由内地专家会诊。医院决定给他做手术，主刀的大夫是藏族，采用了国产的手术材料，降低了手术的费用。2012 年新年期间大儿子在自治区人民医院住院接受第二次手术治疗,在胸腔安装金属支架,支架2年后可以取出来。2012年在大儿子19天住院和手术的费用中,根据城镇居民医保规定报销了6万元的医药费。作为低保户,其他需要自己负担的1.6万元也通过民政救助全部得到报销。因为儿子病情严重,他们选择了自治区级的三甲医院就诊。在儿子治疗过程中,他们感到医院的医疗条件好,服务态度也好,还可以预约住院床位,方便患者掌握治疗的进度。民政救助制度减轻了他们的医疗费用负担,只是他们感觉申请程序比较多,手续比较复杂,要3~4天才办好。

2. 阿旺卓玛

笔者走进位于拉萨老城区的这座昔日贵族宅邸,虽然宅邸已经不复当年的华美,但仅就面积也可以想见这家人当年的殷实生活。如今这个院子已经居住了十几户居民。笔者走进朝南的院门,映入眼帘的是一个三层楼房围合而成的大院落。院子大约200平方米,白天采光不错。60岁的阿旺卓玛老人正坐在院子西边晒着太阳。长期在病痛中的阿旺卓玛比一般内地的同年龄段的人显得苍老,甚至比一般健康的拉萨老人更显虚弱。在拉萨夏日炎热的阳光下,老人还穿着厚厚的衣服,戴着遮阳帽。她身边蹲着一个女孩,十七八岁的样子,在和老人说话,那是她家的保姆。访谈中因老人耳背,几次是这个姑娘帮我转述。

阿旺卓玛早年从农村嫁到拉萨,识字不多。她丈夫是拉萨当地人,他们有三个孩子,其中大儿子大学毕业后分配到那曲当公务员,另一个孩子也自立门户,在拉萨金银首饰店工作的女儿和上小学的孙子和他们夫妇一起生活,构成了现在的四口之家。她家生活水平在拉萨属于中等。笔者到访当天她丈夫不在家,老人解释说丈夫在拉萨的亲戚多,经常外出探亲访友。

阿旺卓玛一家人都参加了城镇居民医保,她对这个制度基本表示满意。她家每人每年缴纳60元的医保筹资。她有关节炎和高血压病,一直服用藏药。平时她都在自治区藏医院门诊部看病,觉得看藏医可以用藏语交流,很方便,同时她也熟悉家乡医学的诊疗方法和药品。虽然长期服药,但是她的腿脚还是很不灵便,平时走路也要人搀扶。因此她家雇用保姆照顾她的生活。她觉得现在医药费用报销比例大,家庭完全可以承受。但是雇用保姆护理的费用高,她表示承担起来有些吃力。据笔者调查,目前拉萨保姆的月工资平均为 300～600 元，虽然远远低于内地的工资水平，但是与 5 年前相比，工资增长幅度最大的将近 8 倍。而且，与内地具有一定知识水平和家务劳动技能的家政服务员不同，拉萨的绝大多数保姆来自农村，年龄普遍不大，没有什么生活经验和劳动技能。因此，西藏一个小保姆至少要经过一年的家庭劳动的培训和许多基本生活常识的培养才能担负起一定的家庭劳作。同时也由于工资少，雇用保姆的家庭要负担其衣食住行所有的开销，包括保姆回家探亲的交通费用。因此，综合来看一个西藏家庭雇用保姆的开销就不仅是几百元的工资，雇主一年为一个保姆花费的全部费用加起来往往要千元以上。对收入水平不高的家庭，雇用保姆，特别是照顾老人的保姆需要支付更高的工资，因此护理老人或者病人的家庭开支已经成为一些家庭不小的负担。

3. 达嘎

住在一进院子的门廊边的达嘎是一位 49 岁的中年妇女。她家是低保户，生活属于中下水平。她有两间住房，里间是卧室和起居室，外间是厨房和储物间。丧偶的她没有固定的工作，靠打零工独自将两个孩子带大。她曾经做过清洁工、卖过啤酒。这个院子里有一户人家一直制作藏式辣椒面销售，达嘎从邻居处学习了制作藏式辣椒面的技艺，虽然这份工作无法带来丰厚的收入，但是靠这个工作可以维持家庭基本的生活。制作藏式辣椒面的工作比较辛苦，主要原材料要去拉萨周边的山区采摘，还有一些原料要去周边农村收购。原料的加工是由她一个人在家里完成的，主要是将收购的辣椒晾晒，再加上几种做配料的植物碾压制作。她还联系一家厂子专门定制了一批塑料包装袋，并购买塑封机将制作好的辣椒面包装起来。销售也是由她自己完成。辣椒面制作到一定数量时，达嘎会带上几十袋藏式辣椒面在闹市或者转经路上兜售，一袋辣椒面售价 10 元。

她的大儿子学习一直不错，已经考上了大学。大儿子上学的学杂费她家负担不起，于是就申请了助学贷款。大儿子大学第一年向银行贷款 6000元，第二年贷款 5000 元。

达嘎因为长期接触辣椒和长时间的劳作，患有眼疾和关节炎。她膝盖的疼痛已经持续两年了，为了治愈膝盖的病痛，她一年进行两次藏药浴。在社区组织的体检中她被查出患有高血压，但是自己并不认为很严重，没有专门去治疗。小儿子有一次感冒，咳嗽厉害，耳朵发炎流脓，通过医院进行门诊治疗，把家庭账户里的钱全花光了还不够，剩余的医药费用就只能自费。他们全家参加了城镇居民医保，因为她家是低保户，医保筹资每人每年缴纳 30 元。达嘎认为全家参加医保很划算，如果没参加，小儿子看病花的钱更多。

4. 曲培尼玛

63 岁的曲培尼玛文化程度是小学，他与妻子生育了 10 个孩子，是有 12 口人的大家庭。他家搭建在居民楼三层平台上，房子里是光线昏暗的卧室和狭小的厨房。我们未进屋拜访，这在西藏是极少遇到的。即使在西藏偏远的农村，去拜访一个贫困户，主人也会热情地把客人迎进简陋的住宅。曲培尼玛家人没有把笔者带到里面的房间，但是从门窗外可以看到房间内部的局促和简陋。我们坐在露天的晒台上聊天，一个旧木头茶几、一个简单的长沙发椅和几把凳子将露台打造成他家的客厅。热情的大嫂马上去打了浓香的酥油茶招待笔者。

曲培尼玛家是低保户，他们全家参加了城镇居民医保，医保费用由街道办事处代为缴纳。曲培尼玛身体一直不好，有肾病，还因为肠胃疾病住院，得到了街道办事处的帮助。常年患有肾病的他一直在治疗，一年 1200 元家庭账户上的医保门诊费用根本不够户主一个人使用。疾病带来的诊疗开支是他们沉重的负担。

曲培尼玛的爱人是清洁工，平时工作很辛苦。已经成年的两个孩子因为没有稳定的工作和收入，生活上还需要家里接济。他们还有个女儿，正在广东读幼师中专。作为师范生，她上学期间学费由国家负担，但是每月自己平均的生活开支大约还要家里出 600 元。目前这个女儿面临毕业分配。他们期待这个女儿就业会减轻家庭的部分经济负担。

5. 尼玛

尼玛全家四口人，夫妇两人和两个女儿。52 岁的户主尼玛上过小学，算是有一定文化的人。在拉萨市，他家生活处于中下水平，全家参加了城镇居民医保。作为低保户，他们的医保费用由政府承担。尼玛原来的工作是当保安，现在主要在家和妻子达嘎一起制作和销售藏式辣椒面。大女儿在拉萨的藏医学院上大学。因为是低保家庭，学校对女儿的学杂费有一定减免，但是一年 4000 多元的学费，家里还是感到有一定压力。一位退休的亲戚负担了大女儿在校的大部分伙食费，使大女儿能坚持把书读下来。四年前尼玛曾经遭遇车祸，摔伤后马上被送到拉萨的军区总医院就诊，当时每天的治疗费用是1000多元。病情稍稳定后，他就转到藏医院继续治疗。这里可以看到西藏医疗机构的角色问题。普通群众会根据病情和治疗费用的支出情况选择医院治疗。军区总医院这样以西医为主的三甲医院有出色的医务人员和完备的医疗设备，成为当地人医治危重、急救病人和一些疑难病种的首选医院。而藏医院则是这些普通老百姓信得过，也负担得起的医院。藏医院的药品普遍价格不高，而且许多成药是根据病人实际的需要量零散销售，可以节约病人的开支。相较而言，有些西医医院开药只能按照固定的包装销售，常有病人病愈但是药品还没有服用完的情况，造成一定的浪费。尼玛当时住院时拉萨居民还是使用医保本就医，没有医保卡。他的医药费是在政府当公务员的哥哥帮忙付的，没有去报销。尼玛没有讲原因，大概还是不了解报销制度，受困于当时报销需要的许多手续，不想麻烦。

6. 乃琼寺僧人——洛桑老人

拉萨乃琼寺现有僧人20人，其中2人常驻拉萨市区内乃琼寺的附属寺庙——拉让宁巴。僧人年龄普通较高，最年长的两位僧人都70多岁了，还有一位60多岁，其他僧人多在四五十岁，最年轻的也是30多岁。僧人的籍贯多为拉萨周边七县一区，有堆龙德庆县4人，林周县3人以及墨竹工卡县等，山南和日喀则地区的仅有1人，没有籍贯在其他地区的僧人。该寺僧人全部参加了医疗保险，年龄在65岁以下僧人的医保个人筹资由寺庙从收入中扣除后代缴。一半僧人在农村家中参加了合作医疗，因此他们的医保是在农村的家庭账户里。其他一半僧人参加拉萨市的城镇居民医疗保险，2009年获得由拉萨市医疗保险管理中心制作并颁发的《拉萨市城镇居民基本医疗保险证》，享受城镇居民医保的待遇。

除了医保证，该寺僧人还有拉萨的西藏军区总医院发的该院的《免费医疗卡》。为提升西藏寺庙内的医疗保健条件，西藏军区总医院在近十年里，已为西藏52个重点寺庙发放1.5万多张免费医疗卡。但是目前该寺庙还没有僧人用此卡到总医院就诊，据一位僧人说，他曾听说有其他寺庙的僧人持此卡去就诊，因为是免费卡，医院说没有床位。笔者推断，作为西藏西医实力雄厚的三甲医院，军区总医院一些科室必然会出现就诊人数多，床位紧张的现象。

该寺僧人从 2012 年起开始进行全面规范的体检。2012 年的体检是在西藏军区总医院进行的；2013 年是在江苏路上的二医院；2014 年的体检是医院将流动医疗车开到该寺进行的。僧尼的体检项目多，心电图、血常规、B 超、内外科都有，而且每个僧人有一个详细的体检表。笔者看到，2014 年的体检表项目名称都是汉藏双语。

　　乃琼寺为拉藏哲蚌的属寺，两者享有均等的待遇。梳理哲蚌寺的医疗条件，有助于我们了解乃琼寺的情况。哲蚌寺有一所寺院自己开办的医院，它原来建在山上，主要为驻寺僧众看病。因为医院的医术好、讲诚信，附近群众也常常过来就诊，为此医院就搬到寺庙山脚下。哲蚌寺医院的医生多数是该寺僧人，也有一些其他寺院的僧尼为了研习医术从外地来医院工作。目前哲蚌寺医院有基本的医疗设备，医生用药也是藏医药和西药都有，根据患者病情用药。寺院也对有感冒等症状的患者采用输液治疗。寺庙医院对哲蚌寺和乃琼寺的僧人收费要更优惠一些，例如因感冒输液一次费用为 40～50 元。医院的收益除去医院运营的开支外，利润会分给所有僧众。根据洛桑僧人的介绍，大概寺庙医院一年的利润有 40 万～45万元。原本寺庙要在山上修一个诊所，房子盖好后赶上 2008 年"3·14"事件，这所房子另外做了安排。

　　洛桑老人今年刚好 70 岁，他从小在该寺出家，是目前较为年长的僧人。2013 年至今他没有去外面的医院看过病，也就没有使用过医保证和总医院的医疗卡。冬季他容易感冒，肠胃和胆部疾病等旧症常常发作。平时感冒了，他多数去山脚下的哲蚌寺医院就诊。有时，他也去山下的私人诊所输液。这是一个内地汉族大夫开的诊所，还雇了几个藏族姑娘负责消毒、打针、给药等工作。因为私人诊所输液给药剂量大，感冒输液三天基本能好，不像寺庙医院通常要输液输上一周才能治愈感冒。但是私人诊所输液费用也高些，2014 年输液一次的费用是 100 元，比 2013 年涨了 20元。但是不知僧人洛桑是否知道私人诊所治疗费用的变化也许存在用药不同的问题。

　　洛桑老人在办理医疗证以前住过院。他第一次住院是在 1996～1997年，因为白内障在自治区人民医院住院 23 天，手术花费了 700 元。但是当时主刀的年轻医生经验不足，手术失败造成他右眼几乎失明。第二次在亲戚的帮助下再次住院治疗，洛桑老人只花费 6 元。1999 年听说在援藏基金会的安排下一名国际医疗队的印度医生专门来拉萨进行白内障手术,他和亲戚前往,手术很成功。

7. 乃琼寺僧人——扎西

僧人扎西,52 岁,是堆龙德庆县乃琼镇人,在该寺出家近 30 年。他因为肾病曾经住院两次。第一次是 2008 年,在寺管会干部帮助下他在自治区人民医院住院一个月。开始医院诊断他的疾病为心脏病,后来发现为肾病。他住院花费 1 万多元,根据医保规定报销了 8000 多元。2010 年他又因为肾病到拉萨的公安医院住院一个多月进行治疗,同样花费了 1.3 万元,根据医保规定得到 1 万元的报销。后来他听说民政部门可以提供医疗救助。因为他家经济状况不太好,在寺管会干部的帮助下他又申请到民政部门 2000 多元的补助,自己实际的花费才 1000 多元。但是他的肾病是慢性病,通过寺管会他提交了特殊病种申请,如果获批他的门诊开销也可以得到一定比例的报销。不过,申请已经交上去一年多,还没有消息。

8. 康雄乡尼姑庵

日喀则地区康雄乡山上有一座规模不大的尼姑庵,据说属于桑顶女活佛的分寺。平时在该庵从事宗教活动的尼姑六人左右。"文革"期间,该庵遭到破坏,2010 年政府才正式批准重修。听说该庵要恢复,原来回家的尼姑们纷纷回到寺里。尼姑庵重新翻修时,当地群众筹集了一部分资金,该庵也借了一些款。当地乡村贫困户多,对该庵的供养不多,所以这个尼姑庵的经济条件差,一些尼姑还需要自己的家人来供养。有一两个女孩并不是正式的宗教人员,只是自己愿意来庵内生活。寺庙里的尼姑最小的 19 岁,最大的 40 岁,都参加了医保,有医保卡。

二 农户访谈——康雄村

2012 年夏天,笔者在日喀则地区仁布县的康雄村开展入户访谈,现详述六个健康状况与医疗问题不同的农村家庭的基本情况,从中可以看到每个家庭面临的困难,也看到他们不同的处理态度和医疗卫生政策在其间发挥的不同效应。

1. 罗亚次仁——"家有一老是个宝"

罗亚次仁全家六口人,老母亲、夫妻两人和两个儿子、一个女儿。户主罗亚次仁 39 岁,妻子扎桑与丈夫同龄。老母亲次仁央珍 86 岁,耳聋,有残疾证。大儿子次顿 18 岁，二女儿拉宗 15 岁，小儿子尼玛次仁 11 岁。女儿和小儿子都在上学。

罗亚家一年的经济收支状况大概如下：全家一年买青稞、肉等食物和衣物的日常开支总约 1 万元。如果村里有人家办喜事，家里还要准备糌粑、羊肉等价值 3000 元的礼物。送礼的羊一般是一只整羊，大约要花 450 元。礼物还有为办喜事家的家庭成员做的糌粑藏装以及青稞酒。婚礼举办当天，参加婚礼的亲朋还要给坐在卡垫上的新人及双亲每人发 5~10 元的红包。由于家里的劳动力只有他们夫妇和大儿子，一年生产经营的现金收入只有 1000 多元。当然，他没有算上转移性收入。

罗亚家里没有存款，缺钱时他们一般找关系好的邻居借。一次他找了几家邻居共借了大约 5000 元。目前家里有 2 万元借款，利息一年 400 元。针对农牧民贷款担保抵押难问题，农行西藏分行于 2001 年起推出以“金、银、铜”为信用级别的“农牧户贷款证”小额信贷产品，2005 年又推出“钻石卡”产品，形成了“四卡”农牧户小额信用贷款产品体系。由于“四卡”信贷产品授信额度从 2 万元至 30 万元不等，无须担保抵押，随用随贷。罗亚家里的信用级别是铜牌，无须担保抵押即可从银行贷到 2 万元。当地人有时采用为村里的借债人家务工的方式偿还村民的借款。目前罗亚家最大的困难是缺少农机具，如拖拉机，要付现金租用。2012 年他家租用拖拉机和扬场机，一共支付了 170 元。他家也缺少现金，去榨油作坊请人榨油要每斤支付 1 元，到磨面坊磨面每斤也是 1 元。

罗亚家里有人生病时会首选最近的乡卫生院就诊，如果需要进一步治疗再去县里的医院。年事已高的母亲身有残疾，得到了家人生活上的细致照顾，除了耳聋，身体总体状况不错。她不仅没有成为家庭的负担，残疾和老龄这两个旁人看来带来生活不便的问题却反而因为老人可以获得低保金和养老金而使得她在物质上得到了保障。根据西藏自治区老人健康补贴政策，政府每年给农牧区年逾 80 岁、不到 90 岁的老人提供 300 元的健康补贴。此外，60 岁以上的老人不用缴纳参保费用就可以领取每月 55 元的基础养老金，目前基础养老金提高到 60 元。因此，罗亚的母亲每年有 1020 元的现金收入，这也是家里一笔可观的收入。

2. 次仁培杰——“申请到民政医疗救助，没有去报销”

次仁培杰家里 7 口人。户主次仁 59 岁，妻子央珍 47 岁，大女儿次仁

40 岁，二儿子贡布 32 岁，三儿子欧珠多吉 24 岁，小女儿卓玛 21 岁，孙子次仁顿珠 4 岁。户主次仁与原来的妻子有三个孩子，其中大女儿成家后单过了。前妻因心脏病去世后次仁与央珍结婚，又生了两个孩子。目前户籍中的两个成年子女在拉萨的餐馆当服务员，收入虽然不高，但食宿不用家里负担。

次仁家房屋为土木结构的庭院式楼房，2009 年建房花费了 3.6 万元，资金来自安居补贴款，6000 元来自亲戚的借款。他们不算低保户，但是家里的陈设比其他农户家简陋。走进他家石头砌的院墙，二层他们居住的房间内墙面都只是用泥灰涂抹，没有刷漆，连屋顶和家中的柱子也是木头本来的模样，没有任何装饰。房间的陈设更是简单，只有在窗户前有一个藏式矮床，上面铺着自家织的氆氇垫子，而不是多数家庭会铺的美丽的藏式"卡垫"。

次仁的家庭生活水平处于中等以下，而且全家人的健康状况都不好。与他住在同村的父亲有肺部疾病，母亲眼睛不好。爱人患有肾病，据介绍她的肾病是由于做计划生育节育手术不适应引发的。次仁是家中的药罐子，心脏病、高血压、胆病、胃病、支气管炎、眼病等多种疾病缠身，一直在服药治疗。

平时家里人不舒服，主要去乡医院就诊。而体弱多病的次仁多次前往县医院和拉萨的三甲医院看病，他从拉萨看病回来后又因为胆的问题在乡医院住院治疗。现在次仁平时通过门诊看病服药，坚持治疗。他去过拉萨的医院就诊，医生开的西药主要有：消炎镇痛类阿莫西林胶囊、乙酰氨基酚片、氨酚咖匹林片，还有治疗胃病的法莫替丁片、胸腺蛋白口服溶液、奥美拉唑肠溶胶囊、吗丁啉（多潘立酮片），治疗急、慢性胆囊炎，胆管炎的复方胆通胶囊，治疗高血压和心力衰竭的卡托普利片，缓解支气管哮喘等症状的硫酸沙丁胺醇片，以及具有广谱抗菌作用的盐酸左氧氟沙星胶囊等。次仁患眼病有三四年了，乡卫生院大夫看过，诊断是其他疾病引起的并发症。因为支气管炎他曾去医院拍了胸片。次仁每天要服几种不同的药物，怕自己把药物混淆，他把药品分着放，药盒上有医生写的服药方法。

近几年，次仁每年平均要花费 2000 多元的医药费。次仁平时主要服用的是西药。次仁生病的时候上半身都疼，没法吃油腻的食物，次仁戒酒三年，平时就吃糌粑，饮清茶。长期患病的次仁最清楚住院可以多报销。因为看病开销太大，次仁从亲戚处借1.2万元，还从信用社借了6000元。

20年前他家里很穷，次仁作为家里最主要的劳动力不仅要耕种土地，农闲时还要打制农具赚钱，非常劳累。40岁时次仁的身体出现了不同的病症，健康状况越来越差。当时他并没有太在意自己的病，也是怕花钱，没有积极治疗。后来亲戚们看到他生病时痛苦的样子极力劝说他去治疗，他才去医院看病。此外，他觉得自己平时食用不干净或者过期变质的食品加重了病情。

合作医疗制度建立之初，次仁全家就参加了。后来次仁病重，经常去医院治疗，他们就觉得参加新农合非常划算，报销比例高。与拉萨的医院相比，次仁感到当地乡医院药物品种少，一些药他还要去药店买，或者去县医院开。但是乡医院有一个独特的优势，就是住院病房附近单独盖起一个厨房，里面有灶具。病人和家属可以做饭。次仁认为这样既方便，又节省开支。笔者认为给住院病人提供厨房是乡镇医院贴近群众的好点子，解决了规模小的乡镇医院没有医院伙食供应的问题，也可以降低基层病人的就医成本。根据各家生活条件，大家对药价的看法不同，次仁自己服用的药物种类和数量多，他感觉药品价格总体可以承受。县乡医院的药物质量都不错。医疗设备方面，乡医院相对少而且陈旧，县里医院医疗设备较齐全。他们所接触的县乡医生医术和态度都好，没有开药不负责的情况，次仁和女儿住院时医生经常来巡视，其他医护人员也不错。2012年，仁布县农牧民的家庭医疗卡还无法在拉萨直接使用。在拉萨看病要由乡医院院长开转院证明，这道手续很好办。在拉萨结束治疗出院后他们再用医院的费用结账单据去县里报销。外出到县乡就医的花销和医院报销的花费比较起来，还是药费报销得多；如果去拉萨就医所报销的医药费用就会和自己食宿等花销差不多。在拉萨的医院就诊时所做的一些检查如B超等费用要自己支付。根据次仁的病情，他应当可以申请特殊病种，门诊就有一定比例的报销。次仁全家参加农村合作医疗，并在之后的就医中切身体会到报销的好处。他说自己文化程度低，说不好，也说不清，就是知道政策好。

次仁及家人知道民政部门提供大病救助政策，大家也俗称其为医药费用的"二次报销"。报销的主要程序是，先由乡政府开证明，然后带着相关证明和医药费单据到县民政局报销。乡政府已经开好了证明，让他们去县民政局申请医疗救助。次仁 4000 元医药费超出医保报销额度，因此可以通过民政部门的医疗救助报销 90%，也就是说自己只需要支付 400 元，其余 3600 元可以得到报销，但是次仁他们没有去县民政部门报销。问其原因，他们说县里办手续要花路费，而且他们汉语水平差，怕沟通有难度造成办理不顺利，而且多次往返要花费大量路费、食宿费。如果要去县里，次仁需要叫二儿子回来骑摩托车带他去，往返县里一次的汽油费用大约是 50 元。儿子经常在外打工，而且现在与一个女孩一起生活，虽然儿子的户籍还在家里，但是儿子已经分出去开始过自己的小家庭生活，儿子挣钱也不再给家里交回一分钱，因此次仁也不想总麻烦儿子。

次仁浑身是病，家里没有其他男劳动力从事耕作，今后许多劳作可能要请雇工完成。为此他内疚自己拖累了妻子。次仁对养老问题也是忧心忡忡，所幸现在大女儿对自己不错，就指望女儿将来照顾自己。他家平时靠亲戚帮助，也通过换工方式各家之间相互帮忙。次仁知道五保户的政策好，老人可以得到政府的照顾。考虑到自己老了后药费负担更重，因此他希望自己能被当作五保户照顾。但以他的家庭情况根本不符合五保户的条件，然而依此也可以看出他的焦虑。医生也说次仁心事太重影响了身体的恢复，会使病情进一步加重。

他家的主业是种植业。此外，大女儿外出，在山南一个新疆餐馆当服务员，有工资收入。她离婚后将儿子交给次仁夫妇照看。2011 年，大女儿用自己的工资给家里购买食物和衣物等，花了两三千元。当地粮食出售价格一斤 2 元。近几年次仁夫妇身体不好，勉强维持耕种，能够出售的数量不多。为了补贴家用，农闲时他们两人会织氆氇，并用氆氇做藏靴。一双藏靴平均售价 150 元，成本 50 元。如果藏靴能到日喀则市出售，售价要更高些。冬季农闲期间夫妇俩人一个月大约能做 6 双藏靴。如果去江孜销售藏靴，多数是用藏靴换小麦，来补充家里粮食的不足。一般他们会选择冬季外出一次去出售自己制作的这些藏靴、藏毯。

家里生产性开支如农药、化肥大约 100 元，生活消费支出约 1 万元。医疗支出最多，2012 年是 1.2 万元。2012 年，人情往来等花费少，准备的礼品多是砖茶和青稞酒，开销不算大。依当地的习俗，如果得到亲戚要结婚的消息，当地人要很早就准备礼物，因此人情往来的经济负担较重。2011 年，妻子亲戚结婚，他们去县城买了价值 2000 元的礼品。

家里年轻人都在外面打工，没有人参加政府的培训。2012年乡政府在当地组织大棚蔬菜种植培训，参加培训的村民政府每天提供10元的补助。但是他们家没有人参加。这些年收入有所提高的主要原因是政策。根据社保政策，在我们访谈的第二年即2013年7月次仁年满60岁时每月可以领到105元的基础养老金。次仁及家人希望今后能减少药费开销。大女儿在餐馆打工，也学到了一些厨艺。次仁还希望其他孩子有机会学技术。在生产经营中的主要困难是资金，如果有资金大女儿想自己投资开餐馆。

考虑到自己与家人的健康状况，由他们照看小孙子，次仁希望建设的村里公共建筑项目是医疗保健院和学校、幼儿园，也希望改进饮用水设备，增加清洁用水的供应量，满足人畜饮水和农田灌溉。

3. 米玛多吉——"误诊使全家虚惊一场，救助使老少赞不绝口"

米玛多吉的家在村里较中心的位置，房子紧邻村里最宽阔的一条土路。村主任领我们走进米玛多吉干净整洁的家，他们夫妇都在。米玛多吉家里有五口人，包括他们夫妻，他们的两个女儿和米玛多吉的哥哥。40岁妻子琼吉在我们进屋后就忙里忙外地准备酥油茶和干奶酪等，一看这位清瘦的家庭主妇就知道是个勤快的人。因为妻子琼吉身体不好，大女儿索郎卓玛由她姐姐在江孜抚养，现在女儿14岁，在江孜上初二；小女儿卓嘎12岁，在仁布县中学上初一。米玛多吉现年48岁的哥哥索朗旺加与拉萨的一个清洁工结婚，目前居住在拉萨市里，不过他的户口还在这个农村的家里。

米玛多吉家庭生活条件在村里属于中等。他家里有2亩耕地，耕地里种植青稞、豌豆。家里有2头牛，酥油不够自家吃，还需要购买。1995年因为分家出来没有宅基地，米玛多吉一家就在自家的耕地上盖了现在居住的住房。2007年米玛多吉用领到的9000元安居工程款进行了住房改扩建，全部改造费用花费了2.8万元，为此他们从信用社申请到了2万元的无息贷款。这栋房子是土木结构的庭院式楼房。

近年来，我国实施了"万村千乡"市场工程，解决农村消费"不方便、不安全、不实惠"的现状，建立新型农村市场流通网络，改善农村消费环境，使农牧民方便消费、放心消费。从2006年开始，西藏自治区根据商务部的统一安排，开始实施"万村千乡"市场工程。2007年村里要开一家"万村千乡"商店。据一同前往的村主任介绍，因为米玛多吉家的位置在村中心，他们家里人也都是比较勤快和爱干净的，就选中他家来投资经营。这是乡里第一家由政府扶持的日用品零售商店，将他家面向村中心道路的一个大窗户设计成商店的销售窗口，窗外还挂着大大的"万村千乡"的红色招牌。乡里借给米玛多吉4000元作为前期批发货品的投入，当年他们就还清了借款。2012年政府提供"万村千乡"商店10个大小货架价值3020元，牌子价值1000元，其他是统一配送的货物，共计8000元。目前他们经营中的困难还是缺少资金。

笔者进行访谈的二层有一间大约40平方米的客厅。客厅一半的屋顶是玻璃顶，墙上一侧是一排大玻璃窗，阳光照进来，使得整个客厅明亮通透。这个厅被他们开发出茶馆的功能，村里人可以在这里喝茶或者喝啤酒聊天。在相对单一的乡村生活中这里已经成为康雄村难得的一个公共休闲场所。在这里喝啤酒，每瓶4元，而当地啤酒的成本是3元。啤酒和其他货物原来是从仁布县批发的，现在从一家乡里开的批发商店进货，一箱45元。近几年乡里陆续开了三四家零售店，到距离不到4公里的乡里商店批发大大方便了米玛多吉进货。不过，也是因为乡里距离康雄村太近，当地的几家商店之间有了竞争，致使米玛多吉的生意逐渐没有那么景气了。

户主米玛多吉有肝胆疾病、胃病和肺病，经常要去县里和拉萨看病。他患有胆结石有几年了，因为石头小，无法手术。生病后他厌弃油腻的食品，即使对藏族家庭每日必饮的酥油茶，他也不愿意喝。米玛多吉早上起来反而要喝自家酿的青稞酒，不喝他感到难受，全身发抖。米玛多吉患的病是顽固的慢性病，药费开支大，家里已经无力承担，需要借款治疗，但是他怕治疗花费多，无法为孩子攒钱上大学，想放弃治疗。

妻子在县医院检查出患有妇科疾病，至今14年了，断断续续地吃药治疗，没有太大改善。一次小女儿在学校组织的体检中被诊断出白血病，一下子使全家陷入不安和绝望中。为了进一步确诊，家里人带小女儿去日喀则地区医院检查，确诊没有白血病，只是胃部和肾部的疾病，全家虚惊一场。

他全家人参加了新型农村合作医疗，每人20元合作医疗的筹资由自己交。哥哥的费用也由家里交。常去看病的米玛多吉觉得县乡医院药物种类不多，但是价格合理。如果去大医院药费还是比较高。他的总体感觉是所去的医院开的西药和藏药药效都比较好，医生医术医德好，而且乡医院医生还来家里治疗。医疗仪器设备县医院的相对齐全，乡医院的就少多了。他所接触的医护人员的态度都挺好。乡里有医院，县里医保药店多，群众买药比较方便。因此，他们认为参加新农合还是合算的。他们家里人其他常见病主要是感冒、非病性胃痛、头晕。他们自己认为得病的原因是没有养成良好的卫生条件和生活习惯。同当地的其他人一样，户主米玛多吉从小饮青稞酒，自己也认为这是导致患病的原因，但是喝酒的习惯已经改不了了。平时家里如果有人突然生病，而乡医院年长的大夫在，他们会及时去医院治疗；如果只有村医在，因为不放心村医的医术他们通常会忍着。现在他们生病后就诊首选附近的县乡医院，乡医院诊断后再决定是否去县里看病。

因为米玛多吉疾病缠身，小女儿也因误诊为白血病曾经在日喀则市住院，所以他对医疗报销等情况比较了解。他谈道，如果病人去县医院或者地区看病，所花费的医药费和报销的费用相比，如果住院时间长，还是报销划算；如果看门诊，报销比例不高，就不太划算。他们感到住院时间短的话即使医药费得到报销，自己的花费也很高。特别是如果要到拉萨看病，个人花费得多，食宿要花费，而且陪护的家属也要在食宿方面花钱，家里经济上的负担重。总之，他们感到外出就诊的花销多。米玛多吉举了个例子，他们在拉萨和日喀则地区的医院门诊检查的一些费用如 B 超不在报销范围内。他们不太清楚用合作医疗卡可以在县里看病。据了解，他们可以用医保卡或者医疗本看门诊，而且门诊费用是从家庭账户上核销的。因为他们看病次数多、花费高，家庭账户上的钱已经全部花完，剩下的医药费用需要自己出。

他们办理转院手续遇到的主要问题是，县里相关机构的工作人员多数用汉语，他们觉得沟通困难。他们曾经两次得到民政部门的医疗救助，第一次是 2009 年因为小女儿胃病在日喀则地区住院报销了全部费用，共计 600 元。同年，家里人通过民政部门的大病医疗救助报销了 800 元，做到了 100% 的报销。

米玛多吉平时常去县乡医院看病，觉得这些年医院不再像从前那样缺乏药物。但是医生开药时多为藏药，乡医院的西药比以前少了。据观察，用药与医生的专业有关。目前乡医院负责的主治医生是学藏医的。虽然这位医生工作后通过进修和自学掌握了不少西医的诊疗方法，但是由于专业的影响还是会倾向使用他熟悉的藏药。

米玛多吉和爱人对新农合的其他规章制度不太熟悉，只知道门诊用卡核销就不用另外报销。目前他们已经用上了仁布县的医疗卡。其实，他们还是不太清楚医保家庭账户里的钱大部分是政府为农户支付，用于门诊治疗等用途的。他们对医疗卫生政策的了解是通过自身就医经历，最有体会的还是新型农村合作医疗制度中的报销制度。他们认为医疗保障制度好，并希望医保报销比例能提高。米玛多吉一家认为通过电视或者广播的形式宣传卫生医疗政策和健康知识最好，很直观。

虽然夫妇两人正当盛年，但问及养老的问题，他们也会担心自己年老后丧失劳动能力，将来会增加子女负担，以及自己各项身体机能下降，医疗费用会成为家庭最大的支出项目。因此，他们希望政府针对农村养老问题制定更多的好政策。目前实施的合作医疗制度就对养老有积极的作用，减轻子女的经济负担；也使医疗点有保障，看病更放心。他们家属于"一孩双女"家庭，等夫妇两个人年龄到了55周岁就可以拿到生活补贴。

他们家除了务农就是经营零售业和餐饮业。2011年米玛多吉一家收入中经营商店的收入为3000元。前几年他们夫妇的精力主要投入经营商店，没有参加政府组织的培训。现在夫妻两人身体不好，更无法参加培训。目前他家的家庭开支主要用于看病和购买生活必需品、燃料等。如牛粪两袋60块，13元一斤，当地牧民来销售。2011年生产经营性支出中化肥30元，商店经营2000元；生活消费中衣物1000元，粮食四五千元。因为女儿都在住校，每年去看孩子的交通费和给孩子买衣物等日用品的费用要2000多元。当年医疗费用开支最多，达到1.3万元。2010年亲戚家有两件喜事，人情往来需要的纺织氆氇等当地传统服装和购买的其他物品价值4000元。因为家庭开支大，他们向农村信用社借过钱。

他们希望建设医疗保健院等村里公共设施，也希望改进饮用水和电力设备。

4. 拉次——"重病求医奔四方，农合来援缓重压"

拉次家是一个有12口人的大家庭。老父亲次仁多吉71岁，小学学历，母亲次旺拉姆73岁。拉次的三个女儿分别是14岁的大女儿德珍、12岁的二女儿边珍、8岁的三女儿曲珍以及6岁的小女儿白珍。大女儿学习好，家里希望她能上大学，就把她送到林芝八一镇的一中上学。林芝的学校同意接受，但是户口还在日喀则地区，当地没有办理转校手续，所以学费贵。姐姐卓玛 49 岁，已婚；两个妹妹中穷吉拉姆 40 岁，也已经结婚，妹夫是乡小学老师。拉次的小妹妹达琼 37 岁，至今未婚。他家房子是土木结构，1998 年花费大约 3 万元建房，主要是邻里亲友相互换工。近年家里得到 9000 元安居工程款，要盖一个牛圈。

拉次健康状况堪忧，住院诊断为乙肝、肝硬化、胆囊炎。2010 年起拉次就先后在拉萨西藏自治区人民医院、中国人民解放军西藏军区总医院就诊，检查肝功和做腹部 B 超、血常规、生化九项、乙肝抗原、两对半等一系列检查。2011 年 10 月 28 日，拉次因诊断为肝硬化后被消化血液科收治，交了 5000 元住院押金，住院 6 天后出院进行抗病毒和保肝治疗，并要求一个月后回医院复查。抗病毒药物主要是进口药拉米夫定。他住院拍过 CT，现在 CT 片子卷着放家里，不太会保存。亲友还为他在北京北医三院挂号咨询，医生还是建议抗病毒治疗。每三个月他要去总医院进行复查。有的时候一次化验费就达 460 元。他所用药物中，益善复一盒 58 元 24 粒，一日 3 粒，一盒可以服用 8 天；拉米夫定又名贺普丁，100mg × 14 片规格的目前内地药店的售价是 183 元。

妻子德吉做了节育手术后身体一直不舒服，把节育环取出也还是不舒服，经常头疼。孩子们从小接种疫苗。家人一旦患病，会马上去医院治疗。乡医院是就诊首选，再看病情决定去哪里治疗。家里人去年参加了乡里组织的体检。

拉次曾经是个石匠，经常外出打工，去拉萨建过房子。他自己认为前些年外出务工的工作对年轻的他而言并不算劳累，饮食也比较有规律。拉次家并没有乙肝病史。医生推断可能是拉次外出打工时被传染的。他原来有喝青稞酒的习惯，这是当地人普通的生活习惯，病重后他连青稞酒也不喝了。

虽然农牧区合作医疗制度让他能报销可观的医药费，但是拉次所患疾病的病程长，求医过程中的各种花销很多。2012 年他们全家医疗开支 5 万多元，医保报销了 4 万元左右，自己支付了 1 万多元。同时，拉次通过民政求助，报销了 200 多元。当然，卫生局和民政部门的医保报销和医疗救助不能覆盖他们所有的花费。许多门诊检查费和就医过程中的路费、食宿开支以及家属陪同造成的误工损失都是需要自己承担。与拉萨和自治区的

医院相比，拉次觉得县医院医疗设备不够齐全。拉次希望县乡医院的医疗
设备能得到改善，当地患者可以就近检查并得到及时的治疗。全家参加了
新型农村合作医疗，费用自家出。对合作医疗制度拉次感受很深，说没有
这个制度，他这样的重病号可能活不了了。参加合作医疗后感觉报销的钱
比自己花的路费等开支多多了，但是如果去拉萨一趟，需要家属陪护，食
宿路费的开支还是很大。拉次认为办理转院手续比较方便。近几年拉次认
为医院有变化，病房干净，医务人员医术与态度都挺好，服药解释清楚。
县医院有 B 超，没有 CT，这点对他有些不方便。对医疗卫生政策的了解只
是医保报销方面的内容。拉次认为通过电视宣传医疗政策和卫生知识比较
好，直观易懂。

　　拉次的家人生病后，会去医院看病。乡医院无法医治时他们会去条件
更好的县医院、地区医院或者拉萨的医院看病。他们一般不去寺院做占
卜，或者为治病参与宗教活动。只有老人去世办法事才会去寺院请僧侣。
当地有一个从乡医院退休的大夫多杰啦医术高，当地人几乎有一半会去多
杰大夫的私人诊所看病。他开的西药多，许多药品是他自己到拉萨采
购的。

　　因为家里人口多，拉次家里有耕地 25 亩，青稞、豌豆、油菜（青稞
和豌豆一起混种，豌豆和油菜一起混种，收割有一个特殊分别收割的工
具）。为了提高耕作效率，2003 年拉次家购买了一个小四轮拖拉机。目前
他家有黄牛 4 头，牦牛 4 头，羊 35 头。2012 年拉次家的种植业收入中，
每克豌豆 28 斤，一斤的售价不到一块钱，共收入 80 克，2000 多元；油菜
4 元一斤，2012 年产量是 200 多斤；青稞一亩 10 克 280 斤，播种 1 克收获
10 克属于收成很好的耕地。

　　家里妹妹织氆氇，成为家里手工业收入的主要来源。2011 年拉次家制
作的两套女士氆氇藏装收入 700 元。去年家里人多，家里自己人要穿，没
有多余的氆氇衣服出售。当地还常采用物物交换的传统贸易方式。家里的
羊毛不够，一只羊只能产一斤羊毛，而羊毛是制作氆氇的原料。于是拉次
家就用家里的菜籽油去换羊毛。10 元一斤的菜籽油可以换 8～12 元一斤的
羊毛。在工资性收入方面，姐姐卓玛是村妇女主任，2011 年一年劳动报酬
是 1800 元。从前务农之外拉次作为石匠从事建筑业工作。现在他身体不
好，不能再外出打工。弟弟平时去放牧，有时一年有两个月去铁路沿线参

加修路工作，能带给家里 1200 元的报酬。

在转移性收入方面，家里老人的基础养老金 2012 年由每月 55 元提高到每月 60 元，两个老人共 1440 元。作为村干部的姐姐每三年有 500 元体检费。拉次病后没法去打工，还要花钱看病，家里的收入大受影响。由于家里成年人年纪都大，没人参加过培训，也没有今后参加培训的计划。家庭经营中的困难主要是由于当地缺水灌溉，有时收成不好，粮食不能完全自给。没有脱粒机等农机，要使用就得租用他人的，租用拖拉机和扬场机一天的租金是 170 元。磨面费用一斤 0.25 元，榨油一斤一块多钱。

支出方面，2011 年生产成本体现在生产资料的购买上。化肥 4 袋，一袋 60 元，农药不花钱。2011 年花 2000 多元购买脱粒机，2012 年到拉萨花 3000 元买了一台拖拉机。买县农牧局出售的拖拉机可以得到补贴，需要申请后办理。但是当时他家旧拖拉机突然坏了，就马上去买了一个，没有去县里农牧局买。另外，他家养羊主要为了羊毛。花钱雇人放牧一只羊一年要给 5 斤青稞。家里要出人和放牧人一起去放牧 5 只羊，每年要支付 25 斤青稞。平均每年家里需要的食物如肉、酥油和服装的消费需要大约 9000 元。购买教学辅导书、衣物等儿女的开销中最多的是在林芝八一镇上学的大女儿，一年在 1 万元左右。2012 年拉次家的三头牦牛在山上摔死，给家庭经济造成严重损失。再加上医药费用的开支增加，拉次家里向信用社借款 4 万元，亲戚从 2011 年到 2012 年陆续借给他们家三四万元。现在家里有 7 万元借款，其中向周边亲戚和邻居借款大约 5 万元，从信用社借款 2 万元。作为银牌信用家庭，借贷一年利息有 400 多元。人情往来开支也不少，2012 年有三家亲戚办喜事要送贺礼，准备的礼物有氆氇、粮食、青稞酒以及一只整羊等，价值至少 4000 元。

曾经外出务工和常常要外出就诊的拉次对村里公共设施建设的想法不同于其他村民，他不只考虑自己，也想到乡村总体的发展需要。因此，他提出希望建设幼儿园；因为村里种的树林、林卡总被水冲走，也希望村里修建水坝。手机信号不稳定，水井的水有些少，道路等级低等问题也是他期望逐步解决的村里的公共事务。他也提到，如果仁布县到尼木县的桥早一点建好，交通就更方便了。总的来讲，他认为现在政策很好，对自己的生活也没有太多的要求。拉次唯一忧虑自己今后的养老问题，由于自己身体不好，将来老了怕给家里人添麻烦。拉次的老父亲 14 岁时曾经到拉萨给大贵族拉鲁家当厨师。他认为目前的低保政策很好，使许多贫困家庭得到帮助。

5. 多吉家——"三个孩子和他们的医疗保健情况"

多吉家有 5 口人，37 岁的多吉和 27 岁的妻子朗卓曲珍育有三个孩子，大儿子多吉次仁 13 岁，二儿子普布 9 岁，两个孩子都在上学，小女儿普珍 6 岁。我们来到他家正在盖的新房里。房子的主体结构已经完成，石头砌成的墙很坚固，外面的墙漆还没有涂抹，窗户也还没有安装。二层小楼是传统式样的，下面的敞开空间方便日后安置牲畜，楼上两间大房间，其中一个房间还是里外套间。按照当地人的居住习惯，二层的外廊应该会盖成一半的玻璃顶的阳光房。

他们有三个孩子，每个孩子都从出生就接种免疫疫苗。他们拿出三个孩子的《儿童计划免疫证》。大儿子的免疫证是由西藏自治区防疫站制作的，其他两个孩子的免疫证是自治区卫生厅发放的。三个孩子的免疫证首页都是免疫程序表。有所不同的是，大儿子 2000 年的免疫证首页程序表中注明的疫苗有四种：麻苗、糖丸、百白破和卡介苗，整个表采用藏汉两种文字。旧证中还标注了接种的方式，如麻疹是皮下，糖丸是口服。但是到二儿子和小女儿使用的新证就不同了。2004 年和 2006 年发下来的新免疫证首页不再像旧证那样只有接种月龄和次数，而是在纵向第一列列出从出生到 7 岁之间儿童接种疫苗的时间。最重要的是，新证增加了乙肝疫苗和脊髓灰质炎三价混合疫苗，在首页程序表中标出糖丸。在内页的其他制品接种记录中登记有糖丸、维生素 A 和碘丸等。基础疫苗记录中都填了接种日期和接种医生的名字，而原来的旧证包括 2000 年的免疫证上只有登记接种日期，没有接种人的签名。

在对当地农户的访谈中，笔者强烈感受到了这些村民对政策的依赖。他们期望扶贫政策给他们创造就业机会，希望低保政策可以增加他们的转移性收入。医疗卫生政策虽然得到大多数村民的认可，但是他们还是希望提高报销比例，增加家庭账户上国家的补贴。从他们的收入和支出结构中也可以看到，政策发挥了极为重要的社会效应，特别是新农合与大病救助大大降低了他们的治疗成本，减轻了经济压力，病人和家属的生活质量也不会因病降低很多。

三 班戈县佳琼镇央木布村的入户访谈

央木布村是本课题选择的牧区调查点，2013年夏天笔者来到这个海拔4800米的草原村落。该村行政隶属班戈县佳琼镇，距离佳琼镇74公里，距离班戈县城140多公里。整个行政村下辖2个自然村，央木布村也被当地人简称为二村，是佳琼镇人口规模和经济发展程度处于中等水平的行政村。2012年全村有97户374人，2013年有100户363人，其中低保户有15户60人。依照2011年1450元的低保线，全村97户牧民家庭中有40个低保户，占总户数的41.2%。

1. 嘎玛——"村里老干部的晚年生活"

西藏和平解放前嘎玛家是贫困牧户，只有几十头牦牛和十几只羊。当时全家十几口人一起生活，是个大家庭。按照牲畜数量他家在当地生活水平属于中等偏下。1965年西藏自治区成立时嘎玛参加工作，是当地最早参加工作的牧民之一。和平解放后西藏牧区生活逐步改善，人口也大大增加。嘎玛家里孩子多，子女们长大以后开始分户，分牲畜。洛桑夫妇给分家单过的子女多分几头牲畜以便他们能独立生活，如此竟也分出去四五户。嘎玛老人的女儿就住在隔壁，虽然分户了，但是实际上生活在一起。因为女儿生活困难，一个孙子的户口放在老人家。她的一个孩子就是在医院生的。

每次和嘎玛老人聊天，他都很自然地把现在的生活和西藏和平解放前做比较。他常常感叹牧民们如今的生活，居住条件的改善让他们夫妇非常满意。牧民们现在都住上了温暖舒适的土木结构的房子，而不是像从前一样一年四季只能在低矮的帐篷里挨冻受寒，随牲畜四处转场。牧区交通基础设施条件以及医疗条件从无到有，不仅日益便利，服务质量也不断提高，也每每让嘎玛老人感慨不已。

收入方面，作为1965年参加工作，年逾65岁的农牧区"三老"人员，74岁的嘎玛老人享有每月200元的生活补贴，每年就有2400元。根据2013年政策，60岁以上的老人每月可以领取105元养老金，不用筹资，他和爱人都享受到了这个政策。他爱人三年前一次性缴纳了养老保险最低档的保费。按照《西藏自治区城乡居民基本养老保险实施办法（试行）》，个人账户养老金则是由个人缴费、政府补贴、村集体补贴、其他社会组织资助以及利息等部分组成。参保人员为 16 岁至 59 岁的适龄人群，连续缴费 15 年，并年满 60 岁的参保人员可获得相应的养老金。在参保人缴费的基础上，对参保人自愿选择 100 元至 2000 元缴费档次的，每年分别相应给予 40 元到 95 元不等的缴费补贴。因此，除了基础养老金，他爱人 60 岁以后每年可以获得政府 40 元的缴费补贴。当地已经实施禁牧减畜以保护草原生态，因此嘎玛家里牦牛不到 40 头，山羊 20 头，绵羊 20 头。山羊和绵羊有 7、8 月两个月的产奶期，家里可以食用到新鲜的羊奶酪。目前他家畜牧产品中肉类基本可以满足自家的消费需要，酥油不太够。2012 年他家牲畜超载，当年的草场保护费用补贴减为 8000 元。

嘎玛原来是村委会党支部副书记，后又担任乡镇聘用干部，办理了城镇居民医疗保险，年缴费 60 元。上小学的孙子也是参保城镇居民医保，每年缴费 30 元。他爱人参加了农牧区合作医疗，年缴纳费用 20 元。由于家里人都健康，他使用医保卡主要是在拉萨买一些常备药，此外有时还买洗漱用品。每个季度医保缴费是从工资里扣，医保卡的资金都及时到位。

2013 年调研时嘎玛的爱人 61 岁。她生病时一般去乡医院就诊，用家庭账户核销药费，基本够用；如果不够就需要自己花钱治病。她曾经因胃病和高血压在县和乡医院陆续住了 15～20 天院，通过注射服药病情有所缓解，但是过了一段时间病情又有反复。县医院允许一个人陪床，所以住院期间由孩子陪同。比较而言，她认为县医院的药品全，医生医术好。医药费用县、乡医院差别不大。但是去县、乡医院看病最大的开支区别之一还是交通费用，骑摩托车到县里耗油 8～10 升，每升 10 元，因此支出油费 80～100 元。县医院住院报销比例为 70%。上次嘎玛爱人在县医院看病，医药费和交通费等一共花费了 5000 多元，报销了 2000 元。后来，她又在乡医院住五六天院，医药费用报销 80%，自己只支付了二三百元。牧民去县医院就医，如果是低保户，在乡政府开证明就不需要交押金。合作医疗实施前当地牧民一旦患上大病只能熬，怕负担不起医药费。

平时家里人冬季和夏季易患感冒，或者有个小病就找村医开药。他们现在都知道自己发烧要服用阿司匹林。由于他们认为西药疗效好，平时看病用西药多，如青霉素。

2. 益桑——"草原上的妇幼保健"

户主益桑 30 岁，有一定藏文知识基础。全家有三口人，夫妻俩和一个

5 个月大的婴儿。2008 年结婚以后益桑入赘到女方生活的二村。他们夫妇自立门户，妻子的娘家就在附近。

平时益桑负责家里的建房等劳作，妻子负责日常的放牧。家庭收入处于中等偏上水平。家里有 7 头牦牛、70 只绵羊和 30 只山羊，2011 年牧业收入有五六千元。2012 年妻子家的草场分给他们小两口一部分，实际上放牧时还和岳父共同使用草场。其他收入有草场奖补 4500 元，因为草场有岳父的一份，还要给岳父 2300 元。因为他家牲畜超载，没有获得草场管理费。另外当年还有综合补助 500 元。2013 年其他如打零工或者做小本买卖的收入大约 1000 元，他们自己统计的 2013 年家庭总收入达 7700 元。

家里主要的困难是饮用水不便，要去山里取泉水，路远。家附近有一汪碱性湖，不能饮用。前两年他家获得建水井的项目，但是家附近的土质硬，大石头多，地质条件不符合修水井的要求，所以把分到他家的水井项目让给了村里的一个老人。目前家里人取水往返要花费一个多小时。冬季河流断流期间家里人要去更远的地方挑水，一天去三次，每次要一个多小时。

26 岁的妻子平时在家里放牧和挤奶。她有妇科炎症，患病五六年，还多次流产。为此她在乡镇医院住过院，并去输过两三次液。目前她的妇科疾病还没有治愈。怀孕时她没有去过乡或者县医院做产前检查。只是因为她怀孕后腿肿、皮肤变黑，去县医院做过孕期检查。最初她找村医治疗，村医是益桑妻子的哥哥，就住在隔壁，但是村医哥哥没有这方面的医学知识，只是说自己妹妹是由于体质差，鞋底又高引起的腿肿。益桑的妻子还是决定去县医院看病。县医院大夫给妻子注射了青霉素，治疗有效果。不过由于预产期没到，医院让她回家待产。妻子临产时正好过年，县里没有在岗的产科医生。村医哥哥不会接生，家里就请有经验的人来家里帮助接生。当地牧民妇女基本不去县医院做产前检查，临产时孕妇才去医院分娩。孩子出生 5 个月了，妻子腿还没有消肿。当妻子再次去县里看病，藏医说是"隆"病，县里开了藏药，而当时村医没有藏药。2012 年西藏大学一位医学院的老师来驻村，乡医院就把藏药交给这位老师发放。不过，益桑他们觉得西药见效快。妻子还有胃病，藏药和西药都吃过。治疗"培根"病服用藏药和西药的费用在家庭账户上核销，基本不用另掏钱。

孩子出生后很健康，打过三次疫苗，一次是由乡医院院长打的。疫苗具体名字记不住。孩子已经入户籍，出生证明还没有办，疫苗接种本由县里统一制作，还没有发下来，具体需要接种哪种疫苗他们只得等着医院的通知。因为生孩子的事益桑曾去村子西边的马青乡寺院请喇嘛念经。

他们认为平时看病费用比较高，好在乡医院看病可直接核销药费，但是在县医院看病，自己先支付药费，再拿单据去报销。不过他们觉得去乡医院和县医院看病报销都比较方便。益桑有一次在乡医院住院，医药费直接报销了，自己只花了200多元。他们去县医院主要是看西医。每年他们看病使用医疗卡即家庭账户内的经费就够用，不用额外花钱。家庭账户本上只记录缴费情况，每个人每年交20元。报销金额等其他具体情况在大的医保本上都有详细记录。

3. 贡却——独居老人

牧民贡却61岁，有四个孩子，一个女儿住在三村，另外两个女儿住在佳琼镇，儿子在巴青县当雇工，虫草季节他多数在巴青县帮人挖虫草。但是儿子到处欠钱，难得带钱回家。2012年以后儿子就没有回过家，老人的生活全靠女儿照料。

老人家里草场保护奖补费用有1.6万元，包括禁牧和生态保护两项内容。年逾60岁的老人开始领养老金，他已经领了两个季度，每季度360元。老人原来没有存款，现在开始存钱，已经办银行卡，准备存1万元。草场是三个人的份，还要分钱。牲畜全分给女儿，自己没有留。老人将安居房盖在镇上，有人提议老人可以住养老院。老人正在考虑，如果孩子不在身边就去住养老院。

老人年龄大了，有风湿性关节炎，服用西药，疗效不好，大概是因为年纪大，身体抵抗力弱。

4. 贡觉却（又名贡秋）——"转院手续多，去民营诊所治疗"

牧区老妇人贡觉却67岁，她的丈夫是老村支书嘎玛的弟弟。她与丈夫育有一个儿子和三个女儿，他们现在和儿子一起生活。目前她家里有五口人，老夫妇、儿子、儿媳妇和一个孙子。一个女儿嫁到四村。

贡觉却年轻时身体好，从来没有住医院治过病。随着年龄的增长，她身上的病多起来。2013年在两名家属的陪同下她两次去拉萨看病。2013年3月老人生病，在县医院住院，自己感觉疗效不好，申请转院但是没有得到批准，她就没有办理转院，也没有去拉萨定点医院治疗，而是自费去拉萨一家民营藏医院"神猴医院"看病，产生的医药费无法报销。第二次外出就诊是 2013 年 5 月底，老人感到自己病情加重，非常惊慌害怕。在驻村工作队的帮助下贡觉却的家人拿到乡政府开的绿色通道的转院证明，县医院也同意去上级医院诊治。西藏大学驻村工作队的老师还开车把老人与陪同的家人一起送到县城。他们在拉萨军区总医院就诊，老人被诊断为高血压、冠心病、脑供血不足和慢性胃炎，并安排住院一周治疗。出院时医院还给贡觉却开了一个月的药带回家服用。在军区总医院住院前她做了一些检查，如心电图、头部 CT 等，自己支付了 4000 元。医院在出院诊断书上也明确提出了健康建议，主要是注意饮食的低脂低盐。但是，我们在访谈中热情的主人给我们倒了香浓的酥油茶，可以品出熬茶时放了不少盐，这种饮食偏好看来一时难以改变。

在拉萨求医期间，她们住在亲戚家，没有太多的住宿开销。即使如此，她们去拉萨看病的开销包括路费每人 150 元，三个人就要花 450 元；在县城的住宿费用支出了 900 元，伙食费 2000 多元。后来老人又在县医院住院，感到西药治疗效果好。目前老人服用的药物有阿司匹林肠溶片等。她家人没有因为生病的事去寺院祈福或者请僧尼做法事。贡觉却老人平时找村医开降压药。当时因为急着住院手头缺钱，而他们又不是低保户，从村委会没有借到钱，西藏大学驻村工作队借给了他们 1500 元救急。当地牧民如果没有草保补贴，普遍缺少现金。

老太太的右眼残疾，有残疾证（有等级），但是听老人讲这个残疾证也没有什么优惠政策，而其他有残疾证的村民有现金补助。根据农村最低生活保障补助政策，对农牧民年人均纯收入低于 850 元的家庭给予补助。对丧失劳动能力的老年人或残疾人，每年每人补助 470 元；对丧失部分劳动能力的残疾人，每人每年补助 290 元；其他保障对象为每人每年补助 194 元。但是贡觉却老人不是低保户，老人的残疾程度不严重，没有获得针对残障人士的生活补助。

贡觉却的儿子患有消化道疾病。外孙女出生时腿脚是畸形的。她已经上小学了，还没有申请到残疾证。孙子是在家里出生的。当时全家正从春季牧场搬回村子的忙乱中，儿媳妇就临产了，没来得及去医院。当地牧区孕妇基本不去做产前检查，无法掌握准确的预产期，无法提前去医院待产。孙子自出生一直接种疫苗，由乡医院院长来村里给孩子打疫苗。老人的家人觉得药品价格高，家庭账户上的钱不够用。

他们还没有参加过政府组织的体检。有一回一位医生到县里为牧民开展为期一天的免费妇科检查。二村牧民得到消息时已经是当天晚上，没来得及去。西藏大学驻村工作队也听说西藏军区总医院的李素芝院长多次带医疗队到牧区巡诊，如到过班戈县邻近的尼玛县。但由于牧区的交通和通信条件差，当地牧民多次错过了这样的机会。

家里虽然缺现金，贡觉却一家没有向亲戚借钱，而是向银行申请了 3 万元贷款，期限是三年。可是一年过了银行就让他们还这 3 万元钱，说不久会再发回给他们。为了还银行这笔钱，他们去镇上向别人借钱，利息比银行高。但是银行答应再借的钱一直未能到账，而镇上借的 2 万元就一直还不上。借钱的人一直催促他们还钱，说如果还不上要用牲畜抵，一只羊按照 150 元抵债。由于数据统计整理工作没结束，2012 年的草原保护奖励补偿款当时他们还没有拿到。家里的存款只有 500 元。

贡觉却的儿子买了一辆二手运输车，已经支付了 3 万元，还有 5 万元没付清。2012 年他去尼玛县双湖地区参与道路修建工程的运输工作。运输项目的油费由施工方支付，他一天的报酬可达到 350 元，他在这项工作中挣了 2 万多元。工程结束后，他暂时还没有找到其他工作。家庭经营收入中包括出售畜产品羊毛，每斤 2 元；卖掉 15 张皮子，每张皮子平均售价为70 元。一般几个牧民一起去卖农畜产品，他们就与其他几户一起去安多卖羊毛。贡觉却有三个孩子和一个女婿，草场收入要分成四份，其中包括已经出嫁的女儿，每家 2 万元。分家时牲畜也分了。

儿子准备分家，正在盖房子。安居工程先发了 1 万元，他计划花费 2 万元盖房。建房款中包括支付南木林建筑队工资 7500 元，每平方米工资 125 元，还要包吃住。这些建筑工人住在 60 多平方米的库房里。别人家建材的运输要租用拖拉机等，他们家的建材自己有车拉。

5. 旺堆——"大病医疗保障力度大，就是办理手续烦琐"

73 岁的旺堆是这个六口之家的户主，全家六口人包括他们老夫妇，两个儿子，一个儿媳妇，还有一个 4 岁的孙女。另一个儿子在马青乡入赘到妻子娘家，儿子那份草场归儿子的前妻经营。

旺堆家的主业是畜牧业，家里有 15 头牦牛，260 只绵羊，130 只山羊。2012 年在草场牲畜超载的情况下他家领到草保补贴 1.3 万，2013 年的草保补贴还没有领到。安居工程得到建房补贴 1.6 万元，其中 60 平方米土木结构建造费用是 6000 元。建材自己准备，木材花费了 1 万元。如果他家要盖石头房子，每平方米花费工程款要 120 元。

旺堆老人平时腰和膝盖疼痛，还经常头痛，常服用去痛片缓解。老人头后有一个肿块，按压后有疼痛感。他去班戈县医院就诊，医生说需要去地区医院或者拉萨的医院手术去除肿块。当时因妻子身体不好，看病次数多，就没有顾上自己的病。老人把平时服用的药一一拿给笔者看，其中缓解膝盖关节疼痛的西药已经服用了两年。老人还提到藏大医学院老师驻村时曾常常为当地牧民把脉看病，这使他们热切期望村里将来也有这么一位医术高超、态度亲切的医生长期驻村，解除牧民们的病痛。

旺堆的爱人 66 岁，患有眼疾。2010 年老太太骨质疏松，不小心骨折，下不了床。直到 2013 年她的骨伤才痊愈。2011 年因为腿部疾病，老太太去拉萨求医，住院两周，花费 2.5 万元。2012 年老太太又去拉萨住院治疗另一条腿，花费 5.5 万。通过大病医疗补充保险制度得到报销，两次自己一共花费了 5000 元。由于医药费用负担重，他们申请了医疗救助，但是申请手续复杂，还要找人担保。因为他们家在县机关有熟人帮忙，顺利申请到了救助。不过，为了开证明家里人往县里跑了好几次。

32 岁的儿子自小患有先天性心脏病。20 多岁时他去拉萨朝佛，停留了 20 多天。其间他服用过治疗心脏病的藏药。后来他带小孩在拉萨看病，在色拉寺附近的藏医私人诊所就诊，通过门诊治疗，服用藏药 15 天，疗效不错。现在他的心脏病已经基本痊愈。儿子常年骑摩托车，膝部受凉疼痛。老母亲腿骨折后，儿子更是要经常骑摩托车带母亲求医。儿子骑车在草原坑洼的土地上行驶，时速又非常快，膝部疼痛加重。所幸除了偶尔感冒，儿媳妇体质好，是家里的主要劳动力。

小孙女也有先天性心脏病。1 岁多时孙女感冒并引发肺炎，县医院怕耽误孩子病情，建议马上去拉萨的医院治疗。家人带孙女先后两次去拉萨看病。在第二人民医院住院时，医院让他们带孩子到军区总医院做胸透等检查，花了 800 多元。当时政府还没有开展针对先天性心脏病患儿的统一的、有组织的免费治疗。

小孙女 2010 年出生在县医院，出生时身体健康，住院分娩让家人获得医院 50 元的奖励。自出生以来孙女一直按规定接种疫苗。儿媳妇没有做过孕期和产前检查。最近县里组织体检，通知儿子、媳妇去，参加体检的农牧民每人还有50元的补贴。因为他们是家里主要的劳动力，农忙时节没时间专程去县医院体检。最近当地才开展婚前检查。

旺堆家医药费用负担重，只能平时省吃俭用。为了获得现金收入，他家甚至还按照每只200元的低价卖掉20只羊，获利4万元。他们又向亲戚借了2万元，用草保补贴的钱全部还完了。旺堆家是金牌信用牧户，他们向农村信用社贷款2万元，以支付平日的生活开销和看病费用。2013年夏天笔者去旺堆家访谈时贷款还没有还完。

2003年，旺堆家花3万元买了一辆车，没有牌照，只能做草场搬迁的运输工具。当地转场搬家要包车的话，距离120公里的包车转场费用一般是200元，大车可以一次性搬完。现在草场转场没有人用牲畜来运输，就租用汽车来搬。他家旧车已经报废。儿子开了16年车，想考取驾照后再买辆车。为了考驾照，儿子买了一个笔记本电脑，学习交规。没上过学的儿子自学藏文，基本可以阅读电脑中的藏文交规资料。政府组织的驾驶培训名额少，没有获得村里学习名额的儿子要自费去驾校学习。

2012年，旺堆家曾经用大车运输自家的牲畜去安多县卖肉和羊皮，安多县有回族商人收购畜产品。这些商人会讲藏语，收购价格也比较合理。当时家人是搭车去的，要给别人加汽油。一年的肉和羊皮出售获利9000元，并用这些收入买了100多元的衣物和100多元的鞋子。现在当地人不穿传统的皮鞋，夏天穿现代轻便的服装，冬天才有人穿传统的皮衣。原来日喀则人来牧区帮忙揉皮子，可以获得实物报酬，一般一只母绵羊是揉八张羊皮的工钱。可是现在日喀则人都来那曲盖房，不揉皮子了，牧民们只好自己揉皮子。旺堆的儿子不会揉皮子，也觉得揉皮子费劲，手疼，只得由老人自己平时慢慢揉小一点儿的皮子。

他们到拉萨朝佛一般住在北郊安居的亲戚家。拉萨物价高，餐饮费用也越来越高，平时常常食用的藏面从每碗3元涨到5元。交通开支方面每人车费需150元，去拉萨一趟花费两三千元。原来汽油费开支最大，6000元。现在政府加强了对汽油销售的管制，必须到加油站实名制登记加油。如果去县里加油，往返耗油20公升，共花费160元。个别村的村干部在村里销售汽油，也进行实名制登记，不过大大方便了居住偏远的牧民。以90#汽油为例，一公升汽油村里销售价格是9.5元，班戈县加油站价格为

7.9 元；如果加 100 升汽油的话，两边的支出相差不多。

6. 布地——"住在县城的牧户"

布地全家 5 口人，35 岁的布地、39 岁的妻子，以及三个孩子，分别是 17 岁、14 岁和 9 岁。最小的孩子在县小学上二年级，为了陪孩子，他们住在县城一个月租 200 元的房子。县城的生活成本比牧区高，孩子放寒暑假时，他们全家会搬回村里生活。

他们夫妇是无畜户，家里没有牲畜，因此把草场租给他人，年收入有四五百元。2012 年他们拿到 8000 元的草保补贴。夫妇两人在一个汉族包工头带的施工队从事建筑工作，每天的报酬是 80 元。2012 年夫妇打工的收入有 9000 元。根据农村低保政策，一般保障对象的年补助额为 564 元。由于他们家没有牲畜，属于低保户，2012 年低保金有 1000 多元。一辆价值四五千元的摩托车，是家里最值钱的耐用消费品。当地人骑的最贵的摩托车价格大概是 6000 元。

户主布地患有胆结石以及其他疾病，班戈县紧邻拉萨，为了治疗效果县医院建议他们到拉萨做手术。布地担心医药开销大，没有去拉萨手术，胸口疼痛一直得不到缓解。平时他们在县城看病买药，西药和藏药都会服用。此外，布地还有缺血症，县医院开了葡萄糖酸钙片和藏药座住达西，这些药乡医院没有。他还有头晕和眼睛疼的毛病，但是县乡医院都没有诊断出原因。他们认为县乡医院的医生医术不行，而且这些医院也常常缺药。

7. 斯塔喇嘛——"去医院看病的僧人"

斯塔喇嘛 40 岁，在当地一座噶玛噶举派寺庙出家，所属寺院是楚布寺的分寺。他本来家住在一村，从来没上过学，18 岁在本地出家。斯塔喇嘛的父母亲还健在，家庭生活条件也不错，经济上他们都相互不用帮忙。斯塔喇嘛买了一辆汽车，平时自己开车去村里牧户家做法事。寺院里有三个喇嘛，他们都是应牧区信徒请求独自到牧户家做法事。寺庙里还有一个聘用干部在驻寺，有时用藏文和汉文组织学习。全县有 18 座寺院，喇嘛们有条不紊地从事着宗教活动，就是担心得病。

课题组在草原上走访牧户时，斯塔喇嘛正好被请去给一个牧户做法事。当天该牧户家进行的是一个祈福诵经的法事。征得牧户同意后，我们在斯塔喇嘛诵经休息间隙和他聊起牧区僧尼的医疗问题。

2011 年西藏自治区出台了《寺庙僧尼参加社会保险暂行办法》，打破户籍限制，年满 18 周岁的在编僧尼全部纳入了城镇居民基本医疗保险和社会养老保险。自 2011 年班戈县当地僧尼也被纳入城镇居民医疗保险制度，每年每个人根据自己情况缴纳 100 ～ 1200 元的养老保险保费。从 2013 年开始当地宗教从业者也开始享受低保政策。斯塔喇嘛说，他每年缴纳 500 元养老保险的保费，但是应缴纳到什么时候不知道。笔者大致介绍了一下养老保险基本政策。对于保险缴纳时间要长达 15 年，喇嘛和施主家的人还是觉得有些惊讶，看来牧区的参保人员对养老保险的具体规定并不是很了解。

当地僧尼医疗费用开支要去县劳动局办理报销手续，报销比例是 80%。每年县里的医务人员来寺院巡诊一次，而斯塔喇嘛自己每年去医院两到三次。2011 年喇嘛可以用医保卡到地区和拉萨买药刷卡，但是县里和乡里不能刷医保卡，县里的定点医疗药房可以用医疗卡买药。一般小病自己掏钱到私人诊所买药。他感到现在僧尼参加城镇居民医疗保险医疗制度与原来的医保政策差别不大，原来也可以报销 70%。2011 年僧尼参加城镇医保的政策开始实施。此前，来自农牧区的僧尼多数参保家乡的农村合作医疗保险。和正式的干部、职工报销比例相比，喇嘛觉得现在参加城镇居民医保的报销比例还是有些低。2012 年喇嘛在县医院参加了政府组织的体检。平时喇嘛一般小病去县医院，严重的病才去地区或者拉萨的医院。

斯塔喇嘛于 2012 年因为肺病和肝病在乡医院住院两周，多用西药治疗。他用新农合的家庭账户，报销了 70% 住院费。2012 年下半年因为烧伤和肺病，斯塔喇嘛又在拉萨第二人民医院住院，一共花费 3.8 万元，享受城镇居民医保待遇，报销了 80% 的医药费。

喇嘛一年收入有两三千元，加上奖励共计 6000 元左右。和乡村干部比较，他们觉得自己的收入不高。平时喇嘛可以得到群众的一些供养。例如，牧民家里有病人，也会请喇嘛到牧户家做法事。根据牧民的家庭经济条件、法事的时长（一般是一到四天）、内容和规模等，群众的供养不同，大致从一二百元到上千。这家牧户请喇嘛到家里做两天法事，花费是 600 ～ 800 元。

8. 嘎成——"忙碌而为难的村医"

2013 年 20 岁的嘎成是由村委会从本村小学毕业生中选出来的，担任央木布村村医。自上岗医以来，他接受了三次培训。嘎成在乡里接受了一个月的乡村医生培训，培训使用的是藏文教材，主要学习西药药名和药理、为成年人注射、输液以及伤口处理和包扎等技术。学习期间参加培训的学员食宿自理，所以他当时住到了镇上的亲戚家。嘎成在县里又接受了两个月的培训，学习初步的诊断、注射等内容，使用藏文和汉文教材。授课教师是藏族，这样当学员们学习汉文教材时遇到不明白的地方老师可以用藏语解释。县里举办的培训班时间为两个月，其间 600 元的食宿费由政府承担。嘎成这样的小伙子正在发育期食欲好，经常要添加一些伙食费用。当时防疫站正在为当地儿童接种疫苗，他多次被叫回乡里帮忙。参加培训期间他往返县乡四五次，摩托车油费花费了 400 元。嘎成获得的第三次培训机会是在拉萨藏医学院，为期六个月，学习藏医药知识、藏医把脉等诊疗的方法。

当时村里还没有建专门的村卫生室，有些村子把卫生室暂时安排在村委会。央木布村村委会只有三间房子，除了会议室大一些，其他两间也就五六平方米大。驻村工作队队员也只能把大会议室当作办公室兼卧室，晚上就睡在会议室的卡垫上。村委会没有多余的房间做卫生室，暂时让村医嘎成在家办公。为村医配备的医疗设备血压计、听诊器、温度计、双氧水、酒精、卫生棉、纱布等，也放在嘎成家。疫苗储存在药品冷藏柜里。听当地人讲，原来发到村卫生室的药品比较多。因为一位县人大代表提出卫生室存在药品滥发的现象，此后药品数量有所减少。现在卫生室配备的全部是西药，由家庭账户核销出诊费用和药费。当地牧民看病挂号不花钱。村医给病人注射一次，乡里补助一元。

嘎成认为，治疗常见病时他会开四五天的药品让患者服用，通常是可以缓解病情的。当有些病情没有在短时间内减轻时，患者和家属就会抱怨村医医术不高以及药物的疗效不好。嘎成自己也有一肚子委屈，自担任村医以来他经常不分昼夜地出诊，已经骑坏了一辆摩托车。可是村医补贴每月只有 300 元，2012 年开始村医可以领取每年 600 元出诊费，收入还远远赶不上村里其他外出务工的年轻人。当地牧民对乡镇医院的意见倒是比对村医的意见少。

嘎成这个年轻村医犯难的事有两件：首先是村卫生室的药品少，满足不了本村牧民的需求；其次，嘎成希望多参加培训，尽快提高业务素质。在对村医嘎成的访谈过程中，一个本村小伙子手里拿着一个写着药名的纸条，为家里正在发烧的妈妈找村医嘎成开药。

9. 将赤——"交通工具变化和牧民医疗服务可及性的改善"

将赤一家四口人，他们夫妇和两个孩子。最小的孩子从小体质不好，总得病。家里人平时都在县乡医院就医，对医院的服务和新型农村合作医疗的报销制度比较满意，在县乡医院看病自付比例低，基本上家庭的医疗开支很少，就是觉得药价较高。将赤提到，过去当地牧民到班戈县看病要走一天半的路，连自行车都没有。现在许多牧民买了摩托车，还有像他家这样买了汽车的牧区家庭，外出去县城以及更远的地方就医非常方便。牧民家庭拥有的交通工具的改变大大缩短了他们到达医疗机构的时间，从地理上改善了当地牧民获得医疗卫生服务的可及性。

将赤从小没放过牧，他18岁的时候去山南从事三年汽修，边学边干，达到了能够整车拆装的水平。因为资金有限，现在他不从事汽修工作，转而干起了承揽建筑项目的活儿。他的建筑技能也是外出打工时学的。从给牧民盖羊圈、院子到房子，他的施工水平和管理能力不断提高，而且对建筑项目的流程也有所了解。如今35岁的将赤是二村的包工头。他没有固定的建筑工程队伍，有工程项目时就召集人员。有工程时，将赤一天收入五六百元，雇工每天的报酬为50~80元。雇工一天工作时间最多达到12个小时。他给雇工发绩效工资。盖一套60平方米土木结构的房子，不包括建材和壁画的清工费大约费用为5820元，他们在4天半的时间内可以完工。2012年他带施工队在三村盖了8套房子，挣了2.7万元。一般情况下，三村距离远，工程费用高些。施工设备也很重要，在价值1万元的施工设备的操作下，内地工人可以三四天修建好一口水井。但当地地质条件特殊，石头坚硬，水源深浅不同，工程劳动强度大。将赤带人打了5口水井，收入10多万元。他常去村委会聊天，打听建设项目的信息，得到项目后再在当地雇人开工建设。他还投资1.2万元经营了一个商店，开展日用消费品的零售业务。原来日喀则南木林县的人来牧区打工是揉皮子。随着牧区定居工程的实施，现在许多日喀则人到牧区从事建筑业，成为将赤的竞争对手。当地外来的建筑施工人员多数来自日喀则的南木林县，他们的建房报酬主要用绵羊来抵。一套石头平房的建筑费用大约是 20 只绵羊，一只绵羊价值 500 元，这套房子的造价相当于 1 万元现金；如果是土木结构的房子，工程款大约是 16 只绵羊。从事非农产业获得更多的收入让将赤一家对医治疾病有更积极的态度，只要家里有人生病，会立即去医院看病，不会再为医药费用担心。

10. 南杰——"经营商店的牧户"

南杰家里五口人。老人家里没有牦牛，有 100 只绵羊和 30 只山羊。2013 年家庭的畜牧业收入大约为 4000 元，其他收入还有草场奖补 6000 元，担任草场监管员每年的补贴有 5400 元。他家经营由驻村工作队出资修建的一个商店。商店不仅经营收入不错，而且解决了当地牧民日用消费品的购买需求。他家的商店起到示范作用，此后村里不少牧户都开始做起小商品零售了，他家商店赢利越来越难，生意日渐冷清。现在他们家人平时忙于畜牧业经营，也无暇顾及商店了。他家最大的困难还是燃料，家里没有牦牛，也就没有牧区最重要的燃料牛粪，仅用做家里过冬的燃料就至少需要买一车牛粪，要花七八百元。他们全家的健康状况基本良好，对医疗卫生政策了解不多，就是觉得有小病到乡卫生院就诊比较方便；而且门诊费用直接从家庭账户中核销，不用现金支付再去签字报销，方便牧民应对普通疾病的侵袭。

11. 嘎玛格桑——"求学内地的青年与医疗保险"

嘎玛格桑是个 20 岁的小伙子，家住在二村。为加快西藏人才培育的步伐，国家在扩大内地西藏高中班招生规模的同时，自 2010 年起，又在天津、河北、辽宁等 12 个省（市）、42 所国家重点中等职业学校，开办了内地西藏中职班。学生们所学专业都与西藏发展紧密相关，涉及教育、现代农牧业、资源与环境、水利水电、交通运输、乡村卫生、旅游服务、新能源等。2012 年班戈县包括嘎玛在内的两个学生考取了河北石家庄经济职业学院，学习畜牧专业，学制三年，其中一年是实习期。暑假学校给这批学生提供回家的火车票。他们又在该校报名学习网络教育，报名费 100 元，书本费 2200 元，大专学历，也要学习三年，可以与畜牧专业同时就读。

作为全日制在校中专学生，嘎玛格桑享受城镇居民医疗保险。根据城镇居民基本医疗保险规定，每人每年只需缴费 30 元。区外全日制在校大中专学生人均筹资额的 40% 由西藏教育部门统一管理，专项用于参保学生的门诊和起付线以下的医药费支出。

12. 贡嘎赤列——"医疗卫生教育对牧区小学生的影响"

贡嘎 8 岁上学，2013 年 14 岁的贡嘎是镇完全小学六年级学生。当地小学除藏文、数学课程用藏文教材，其他课程主要用汉语教学；县中学也实行双语教学。县小学有 1600 多个学生，他所在的班级有 45 个学生。学校医务室有两名大夫，负责全校师生的日常卫生保健工作。据乡卫生院介绍，目前当地乡小学的学校餐饮卫生条件大大改善，患感冒和胃病的学生比原来少了很多。学校进行经常性的健康和卫生保健教育，帮助学生逐渐养成良好的卫生习惯，这些行为习惯也影响到学生们的家长。

参考文献

国家卫生和计划生育委员会：《"十二五"期间卫生扶贫工作指导意见》，2012。

国家卫生和计划生育委员会编《中国卫生和计划生育统计年鉴2013》，中国协和医科大学出版社，2013。

国务院发展研究中心课题组：《民生为本：中国基本公共服务改善路径》，中国发展出版社，2012。

国务院新闻办公室：《西藏的现代化发展（白皮书）》，2001年11月。

拉萨市卫生局：《拉萨市卫生统计年鉴》。

西藏拉萨市统计局编《拉萨城关年鉴2012》，2012。

西藏自治区财政厅编《西藏自治区农牧民享受财政补助优惠政策明白卡》（汉藏双语），2012。

西藏自治区发展和改革委员会：《西藏2013年发展计划执行情况与2014年发展计划草案报告》，2014。

西藏自治区人民政府：《"十一五"时期西藏自治区卫生人力发展规划》，2006年12月6日。

西藏自治区人民政府：《西藏自治区"十二五"时期卫生事业发展规划（2011－2015）》，2012。

西藏自治区统计局历年《西藏国民经济和社会发展统计公报》。

西藏自治区统计局：《2013年西藏国民经济和社会发展统计公报》。

西藏自治区卫计委：《2011—2015年拉萨市卫生人力资源建设与发展规划》《西藏自治区农牧区卫生基础设施建设规划》。

西藏自治区卫生厅编《全区牧区工作会议》，2012。

西藏自治区卫生厅编《西藏卫生统计资料 2010 年》，2011。

《中国妇幼卫生事业发展报告（2011）》，2011 年 9 月 21 日卫生部正式发布。

《2007 年全国教育事业发展统计公报》，中国教育部，2008 年 4 月。

《2013 年西藏自治区人民政府工作报告》，2013 年 1 月 23 日在西藏自治区第十届人民代表大会第一次会议上宣读。

《中国生命小康指数为 71.5 医改再成焦点问题之首》，《小康》2006 年 5 月 10 日。

安七一、杨明洪：《论公共产品供给与西藏农村和谐社会建设》，《财经科学》2007 年第 4 期。

蔡昉：《三农、民生与经济增长：中国特色改革与发展探索》，北京师范大学出版社，2010。

崔颖、杨丽等：《西藏农村妇女住院分娩影响因素研究》，《中国妇幼健康研究》2008 年第 1 期。

丹增、张向明主编《当代中国西藏》，当代中国出版社，1991。

旦增遵珠、多庆：《西藏农牧区社会保障制度路径选择》，《西藏大学学报》2006 年第 4 期。

杜丹、李素梅、李秀维等：《西藏牧区居民膳食碘及营养素摄入量调查》，《中国地方病防治杂志》2011 年第 3 期。

郝时远：《中国民族区域自治发展报告（2010）》，社会科学文献出版社，2011。

金世洵主编《西藏自治区十一五规划思路研究》，中国藏学出版社，2008。

柯武刚、史漫飞：《制度经济学——社会秩序与公共政策》，商务印书馆，2000。

李锦：《公共品供给：西藏农牧民增收的社区环境改善》，《中国藏学》2006 年第 3 期。

李培林：《当代中国民生》，社会科学文献出版社，2010。

李雪萍：《西藏城镇社区发展与公共产品供给研究》，华中师范大学出版社，2013。

李玉平：《西藏医疗卫生事业发展状况调查与分析》，《新西藏》2012年第6期。

林琼：《新型医疗保障制度下的城市社区卫生服务体系》，中国财政经济出版社，2007。

刘志扬：《西藏农民在就医行为选择上的文化观念》，《开放时代》2006年第4期。

柳思维、李荣华：《西藏农牧区数字鸿沟与电信发展问题研究》，《西藏研究》2007年第2期。

鲁小波、陈晓颖：《2009中国各省人均寿命影响因素研究》，《云南地理环境研究》2007年第2期。

孙祁祥：《中国医疗保障制度改革的思考》，《民生保障与和谐社会》，北京大学出版社，2007。

汪丁丁：《我思考的经济学》，三联书店，1997。

王洛林、朱玲：《市场化与基层公共服务——西藏案例研究》，民族出版社，2005。

王诗宗：《公共政策：理论与方法》，浙江大学出版社，2003。

王晓毅、张倩、荀丽丽：《气候变化与社会适应：基于内蒙古草原牧区的研究》，社会科学文献出版社，2014。

王余丁、赵邦宏、宗义湘等：《农村民生问题研究》，光明日报出版社，2009。

许纪霖：《从范型的确立转向范例的论证》，载张静主编《国家与社会》，浙江人民出版社，1998。

杨春学：《经济人与社会秩序分析》，上海三联书店、上海人民出版社，1988。

杨明洪等：《西藏农村公共产品供给及相关问题分析》，四川大学出版社，2009。

张福生、琪布：《西藏那曲地区健康教育影响因素及其对策》，《中国健康教育》2001年第4期。

张敏、刘天平、杨晓梅：《西藏农村剩余劳动力转移的现状及对策》，《西藏发展论坛》2008年第5期。

郑杭生主编《中国人民大学中国社会发展研究报告2011：走向民生为

重的社会：现阶段社会建设面临的挑战及其应对》，中国人民大学出版社，2011。

郑洲：《农村公共产品供给效率问题研究——基于西藏德吉新村朗赛林提灌站的调查分析》，《生态经济》2007 年第 12 期。

郑洲：《西藏农村公共产品供给研究：以农牧区"四基"供给为例》，四川大学出版社，2009。

朱玲：《农牧人口的健康风险和健康服务》，《管理世界》2005 年第 2 期。

朱玲：《农牧人口的健康风险和健康服务》，《管理世界》2005 年第 2 期。

朱玲：《青、甘、滇藏区农牧妇女健康问题的调查》，《管理世界》2010 年第 10 期。

朱玲：《西藏农牧区基层公共服务与减少贫困》，《管理世界》2004 年第 4 期。

朱玲：《西藏农牧区基层医疗服务供给》，《湖南社会科学》2005 年第 2 期。

〔美〕迈克尔·P. 托达罗：《经济发展》，黄卫平译，中国经济出版社，1999。

〔美〕弗兰克·费希尔：《公共政策评估》，吴爱明等译，中国人民大学出版社，2003。

〔美〕曼瑟尔·奥尔森：《集体行动的逻辑》，陈郁等译，上海人民出版社，1995。

〔美〕道格拉斯·C. 诺思：《经济史上的结构和变革》，厉以平译，商务印书馆，1992。

〔美〕查尔斯·沃尔夫：《市场或政府》，陆俊等译，中国发展出版社，1994。

〔美〕R. H. 科斯、A. 阿尔钦、D. 诺斯：《财产权利与制度变迁：产权学派与新制度学派译文集》，刘守英等译，上海三联书店、上海人民出版社，1994。

〔美〕爱莉诺·奥斯特罗姆：《公共事物的治理之道》，余逊达译，上海三联书店，2000。

〔美〕E. S. 萨瓦斯：《民营化与公私部门的伙伴关系》，周志忍译，中国人民大学出版社，2002。

〔加〕梁鹤年：《政策规划与评估方法》，丁进锋译，中国人民大学出版社，2009。

后　记

　　民生思想是以关注民众的生活、生计为理想追求的一种政治思想。在民生问题的考量中，政府主导的发展力量和制定的民生政策直接关系我国每个公民。西藏的民生问题，特别是医疗问题从西藏和平解放伊始就进入政府的各项议题中，经过调查研究，经过试点试错，出台并落实了一个个具有民生闪光点的公共政策。每年党中央、国务院以巨大的资金投入、大量的人力投入去解决民生领域的诸项问题，也根据西藏的实际调整着政策，西藏才在薄弱的基础上有了如此快速的发展。然而，政策实施的效果显现需要一段时间，政府需要了解政策实施中的问题进行调整。尤其在西藏这样自然地理、人文宗教、经济基础等都极为独特的民族地区，许多政策无法照搬内地省份的做法，调整就显得更为重要。本课题希望从公共政策分析角度去解读西藏医疗领域的民生问题，通过对政策实施的状况进行实地调查和案例分析，以期能为国家卫生援藏政策的调整提供可行性建议。

　　在开展本课题研究的这段时间，笔者通过查阅资料和入户调查，愈加感到医疗卫生领域的民生问题是一个牵涉许多领域的问题，其中既有经济因素、社会影响，也有文化和生活习惯以及观念和意识的问题。国内外学者精彩的论述拓展了本课题研究的视野，他们的深刻分析使笔者体认到研究的乐趣和魅力。调研过程中获得的各种帮助，对笔者裨益更大。在此我不仅要感谢那些提供给我研究思路的著作和论文的学者们，还要感谢帮助我完成实地调研的朋友们。其中，在日喀则地区康雄乡和那曲地区佳琼镇调研的那段日子令我尤为难忘。

　　2012 年夏，笔者来到日喀则地区仁布县。调研期间，我不仅得到驻村干部的支持，与乡党委书记以及年轻而富有朝气的人大主席等乡镇干部也多次交谈，这些坦诚的谈话对我有极大启发。分管医疗卫生的副乡长达珍啦还陪同我去农户家进行入户调研。当地方言较重，只熟悉拉萨话的我每次进行入户调查，都要请达珍啦担任翻译，同时她对当地情况的补充让我对农户生活有了更加全面的了解。每天她走在前面的山路上带着我踏进一个个院落，如今，她清瘦的身影还总浮现在眼前。想到远离家人独自在日喀则工作的她，我眼里已经有些潮湿。那段日子也让我对这些基层干部有了更多的了解，他们的付出使诸多政策真正成为群众的福音。还记得有天夜里，大家在简陋但是还算比较宽敞的乡政府食堂畅谈到深夜10点，屋外的雨还没有停。乡党委书记多次不安地看着窗外，结果一个电话从村里打来，是降雨冲垮了村子的河堤，威胁到附近的一户人家。大家立即忙碌起来，乡党委书记、人大常委会主席等四五个男同志立刻打起手电、披上雨衣，要去农户家察看情况。听说土路也被雨水冲坏了，他们只得徒步前往。副乡长达珍啦和其他女同志提醒他们要注意安全，因为要走山路，而山上因前几天下雨还有落石。这样的雨夜，他们凭着微弱的手电赶路，让大家很揪心。那种凝重的气氛令我至今难以忘怀！

2012年在朋友的介绍下我结识了对本课题在牧区的调研帮助最大的旺秋老师。旺秋是西藏大学的青年教师，当时正在那曲地区驻村。在我诚恳的请求下，他在驻村期间帮忙收集了大量当地牧民健康问题和医疗卫生方面的数据和资料。2013年驻村工作结束后，根据课题需求我们两个人再次赴那曲地区班戈县开展实地调查。当我们两个背着大大的行囊，走下长途客车，踏上海拔4800米的班戈土地时，我一时的兴奋竟让自己暂时忘记了高原反应。到村子以后，看到旺秋老师亲切地和牧民们用安多方言交谈，看到他熟练地帮助司机换车胎，看到他把陷入泥沼中的车开出来，我竟然忘记这是一个在拉萨城市长大的"80后"青年，是一个藏语、汉语、英语都很熟练的大学老师。牧区居民居住分散，旺秋老师还借了一辆皮卡载着我去草原深处的牧户家调研。牧区的居民们也非常热情。借着旺秋老师的人脉和流利的翻译，我们走进一个个牧户，喝着热气腾腾的酥油茶倾听他们的幸福和烦恼。2014年，因旺秋老师考上了西藏大学的硕士研究生，而且又承担了其他课题，我想请他共同完成本课题的想法只得作罢。

最后，我要特别感谢杨明洪教授对课题思路极有启发的建议和郑洲教授在课题写作中给予的热情指导和悉心帮助，他们的指导使该课题在公共政策领域的理论探讨可以更好地与实地调研相结合。诚挚感谢本书的责任编辑，他们一丝不苟的工作态度和高超的编辑水平使拙作叙述更为严谨、丰富。

由于课题是 2012～2014 年开展并完成的，所以书中的数据、资料截止到 2014 年。而 2014 年末到 2016 年，西藏医疗卫生领域的政策随着中央第六次西藏工作座谈会精神的落实得到贯彻，政策效应明显，如许多卫生服务指标达到甚至超过了"十二五"规划的目标。2015 年西藏孕产妇住院分娩率达到 90.52%，超过了"十二五"60% 的规划目标。"十二五"末西藏婴儿死亡率和孕产妇死亡率都达到了规划目标，分别控制在 18‰ 和 160/10万以内。截止到 2015 年年底，人均基本公共卫生服务经费标准达到 50 元的目标也实现了。西藏每千人病床数和卫生技术人员数分别达到了 4.34 张和 4.44 人，也超过了 3.5 张和 3.5 人的规划目标。西藏碘盐覆盖率97.07% 也超出了规划中 95% 的目标。还有许多指标已经接近规划的目标，如城乡居民健康档案建档率为 97.58%，接近 100% 的目标。这一系列目标的达成或者指标的提升为"十三五"规划的制定和实施，对缩小西藏医疗卫生服务水平与全国平均水平的差距有积极的意义。

承担这个课题让笔者受益良多，对西藏医疗卫生政策问题有了一定的认识。时光匆匆，许多问题还需要细致和深入的研究与分析。对通过实地调研来评估政策效果的方法我很认同，也在课题中采取了这样的方法。随着课题调研工作的进展和完成，可以肯定的是目前大多数医疗卫生政策符合西藏实际，西藏群众对其满意程度是民生领域中最好的。"十二五"规划已经收尾，医疗卫生政策的效果在逐步显现。2015 年 8月召开的中央第六次西藏工作座谈会强调把改善民生、凝聚人心作为西藏经济社会发展的出发点和落脚点，围绕"六个必须"的治藏方略增强了西藏社会治理中公共政策决策的科学性。这样的时代背景也为西藏民生领域中重要的组成部分——医疗卫生领域的发展提供了良好的政策环境和发展机遇。

基于 2012～2014 年对三种类型社区的案例调查和入户访谈及"十二五"时期西藏医疗卫生政策的实施情况，笔者认为西藏今后医疗卫生政策的实施需要注意以下两个重要的问题：一是要根据西藏不同区域和社会群体的特点细化政策内容，切实发挥出政策的效应；二是各级政府和相关组织还是要认识到医疗卫生工作的重要性，提高各级政府的执行力，把好的政策贯彻好。

格桑卓玛

2016 年 8 月 4 日

图书在版编目（CIP）数据

基层社区医疗卫生政策目标的可行性分析：以西藏城镇、农区和牧区三类基层社区为例/格桑卓玛著. ——北京：社会科学文献出版社，2016.10

西藏历史与现状综合研究项目

ISBN 978 - 7 - 5097 - 8842 - 4

Ⅰ.①基⋯　Ⅱ.①格⋯　Ⅲ.①社区 - 医疗保健 - 卫生工作 - 方针政策 - 可行性 - 分析 - 西藏　Ⅳ.①R - 012

中国版本图书馆 CIP 数据核字（2016）第 043014 号

· 西藏历史与现状综合研究项目 ·

基层社区医疗卫生政策目标的可行性分析
——以西藏城镇、农区和牧区三类基层社区为例

著　　者 / 格桑卓玛

出 版 人 / 谢寿光
项目统筹 / 宋月华　周志静
责任编辑 / 孙美子　袁卫华

出　　版 / 社会科学文献出版社·人文分社（010）59367215
　　　　　地址：北京市北三环中路甲 29 号院华龙大厦　邮编：100029
　　　　　网址：www. ssap. com. cn
发　　行 / 市场营销中心（010）59367081　59367018
印　　装 / 三河市尚艺印装有限公司

规　　格 / 开　本：787mm × 1092mm　1/16
　　　　　印　张：18　字　数：293 千字
版　　次 / 2016 年 10 月第 1 版　2016 年 10 月第 1 次印刷
书　　号 / ISBN 978 - 7 - 5097 - 8842 - 4
定　　价 / 89.00 元

本书如有印装质量问题，请与读者服务中心（010 - 59367028）联系